青少年安全丛书

QING SHAO NIAN AN QUAN CONG SHU

青少年不可不知的应急救护避险方法

QINGSHAONIANBUKEBUZHIDEYINGJIJIUHUBIXIANFANGFA

主审：胡大一

主编：苏 立

副主编：娄世锋 邓忠良

编 者：（按编写章节排序）

王建灵 兰 青 苏立 张 颖

娄世锋 黎兴燕 曹新丽 楚 磊

邓忠良

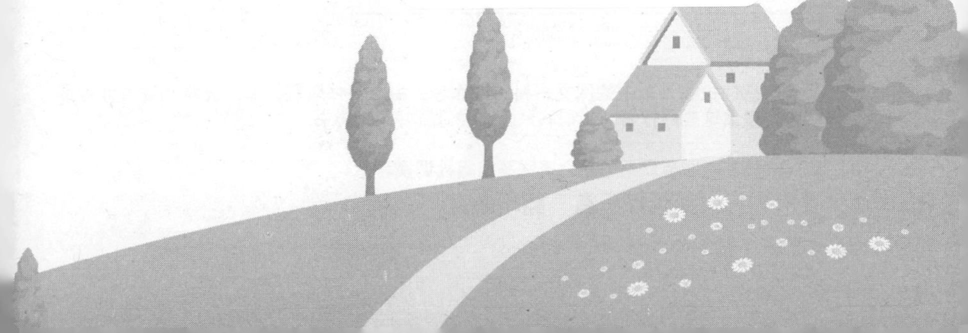

图书在版编目(CIP)数据

青少年不可不知的应急救护避险方法／苏立主编.
—重庆：西南师范大学出版社，2013.1（2019.1重印）
ISBN 978-7-5621-6042-7

Ⅰ.①青…Ⅱ.①苏…Ⅲ ①急救—青年读物②急救
—少年读物③灾害—自救互救—青年读物④灾害—自救互
救—少年读物 Ⅳ.①R459.7-49②X4-49

中国版本图书馆CIP数据核字(2012)第264114号

青少年不可不知的

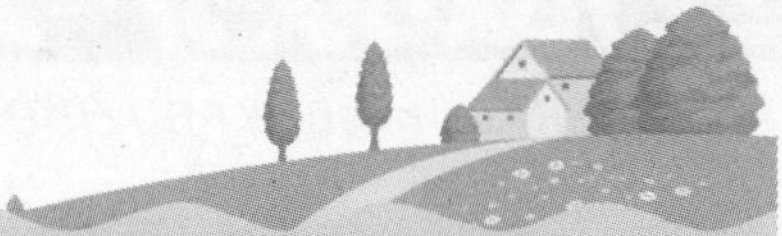

应急救护避险方法

主审 胡大一
主编 苏 立

策　　划：刘春卉　杨景罡
责任编辑：曾　文
插图设计：张　昆　张　行
装帧设计：曾易成
出版发行：西南师范大学出版社
　　　　　地址：重庆市北碚区天生路1号
　　　　　邮编：400715　市场营销邮电话：023-68868624
　　　　　http：//www.xscbs.com
经　　销：新华书店
印　　刷：重庆市正前方彩色印刷有限公司
开　　本：889mm×1194mm　1／32
印　　张：10.5
字　　数：310千字
版　　次：2013年1月　第1版
印　　次：2019年1月　第7次印刷
书　　号：ISBN 978-7-5621-6042-7

定　　价：24.00元

衷心感谢被收入本书的图文资料的原作者，由于条件限制，暂时无法和部分作者取得联系。恳请这些原作者与我们联系，以便付酬并奉送样书。

若有印装质量问题，请联系出版社调换。

总 序

青少年朋友们，感谢你们翻开这套丛书，我也很高兴能够将其介绍给大家。

青少年能够身体健康、心情愉悦、才干增长是我们的共同期待，然而，我们成长在这样一个时代：一方面，食物种类琳琅满目、电子产品更新超快、立体交通四通八达、互联网络海量信息；另一方面，食品安全事件层出不穷、电子辐射无处不在、交通事故频繁出现、网络信息参差不齐。不仅如此，传染病和自然灾害也时有发生。作为青少年，在汲取当今社会物质和精神营养的同时，往往也是最容易受伤的人。

我不禁想到了一名新西兰 10 岁女孩蒂莉·史密斯的故事。2004 年 12 月 26 日早晨，正在泰国普吉岛度假的小女孩全家到海滩散步，史密斯看到“海水开始冒泡，并发出像煎锅一样的嗞嗞声”。凭借此前所学的地理科普知识，她迅速做出这是海啸即将到来的判断。于是，她大声向人们呼喊“海啸要来了”，不但救了她自己和父母，而且挽救了普吉岛麦考海滩附近 100 多人的生命。

因此，我们应该向这个新西兰小女孩学习，“安全第一，预防为主”这句话绝对不只是口号而已。面对当今社会一些复杂问题和突发安全事件，我们准备好了吗？

去年这个时候，作为一名医科院校公共卫生教师，我很荣幸地接受了西南师范大学出版社职业教育分社的邀请，成为该丛书的主编，并组建了由高校、医院和食品药品监督管理局的一线专家组成的编写团队，确保丛书内容的科学性。另外，为了增加丛书的趣味性、可读性、科普性，特邀了医科大学部分研究生和本科生参加编写。

丛书内容主要涉及食品安全鉴别方法、应急救护避险方法、网络安全、交通安全、防辐射知识、自然灾害自救方法、传染病防治方法、公众安全应急措施等八个方面，即分别是《青少年不可不知的交通安全》《青少年不可不知的网络安全》《青少年不可不知的防辐射知识》《青少年不可不知的自然灾害自救方法》《青少年不可不知的应急救护避险方法》《青少年不可不知的食品安全鉴别方法》《青少年不可不知的传染病防治方法》《青少年不可不知的公众安全应急措施》八本。

丛书以与青少年密切相关的有关安全事故的案例来组织编排，以提问的方式指出安全事故模块中错误或不当的做法，并提出如何正确操作的互动讨论，同时通过“加油站”和“专家引路”来进行科学性知识的解读，用“我来体验”操作练习来提高青少年安全应对意识和技能。

本丛书的主体对象是青少年，当然，也希望教师以及学生家长能够飨读。

然而，由于各方面的原因，本丛书仍有很多不足之处，希望广大读者给予宝贵意见和建议，以进一步完善该套丛书。

赵　勇

2012 年 12 月 8 日　于美国辛辛那提大学

序言

青少年是人生中成长的重要阶段，是生长发育的黄金时期，生命力旺盛，就此阶段的生理状态而言，疾病问题本身较少见，但各种意外伤害对青少年造成的影响却不容小视。据统计，中国近年每年约 2 万青少年因食物中毒、溺水、交通事故等意外伤害而死亡，欧洲每年近 20 万人死于意外伤害。青少年的意外伤害已成为当今全球重要的社会问题之一，此问题不容忽视。幸福生活需要智慧，良好生存需要技能。让青少年学生学习一些意外伤害的防范知识，让他们掌握一些紧急避险和伤害后紧急救护技能不仅十分必要，而且有重要意义。

照顾好青少年的今天，就照顾好了我们的明天。正是出于对青少年的关爱，直面青少年对急救避险知识的缺乏，重庆医科大学附属第二医院苏立等部分中青年医务专家、学者编写了这本《青少年不可不知的应急救护避险方法》。编写者虽都是临床一线具有紧急救护经验的中青年专家，但这并不是一本专业书，而是一本从专业角度、浅显而通俗地向读者介绍急救避险应知、应会知识和技能的科普书。全书分为四篇，每篇的各个小节以与青少年紧密结合的急救案例引入，由“走进急救现场、互动讨论、知识加油站、专家引路、我来体验、小贴士”等板块组成，介绍了很多生活场景下出现意外伤害的急救避险知识和技能。阅过书稿，感觉内容专业但绝不深奥，语言通俗易懂，图文并茂，在一些稍显专业的知识点上，为便于非医学专业读者理解，除了文字叙述，还配了插图，编写体例灵活，现场感很强，十分适合青少年学生阅读，故乐于为序。

国际欧亚科学院院士

中华医学会心血管病分会主任委员

《中华心血管病杂志》总编辑

2012.9.19

前言

本书是为没有接受过医学专业知识培训的青少年朋友，尤其是青少年学生介绍日常生活、家庭、校园、户外活动中可能遇到的意外伤害的预防和现场紧急急救知识，以提高青少年的自我保护意识和综合素质，预防意外伤害的发生。同时，希望青少年朋友们在遭遇意外伤害时，能够以科学的急救知识和有效的紧急避险措施来自救、互救，将伤害最大程度地降低。

全书分为四篇：急救篇、家庭篇、校园篇和户外篇。急救篇以急救中最为紧急的心跳呼吸骤停的现场急救开篇，介绍施救者如何以最短的时间准确识别并采取正确的心肺复苏手段，尽力挽救伤者的生命。普及一般外伤伤情的判断、骨折的固定、伤口包扎、伤员的安全转运等常识，并着重介绍了胸部、腹部、骨关节、五官器官常见外伤以及溺水、化学灼伤等特殊外伤的现场急救方法。家庭篇从居家安全、食物中毒、一氧化碳中毒、酗酒所致的酒精中毒、狗咬伤应急处理常识到晕动病、烧烫伤、冷冻伤的预防进行了介绍。

校园篇主要包括青少年如何远离烟酒、校园暴力和校园赌博的预防，合理安全使用网络等内容。并对校园恋爱中的情感和人身伤害的防范作了重要介绍。同时介绍了地震、火灾、食物中毒、校园运动伤的应急急救避险措施。户外篇着重于户外，尤其是野外险境下如野外中暑、误食导致的中毒、毒蛇咬伤、蜈蚣咬伤、蜂蜇伤的现场急救方法，以及野外迷路，野外遇猛兽，身处沙漠、冰天雪地等险情时的应对方法。

需要强调的是，现场的自救和互救，不能代替专业医务人员的救治，对于伤情较为复杂和严重的伤害情况，必须要紧急通知专业医疗机构和医务人员。在遇到意外伤害需要专业医务人员而专业人员又未到现场之前，青少年朋友不至于手足无措，甚或因医学常识缺乏而在现场施救时导致伤者的第二次伤害（如骨折病人的不合理搬运），而是能够用本书中介绍的相关知识采取科学措施，这才是编写者的初衷。

参与本书编写的都是工作在临床一线且有较为丰富急救专业知识和经验的青年专家和研究生，其中急救篇由王建灵、兰青、苏立编写；家庭篇由张颖、娄世峰编写；校园篇由黎兴燕、曹新丽、苏立编写；户外篇由楚磊、邓忠良编写。感谢以上编写人员的辛勤劳动。

衷心感谢欧亚国际科学院院士、中华医学会心血管病分会主任委员、《中华心血管病杂志》总编辑胡大一教授，百忙之中审阅书稿并欣然作序。

目录
CONTENTS

急救篇

家庭篇

校园篇

野外篇

急救篇

本篇以急救中最为紧急的心跳呼吸骤停的现场急救开篇,介绍施救者如何以最短的时间准确识别并采取正确的心肺复苏手段,尽力挽救伤者的生命。由于意外伤害中外伤的发生率最高,本篇介绍了一般外伤伤情的判断、骨折的固定、伤口包扎、伤员的安全转运等常识,并着重介绍了胸部、腹部、骨关节、五官器官常见外伤以及溺水、化学灼伤等特殊外伤的现场急救措施。

让“心”再次跳动起来——现场心肺复苏

走进急救现场

2007年6月23日下午，我国著名相声演员侯耀文因心肌梗塞经抢救无效，在北京昌平区沙河玫瑰园别墅中去世。据拜访他的朋友回忆：事发之前，侯耀文诉说自己胸部恶心难受，浑身冒汗，还去卫生间吐了一次。几分钟后，他的病情突然加重，他的朋友和家人赶紧拨打120急救电话求救。最后得知侯耀文死于心肌梗塞。此外，还有著名的香港武打传奇明星李小龙神秘猝死，美国“超级女飞人”乔依娜突发心脏病猝死，著名的小品演员高秀敏也因突发心肌梗塞猝死，麦当劳董事长坎塔卢波也死于心脏病等，一个个令人心痛的案例警示我们“猝死离我们不远”。

互动讨论

1. 如果你是当时拜访侯耀文的朋友，你当时应该采取哪些措施？

2. 如果你遇到呼吸心跳骤停的病人，你具备了现场心肺复苏这项技能了吗？

3. 如何来识别呼吸心跳骤停的病人？

4. 如何准确无误地请求救援？

5. 如何进行正确的心肺复苏？

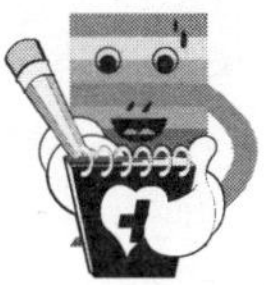

知识加油站

呼吸心跳骤停是指因溺水、卒中、气道异物阻塞、窒息、外伤、心肌梗塞等引起的，在非预计的时间内突然呼吸心跳停止，从而引起全身组织细胞严重缺血、缺氧，如不及时抢救则可危及生命。故我们每个人都应该掌握现场心肺复苏这项基本急救技能，以便能够在第一时间识别呼吸心跳骤停的病人，并能进行有效的心肺复苏，尽快给病人心、脑及其他全身组织供血、供氧，直至专业急救人员的到达。

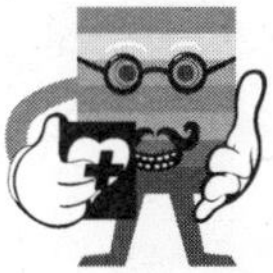

专家引路

发现呼吸心跳骤停的病人时，我们应按以下步骤进行急救：

(一)快速识别

能够快速识别病人是否发生了呼吸心跳骤停，现场施救者可以参考以下两点：

1. 判断病人有无意识

我们可以轻拍或者摇动病人的肩部，并大声呼喊："喂，你怎么了？"迅速判断病人有无反应，如图 1-1 所示。

2. 判断病人的呼吸状态

通过观察胸部有无起伏、感受鼻孔有无气流来判断病人有无自主呼吸运动。

(二)拨打急救电话 120

如果发现病人没有任何反应、没有呼吸或者仅有呼吸不正常（如

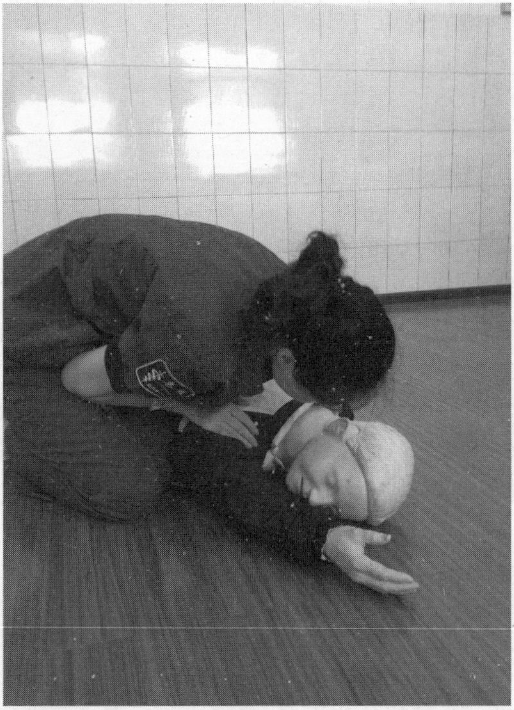

图 1-1

仅有濒死样喘息)。此时,我们应立即大声向旁人求助,同时尽快设法拨打 120 急救电话通知附近的医院,电话中尽可能提供:①病人所在的位置(街道或者路名全称、楼名、楼层、房室号等);②施救者正在使用的电话号码;③发生了什么事件,例如心脏病发作或交通事故、溺水、遭电击等;④伤者的人数;⑤伤者的情况(有无反应、发作时间等);⑥正在或已经给予伤者哪些急救措施;⑦回答其他任何被询问的信息,确保救护人员无任何疑问。

(三)迅速进行心肺复苏("CAB"复苏程序)

1. 建立体外循环(C,Circulation,即"循环")

(1)确定心脏按压的部位:按压胸骨的位置原则上应是胸骨下半段,如图 1-2 所示。

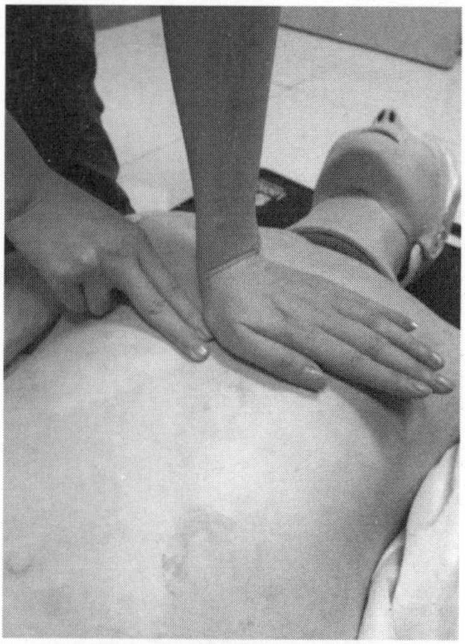

图 1-2

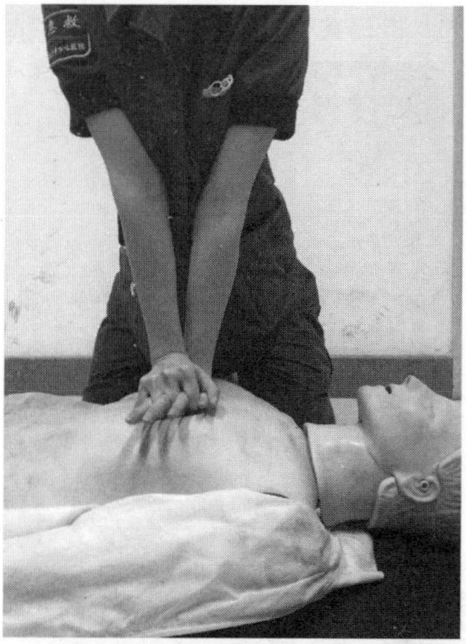

图 1-3

(2)胸外按压的手法：

①手掌根部放在胸骨上，并将手指向上翘起，两手手指紧紧相扣。手臂一定要伸直，身体前倾，使腕、肘、肩关节形成一直线，如图 1-3所示。

②按压应以施救者髋部为支点，用上身发力下压。

③每次按压后应放松，这样有利于胸廓充分回弹；按压和松弛的时间比应为 1∶1。

④手放松时不宜离开病人原来按压的部位，因为这样会改变原来正确的按压位置，同时也应避免冲击式按压。

(3)胸外按压的幅度：对正常体形的成年人，按压幅度应至少为 5 厘米，儿童大约为5 厘米，婴儿大约为 4 厘米。

(4)按压的频率：每分钟至少 100 次。

(5)单人施救时应该首先从进行 30 次按压开始心肺复苏。

2. 保持气道通畅(A，Airway，即“气道”)

如果病人口腔中有血块或者泥土的时候，需先将其清除掉，如果病人没有头颈部的外伤，施救者可以用“仰头－抬颏法”开放气道：把一只手放在病人前额，用手掌把额头用力向后压，使头部向后仰，另一只手的食指和中指放在下颏骨向上抬颏，如图 1-4 所示。

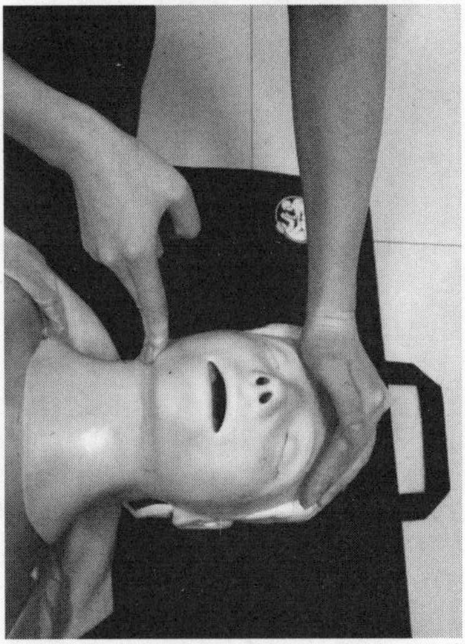

图 1-4

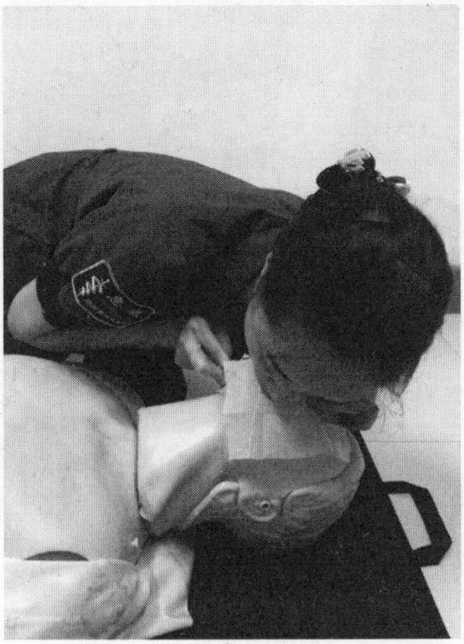

图 1-5

3. 呼吸支持(B，Breathing，即“呼吸”)

现场呼吸支持的方法很多，但最常用的则是“口对口人工呼吸”法。口对口呼吸是一种快捷而有效的通气方法，因为人体呼出气体中含有的氧气足以满足病人的需要。人工呼吸时，用“仰头一抬颏法”开放气道以确保气道通畅。方法：施救者用拇指和食指捏住病人的鼻子，深吸一口气，用嘴唇封住病人的口，缓慢地吹气两次。施救者每次的吹气量应以明显看到病人胸部有起伏为准，如果吹第一口气病人胸部没有起伏，则应该重新尝试吹气，如图 1-5 所示。成人无论 1 人或者 2 人参加抢救，按压与通气比率均为 30∶2。

(四)评估心肺复苏是否有效

施救者在专业的救护人员还未到达之前应先进行 5 个 30∶2 后，再对病人从以下三个方面进行评估。

1. 意识：患者意识有所好转，对外界呼喊等刺激有所反应，甚至可以回答施救者的提问。

2. 呼吸：病人恢复自主呼吸，面色由青紫转为红润，可以看到胸部有上下起伏运动、耳朵靠近病人的口鼻时能听到出气时的气流声、面颊靠近口鼻能感觉到呼出的气流。

3. 心跳恢复：可触及颈总动脉、桡动脉、股动脉等搏动。

如通过以上方法判断心肺复苏无效时，则立即再次重复进行心肺复苏直到专业救护人员到达或由其他的救护者接管。

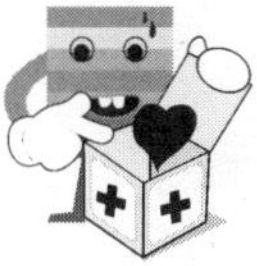

我来体验

现在，你能为突发呼吸心跳骤停的病人进行心肺复苏了吗？你能回答通过哪些方面来识别病人发生了呼吸心跳骤停吗？拨打120急救电话请求救援时我们需要交代哪些？你能够复述进行“CAB”复苏的正确程序和注意事项吗？为什么要强调“黄金4分钟”？

小贴士

时间就是生命：

心跳停止3秒钟——黑矇

心跳停止5～10秒钟——晕厥

心跳停止15秒钟——昏厥或抽搐

心跳停止45秒钟——瞳孔散大

心跳停止1～2分钟——瞳孔固定

心跳停止4～5分钟——大脑细胞不可逆损害

心跳停止6分钟——开始出现脑细胞死亡

心跳停止8分钟——“脑死亡”“植物状态”

外伤现场我能行——外伤和骨折的急救

走进急救现场

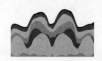

2008年5月12日14时28分04秒，四川省汶川发生了历史上罕见的特大地震，这也是新中国成立以来破坏性最强、波及范围最广的一次地震。这次地震共有69226人遇难、374643人受伤、17923人失踪。地震发生时灾区大量房屋倒塌，导致很多伤员被掩埋在废墟下，无数的伤员发生了外伤和骨折，因为伤员被倒塌房屋掩埋，给救援工作的开展造成极大的困难。地震发生后，全国人民积极投入到救援工作中来，无数的白衣天使、军官战士、志愿者都战斗在抢险赈灾一线，对伤员进行现场急救并将他们快速转运到后方继续救治。因此，无数伤员得救，并书写了一个个感人至深的故事。

互动讨论

1. 地震发生后，如果你是一名战斗在一线的志愿者，你应如何对伤员的出血性质和出血程度进行判断？

2. 如果当时有伤员正在出血，你应该采取哪些止血措施？

3. 如果有伤员需要包扎，你知道现场急救通常有哪些包扎方法？

4. 在当时救援物资紧缺的情况下，现场有哪些可用于包扎伤口和固定骨折的材料？

5. 你知道进行骨折固定一般有哪些原则？

6. 如果现场用衣物充当绷带，你知道应怎样包扎才能避免伤员肢体缺血坏死？

7. 施救者应如何正确地搬运伤员？搬运途中还有哪些注意事项？

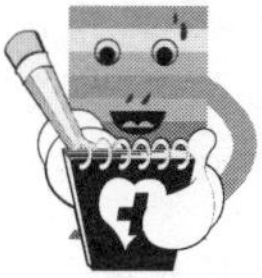

知识加油站

外伤与骨折通常是由于意外事故或者暴力造成，常伴有肌腱损伤、神经损伤、血管破裂、关节脱位等，严重者还可引起伤员内脏损伤、休克甚至死亡。发现外伤病人时，要积极抢救病人，通过密切观察伤员的意识、呼吸、脉搏等生命体征来判断伤员是否存在大出血、休克等征象。如果伤员有软组织损伤和出血时，要先进行有效地止血和包扎伤口。如有骨折时，需将骨折有效固定。经过一般的处理后，需要将伤员迅速转送到附近有救治能力的医院做进一步的抢救。

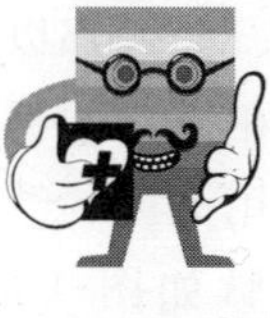

专家引路

(一)急救现场如何判断出血性质、出血种类和出血程度？

1. 出血性质的判断

(1)动脉出血：常呈喷射状，颜色鲜红，出血速度快且出血量大，多数需要紧急采取止血措施才能止血。

(2)静脉出血：常呈缓慢涌流状，颜色暗红，出血的速度不快，但量可能会较大，需要立即处理。

(3)毛细血管出血：呈点状或者片状渗出，颜色鲜红，出血速度缓慢且出血量较少，不危及伤员的生命，可以通过压迫止血。

2. 出血种类的判断

(1)外出血：指血液流出体外，体外可看到出血，所以容易判断。

(2)内出血：指血管破裂后，血液流入胸腔、腹腔或者组织间隙，体外看不到出血，所以非医疗人员较难判断。

3. 出血量的估计(以60千克的成人为参考)

(1)少量出血：出血量小于500毫升，其伤员的表现不明显。

(2)中等量出血：出血量大于500毫克小于1500毫升，伤员可能有头晕、眼花、心慌、呼吸困难、面色苍白、脉搏细弱、血压下降等表现。

(3)大量出血：出血量大于1500毫升，严重者可有心力衰竭、呼吸困难、休克、四肢发凉、出冷汗、血压下降等症状。

(二)现场有哪些止血方法?

外伤出血的时候需在现场紧急采取行之有效的止血措施，这样才能够现场及时抢救伤员和为专业医疗人员的救治赢得时间。现场常用的止血方法如下：

1. 指压止血法

这是一种简单而且有效的临时止血的方法，多用于头部、颈部以及四肢的浅表动脉出血。原理是根据动脉走行的位置，在伤口的近端，施救者用手指将动脉压在邻近的骨面上而止血，也可用无菌的纱布直接压在伤口上进行止血。全身可扪及的表浅动脉如图1-6所示。

(1)颈总动脉压迫法：常用于伤侧头面部的出血。在胸锁乳突肌前缘中点触及颈总动脉，将其用力向后压于颈椎的骨突上，如图1-7所示。但需要注意的是，这种方法仅用于紧急情况，还要避开气管，严禁同时压迫两侧颈总动脉以防脑部发生缺血。

(2)面动脉压迫法：常用于眼以下的颜面部出血。方法是在下颌角前约2厘米的地方将面动脉压于下颌骨，如图1-8所示，有时需两侧同时压迫方能止血。

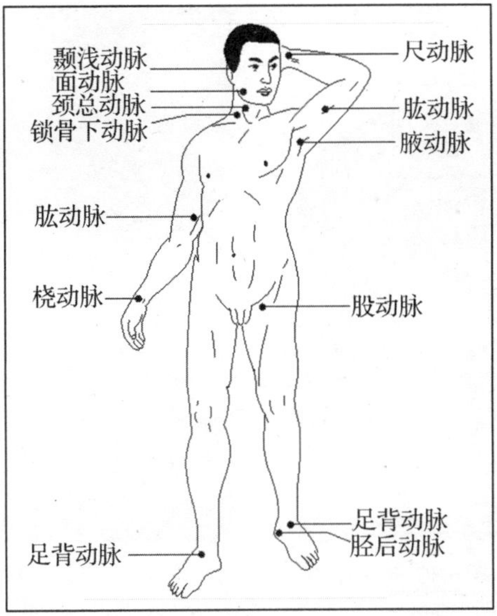

图 1-6

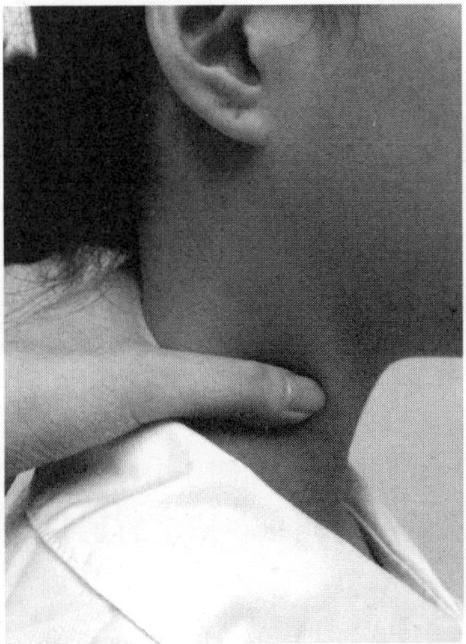

图 1-7

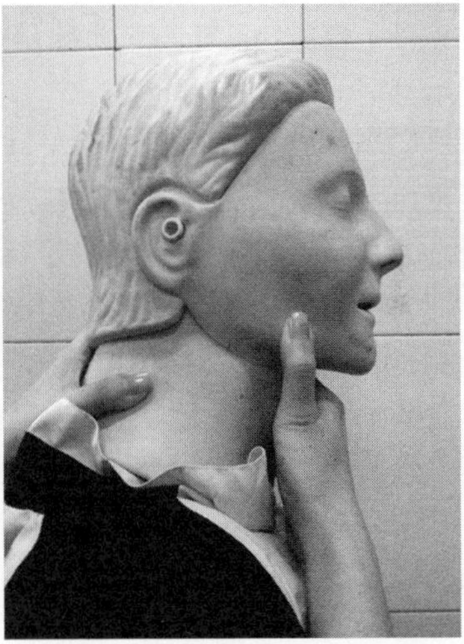

图 1-8

(3)颞浅动脉压迫法:常用于同侧额部、颞部的出血。方法是在耳垂对准下颌关节的上方加压,如图 1-9 所示。

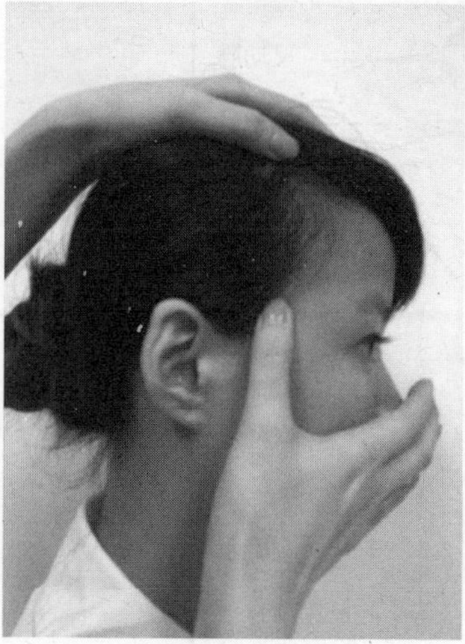

图 1-9

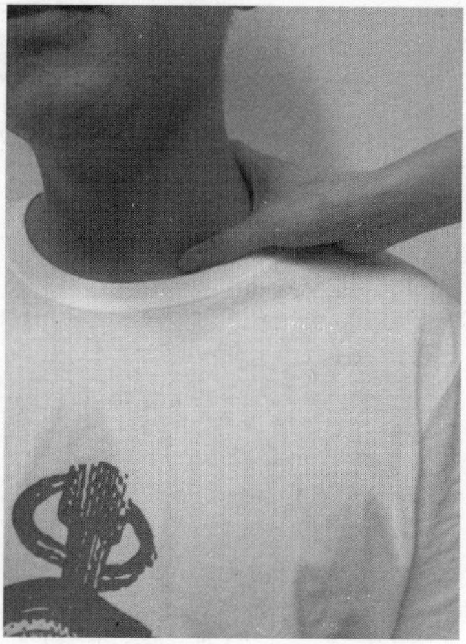

图 1-10

(4)锁骨下动脉压迫法:常用于同侧肩部和上肢的出血。方法是在锁骨上窝处,将锁骨下动脉用力向下压向第一肋骨上,如图 1-10 所示。

(5)肱动脉压迫法:常用于同侧上臂下三分之一、前臂以及手部的出血。于上壁内侧中部凹陷的地方将肱动脉压向肱骨即可,如图 1-11所示。

(6)挠(尺)动脉压迫法:常用于手部的出血。施救者用两手拇指分别压在伤员腕部的尺、桡动脉上,如图 1-12 所示。

(7)股动脉压迫法:常用于伤侧下肢的出血。在腹股沟中点内稍下方触及股动脉搏动后将股动脉用力压向股骨,如图 1-13 所示。

(8)足部出血压迫法:常用两手的拇指分别压在搏动的足背动脉和内髁后方的胫后动脉上,如图 1-14 所示。

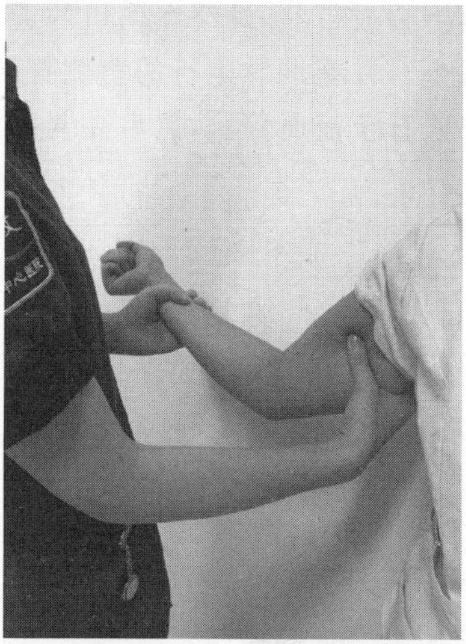

图 1-11

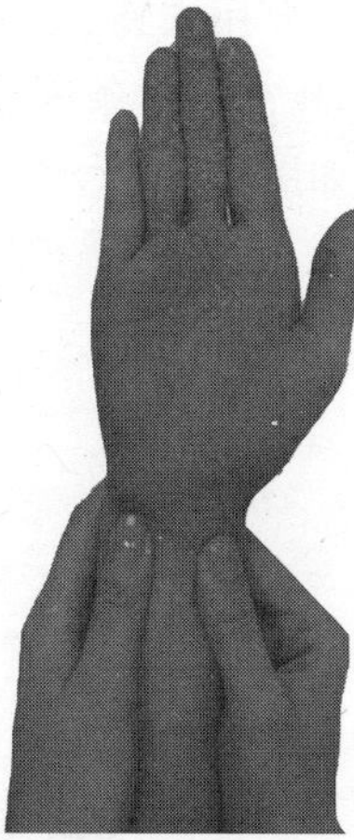

图 1-12

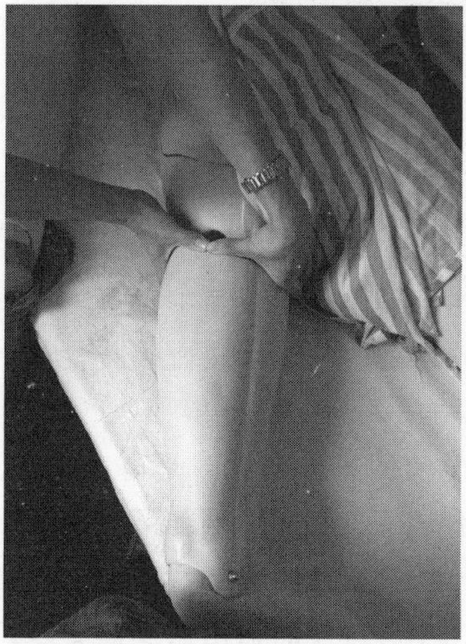

图 1-13

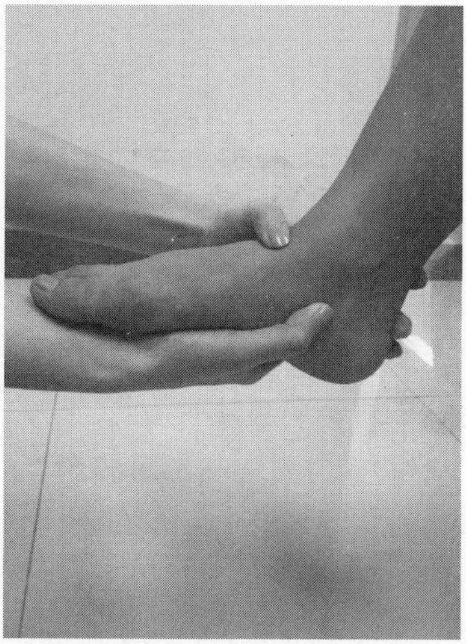

图 1-14

2. 止血带止血法

止血带用于止血是指对于四肢较大的动脉出血时止血效果会较好。现场急救的时候可用衣物或者三角巾等充当止血带进行止血，具体方法如下：

将长条的衣物和三角巾等材料折叠成带状，缠绕在伤口的近心端（常常需要用衣物、棉花等加以衬垫），并在动脉走行的背侧打结，再用小木棒或者木条等插入慢慢绞紧直至流血停止，然后妥善固定小木棒，如图 1-15 所示。

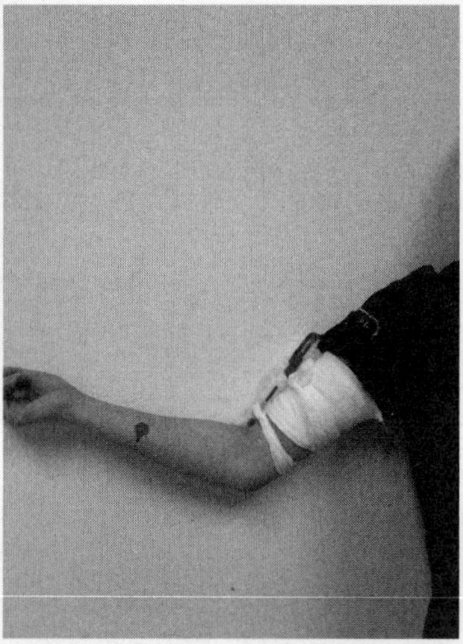

图 1-15

用这种方法止血效果比较好，并且操作也比较简单，但是有时救护者使用不当可能会增加伤员痛苦，甚至造成肢体缺血残废，所以使用时必须要注意以下几点：

（1）先有效包扎出血的伤口后再使用止血带。若是有条件使用加压包扎等其他止血方法时，最好不要用止血带来止血。

（2）止血带的松紧要适宜，以达到压迫动脉止血为宜。止血带太松则仅仅是压迫了静脉使血液回流受阻，这样的话出血反而更多；太紧则可能导致软组织、血管和神经的损伤。此外，扎止血带的部位一定要加衬垫，以免止血带损伤皮肤。

（3）扎了止血带后必须注明开始扎止血带的时间，以便在后送途中施救者按时松解止血带。通常每隔一小时（冬季半小时）松开止血带一次，每次松开止血带 2～3 分钟。松开止血带时要用手压迫止血。总之，使用止血带的时间越短越好。

3. 加压包扎止血法

此法常用于一般的出血，既可止血，同时也可达到包扎伤口的目的。方法是取纱布、干净的棉花等物，做好衬垫放在伤口敷料的外层，然后加压包扎即可，如图 1-16 所示。

4. 屈肢加压止血法

在肘窝、腘窝等处用衣服棉花等加以衬垫，然后屈曲肢体加压包扎，如图 1-17 所示。但需注意的是，如肢体有骨折或者关节脱位时，不能用这种方法来止血。

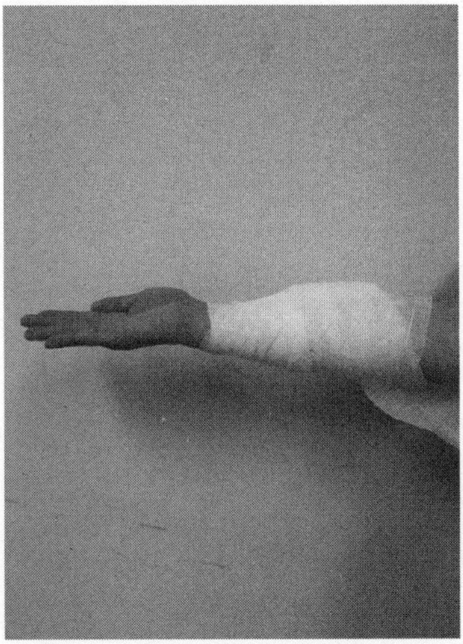

图 1-16

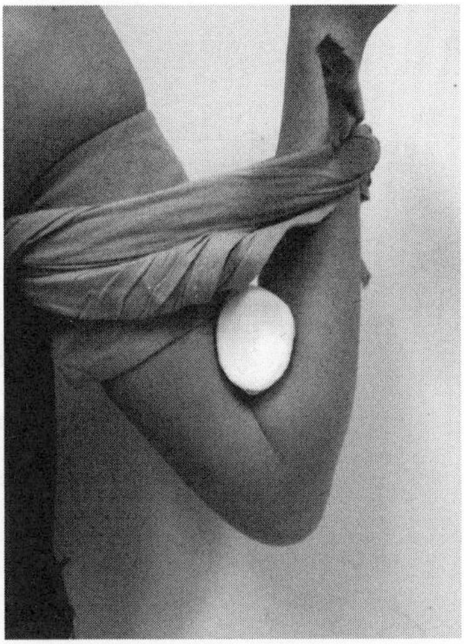

图 1-17

(三)现场有哪些包扎方法?

包扎在现场急救中的应用是非常广泛的，它有保护伤口、防止感染、止血、固定夹板敷料等作用。现场常用的包扎方法有以下三种：

1. 自粘式创口贴；

2. 绷带包扎法；

3. 三角巾包扎法。

以上三种包扎伤口的方法中，绷带包扎法因包扎效果好且易被施救者掌握，常用于外伤的现场急救。

（四）如何应用绷带有效地包扎伤口？

绷带包扎法在外伤的现场急救时最易被非专业医护人员所掌握，并且环行包扎法是绷带包扎中最常用的方法，适用肢体粗细较均匀处伤口的包扎。具体步骤如图 1-18 所示：

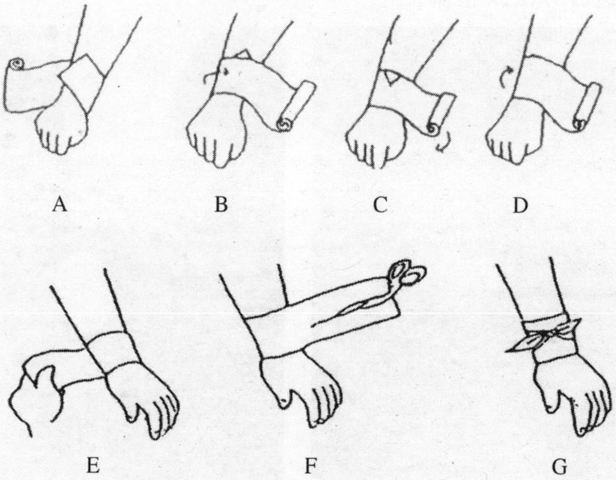

图 1-18

1. 伤口上用无菌敷料覆盖，用左手将绷带固定在敷料上。

2. 将绷带打开的一端稍作成斜状环绕第一圈，将第一圈斜出的一角压入环行的圈内，再环绕第二圈（A～C）。

3. 加压环形绕肢体 4～5 层，绕每圈应盖住前一圈，绷带缠绕的范围需要超出敷料的边缘。

4. 最后要用胶布粘贴以固定，或者将绷带条的尾部从中央纵形剪开形成两个布条头，两布条有先打一个结，然后再绕肢体后打结固定即可（E～G）。

(五)现场骨折固定的一般原则有哪些?

1.凡是骨和关节损伤、大血管、广泛的软组织损伤、神经损伤甚至脊髓的损伤,都需要先抢救伤员的生命,保持呼吸道的通畅,控制活动性出血,救治休克,然后再固定骨折。

2.骨折固定的目的只是为了减少受伤肢体的活动而不是整复,因此,仅需要对变形的肢体进行大体复位以便于固定。禁止对骨折的断端反复进行准确的复位。

3.对于开放性骨折,千万不能将外露的骨折断端送回伤口,以免污染伤口。

4.夹板与皮肤之间需要加以衬垫,尤其是夹板的两端、骨骼突出的部位,以防止局部皮肤长时间受压而引起组织坏死。

5.固定夹板的长度需要超过骨折部位的上下两个关节,关节应该固定在功能位。

6.骨折固定的松紧要适宜,以免影响肢体血液循环。固定四肢时,需要露出指(趾)端,以便观察血液循环的情况。如果发现指(趾)端苍白、感觉麻木冰冷、肿胀、疼痛和青紫等情况时,则应该松开,重新进行固定。

7.对大腿、小腿以及脊柱等骨折的固定,在固定前尽量不要移动伤员;但是为了露出伤口可以剪开衣服,以上都是为了避免增加伤员痛苦和加重损伤。

8.固定好后应该做好标记,然后迅速转送医院,在送往医院的途中需注意为伤员防暑或保暖。

(六)现场有哪些可利用的骨折固定材料?

紧急外伤的现场往往缺少理想的可用于骨折固定的材料,此时需尽可能地利用现场一切可以利用的材料来充当夹板和敷料。

1.现场可以用来充当夹板的材料:木板、木棍、树枝、竹竿、厚纸板、画册等,在无便利材料可以利用时,伤员的躯干、健侧的肢体也能起到一定的固定作用。如一侧下肢有骨折，可以将伤侧肢体固定于健侧肢体上，上肢骨折也可固定在胸侧部。

2. 现场可以充当敷料和衬垫的材料：棉花、纱布、衣物、毛巾、围巾等垫在夹板和伤肢的皮肤之间。固定夹板的材料也可选用毛巾、衣服撕成的布条、手帕或者鞋带等。

(七)如何安全有效地搬运伤员?

伤员在现场经初步的急救处理后在转送医院的过程中，必须经过搬运这一重要环节。正确的搬运方法对伤员的抢救、治疗和康复都是至关重要的。搬运伤员也是救护工作的一个重要环节，如果搬运方法不当，则可能会加重伤情，严重时还可能会造成神经、血管的损伤，甚至瘫痪。因此，施救者需要掌握科学的搬运伤员的方法。常用的搬运方法如图 1-19 所示：

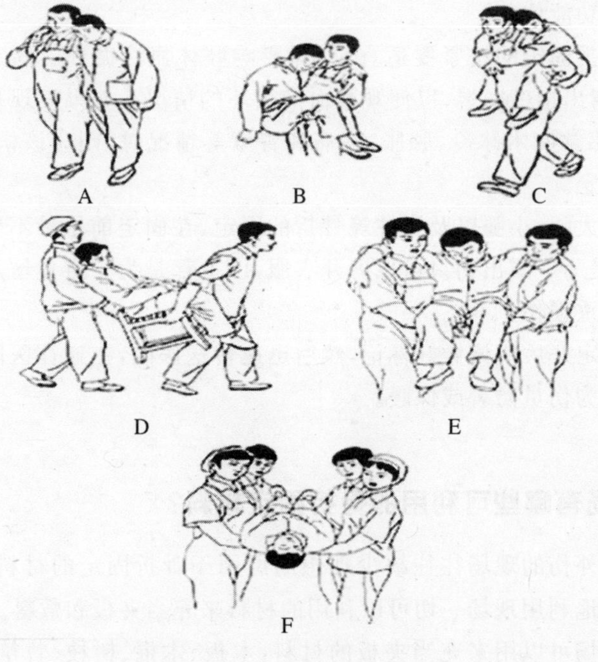

图 1-19

1. 一般伤员的搬运方法

单人扶持法：即施救者一手拉着伤员的手，另一手扶住伤员的腰部，慢慢地行走（A），这种方法适用于伤势较轻并且神志清醒的伤员。也可采用抱持法（B）和背负法（C）。

2. 几种特殊伤情的搬运法

（1）呼吸困难的伤员：应该采取坐位搬运法（D）。最好用双人椅式搬运法（E）。

（2）脊柱骨折的伤员：需要使用木板做的硬担架，应该由2～4人来抬，使伤员平直起落，禁止用一人抬臂一人抬腿的搬运方法。要让伤员平卧，腰和胸部两侧用衣物、软枕等加以固定，然后用3～4根皮带或绳子把伤员固定在木板上以防止坠落（F）。

（3）颈椎骨折的伤员：搬运时，应由一人稳定头部，其他人平稳地抬担架，头颈部两侧用衣物、软枕等加以固定。

（4）腹部伤的伤员：对于腹部严重损伤的伤员，需要妥善地处理从伤口处脱出的腹腔脏器，之后用布带、绷带等固定。搬运时应该采取仰卧位并使下肢屈曲，需要用担架或木板来搬运。

（5）颅脑伤的伤员：搬运时需要两个人来重点保护伤员的头部。在担架上应该采取侧卧位，将头部偏向一侧以免呕吐物阻塞气道发生窒息。

（6）休克的伤员：不能用背或者扶的方法，一定要用担架搬运，采取平卧位并且抬高双下肢。

（八）搬运伤员时有哪些注意事项？

1. 搬运伤员之前要仔细检查伤员的意识、呼吸、脉搏和受伤部位，重点要检查伤员的头部、脊柱和胸腹部。

2. 要随时保持伤员的呼吸道通畅，需要对伤员的受伤部位有效地止血、包扎和固定。处理妥当后才能搬动。

3. 防止搬运途中发生伤员坠落、摔伤等意外。

4. 在后面抬担架的人要随时观察伤员的呼吸、意识变化等。一旦在搬运途中发生紧急情况，如窒息、呼吸停止、抽搐时，应停止搬运并立即进行急救处理。

5.在浓烟中搬运伤员时应该弯腰或者匍匐前进；在有毒气泄漏的现场，搬运者应该先用湿毛巾等掩住口鼻，以免毒气中毒。

6.搬运脊柱、脊髓损伤的伤员时应将伤员放在硬担架上，伤员的身体必须与担架一起固定牢固，以免坠落。颈椎损伤的伤员，头颈部两侧必须放置软枕、衣物等固定，以限制头颈的活动。

7.在搬运伤员时，一定要注意为伤员保温，防止着凉。

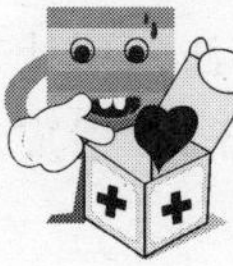

我来体验

通过学习外伤和骨折的急救技术，如果你是2008年汶川地震奋战在一线的志愿者，你能给伤员进行现场急救吗？你可以用绷带模拟进行伤口包扎吗？如果你的朋友在比赛中受伤了，你知道怎样安全搬运吗？你能准确找到常用压迫止血的压迫点吗？你可以尝试将这些急救技术介绍给自己的朋友们。

小贴士

你知道包扎还有哪些要点吗?

一快：发现、检查、包扎伤口要快。

二准：压迫、包扎部位要准确。

三轻：动作要轻柔，以免增加伤口流血和疼痛。

四牢：包扎牢固，松紧适宜。

五细：包扎伤口要仔细。

还我脚趾——断肢(指、趾)的急救

走进急救现场

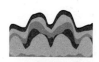

2009年一天下午,陈先生骑着摩托车外出给家里买食用油,刚驶到转盘红绿灯处,突然一辆轿车冲了过来,轿车将他撞倒在地并且汽车的车轮轧着了他的右脚。结果右脚的四个脚趾除了大脚趾还有一丝皮连着之外,其余三个脚趾头全部断裂。他的家人赶到现场后,把断裂的三个脚趾放进附近小店买来的一瓶白酒中,然后把人和脚趾一同送往医院。结果,陈先生因为家人错误的救护措施让他永远失去了断趾再植的机会。

互动讨论

1. 陈先生的家人应如何正确进行现场急救?
2. 他们应怎样进行断趾止血和保存断裂的脚趾?
3. 运送断肢(指、趾)的伤员去医院的途中应注意哪些事项?

知识加油站

四肢、手指或者脚趾被机器辗轧或者被利器割伤后，可能会发生伤肢（指、趾）的断离。遇到这种情况时，现场救护者应该从止血、包扎、保藏断肢（指、趾）以及迅速转运四个方面着手施救。

专家引路

1. 若肢体被转动的机器轧伤，应该立即停止转动的机器，设法拆卸机器，取出伤肢（指、趾），千万不可用倒转机器的方法取出肢体，以免肢体再次损伤。

2. 断端止血：先用压迫止血法立即止血，随后用止血带止血，标明上止血带的时间，一个小时要放松止血带一次，以免远端的肢体缺血坏死。

3. 保藏断肢（指、趾）：断肢（指、趾）一般不需要冲洗，用无菌或清洁敷料包好，先放入干净塑料袋中再放入有盖的容器中，容器外围用冰块保存，不能让断肢（指、趾）直接与冰块接触。

4. 快速转运：应将病人的伤肢（指、趾）包扎好，用夹板、绷带固定，尽快地送到附近的医院救治。注意：伤员在转运的途中最好平卧并抬高伤侧肢以免加重失血。

我来体验

请问是否可以将断肢（指、趾）直接放入冷水中保存？是否可以将断肢（指、趾）放入冰箱中保存？为什么先将断肢（指、趾）用无菌或清洁敷料包好再放入塑料袋中？你可以上网了解更多有关断肢（指、趾）救护的知识。

小贴士

断肢（指、趾）三忌：

一忌将断肢（指、趾）直接放入冰块上、冷水中。

二忌将断肢（指、趾）浸泡在任何消毒液中。

三忌将断肢（指、趾）放在衣袋或藏于腋下。

最常见的外伤急救你会了吗——手指割伤的急救

走进急救现场

2011年12月的一天，在合肥高新区某工厂上班的一位小伙子在操作机器时不慎割伤了自己的手指，随即鲜血直流并将他的工作服的袖子染红，不时有鲜血从衣服滴到地面上。随后他的工友们迅速将他送到附近的医院救治。

互动讨论

1. 这位小伙子的工友们当时还应采取哪些措施？

2. 如果割伤的手指伤口里进入脏东西或手指被生锈的锐器割伤还需要进行哪些处理？

知识加油站

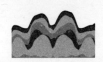

在日常生活中，手被刀刃、玻璃等锐器割伤是经常发生的事，如果处理不恰当，会并发感染甚至发生败血症等严重后果，甚至还会威胁生命。一旦发生手割伤，正确处理伤口是至关重要的，必要时还需

到医院救治。

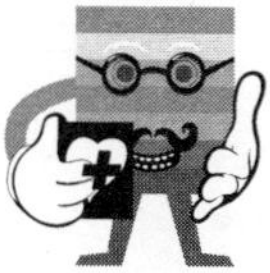

专家引路

1. 手指被割伤后，如果伤口流血不止，可先用另一只手的拇指和食指紧紧捏住伤指两侧根部以免继续出血。

2. 先用干净的自来水流水将伤口冲洗干净，再用碘伏消毒，然后进行有效的包扎。

3. 如果伤口很深或较大，经自行处理仍无法有效止血者，需要迅速送往医院请医生按具体受伤的情况进行处理。

4. 如果伤口里有脏东西或手指被生锈的锐器割伤，还应该去医院注射破伤风抗毒素。

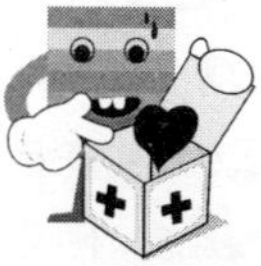

我来体验

自己尝试用一只手的食指和拇指紧捏另一只手指的根部；和你的朋友交流他们在日常生活中是如何处理手指割伤的；自己上网查查手指割伤还有哪些严重的后果。

小贴士

1. 手指割伤后一定要先用流水冲洗，再消毒包扎。

2. 建议被铁器割伤后都应去医院打破伤风抗毒素。

小铁钉里大文章——钉子扎脚的急救

走进急救现场

2006年11月的一天，陈先生下班回家的时候，被路边的一颗钉子扎伤了他的左脚大拇趾，当时因为钉子并没有生锈，伤口也没有怎么流血，陈先生也就没有将此事放在心上。20天后，他出现了骨骼、肌肉、面部完全僵硬，不能被风吹也不能见光的症状……最后在市医院被诊断为“破伤风”。经过医护人员两周时间的全力抢救后，他才得以脱离生命危险。

互动讨论

1. 为什么钉子扎脚不可掉以轻心？
2. 如何正确处理钉子扎脚的伤口？
3. 被钉子扎脚后为什么还要去医院打破伤风针？

知识加油站

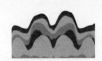

脚底被钉子扎伤后，由于这样的伤口小而且深，如果处理不当，

不仅可引起深部组织的感染，而且容易感染破伤风以致威胁生命。因此，对钉子扎脚万万不可掉以轻心。

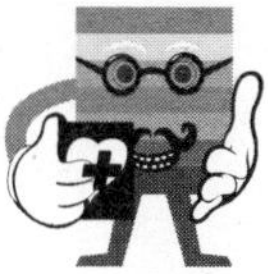

专家引路

1. 钉子扎脚后，如果伤口较浅且扎入的钉子已经被拔出，可通过用力挤压伤口周围挤出淤血与污物，以减少感染的机会，然后再用干净的自来水冲洗伤口，擦干后涂上碘伏消毒，最后包扎伤口即可。

2. 如果发现钉子还留在伤口内，可顺着钉子刺入方向，小心地将钉子拔出（注意：拔时用力要均匀且不要左右摇动，以减少伤员的痛苦）。然后，用力挤出伤口内的淤血和污物，对伤口进行清水冲洗、碘伏消毒和包扎。

3. 如果钉子还留在伤口内自己不能拔出，甚至折断在伤口内，此时应不要走动，固定好伤口，尽快送往医院由医生手术拔除钉子。

4. 钉子扎伤脚后，无论怎样处理伤口，建议都应该去医院注射破伤风抗毒素以防止破伤风的发生。

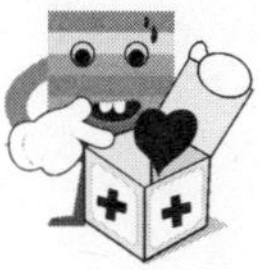

我来体验

现在你能回答为什么说“小铁钉里大文章”了吗？钉子断在伤口里是否可以自己尝试着拔出？是不是只要铁钉没有生锈就一定不会发生破伤风？

小贴士

1. 在日常生活、工作、学习中要小心钉子扎脚。

2. 无论钉子是否生锈或自己怎样处理伤口，建议都应到医院注射破伤风抗毒素。

打喷嚏也能使肩关节脱位——关节脱位的急救

走进急救现场

一天中午11点左右，邓先生坐在家里正在想着生意上的事情，想得有点入神。突然，他打了一个很响的喷嚏后便觉得天昏地暗，眼泪、鼻涕直流，随后便发现自己的左侧肩关节疼痛剧烈，左手也抬不起来了。他的妻子无论怎样用力和想办法都无法将肩关节复位。于是他们赶紧到附近的中西医结合医院治疗。经过拍片和询问发病情况后，医生为邓先生诊断为“肩关节脱位”。

互动讨论

1. 关节脱位后24小时内需要热敷还是冷敷？
2. 发生关节脱位后应采取哪些措施？
3. 邓先生的肩关节脱位恢复需要多长时间？

知识加油站

关节脱位通常是指关节受到巨大的外力或者是外伤，导致骨端的关节发生错位，这可造成韧带的撕裂伤，严重者可能导致骨折。关节脱位通常表现为：骨端关节突出、关节功能丧失、关节变形且疼痛难忍、有不同程度的肿胀；若脱位的骨骼压迫附近的神经，可造成远端的肢体麻木；若是压迫到了血管，远端的肢体会触摸不到脉搏。

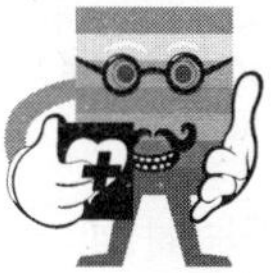

专家引路

1. 观察伤员是否休克，如有，则应先抢救休克者，再用夹板及布带等固定受伤的关节。

2. 对于开放性的关节脱位，需先对伤口进行包扎；对于闭合性的关节脱位，可在 24 小时内冷敷受伤的关节。

3. 在单纯性关节脱位的早期，如关节局部无明显肿胀，救护者可试行手法复位脱位的关节。但如果对骨骼关节和周围的组织不熟悉，不能随意整复脱位的关节，以免引起关节周围血管或者神经的损伤。

4. 若发生关节脱位的时间较长，关节周围的软组织肿胀明显，在很难判断脱位的情况下，则不可盲目地试行手法复位，应立即去医院，进行 X 线检查后，在麻醉的情况下由医生进行关节复位。

5. 单纯性脱位在复位后必须局部固定牢靠，上肢固定时间一般约为 2～3 周，下肢约为 4～6 周，同时也应该减少伤肢的活动。

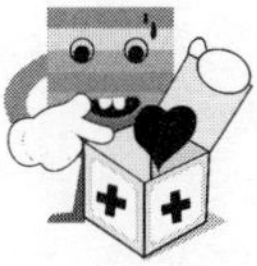

我来体验

和你的朋友们讨论：为什么关节脱位早期应冷敷而不是热敷？你现在知道关节脱位常有哪些典型的表现了吗？

小贴士

1. 关节脱位复位术应尽早进行，因为早期关节肿胀不明显，容易整复，功能恢复快而好。

2. 如自行复位不成功或复位后再发脱位，就应该到医院拍摄 X 线和进一步检查后，由医生整复。

3. 关节复位后固定的时间要足够，一般需要 3～4 周或更长时间。

4. 关节复位后，在活动无痛和保证关节良好固定的前提下可早期锻炼关节的功能。

意外坠楼致脑部重伤——颅脑外伤的急救

走进急救现场

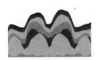

2010年，某城市居民楼6楼的一名16岁女孩，因突然想到父母都外出了，晒在阳台上的衣服还没有收拾，便去收衣服。结果在收衣服时不慎从阳台上坠落。坠落到地面后她呻吟了一会儿便昏迷了过去。最后，当地医院诊断其为“颅脑外伤”、“肝破裂”、“脾脏破裂”、“肺部损伤”，经过医院的全力抢救后，这名女孩才得以脱离生命危险。

互动讨论

1. 颅脑损伤后通常有哪些表现？
2. 如果颅脑损伤的伤员可疑并存颈椎损伤时应该怎么办？
3. 转运颅脑损伤的伤员时应注意什么？

知识加油站

颅脑损伤后往往会造成伤员的意识丧失、躁动不安、伴有剧烈的头痛、频繁呕吐、眼耳鼻流血、头皮挫裂伤、肢体运动障碍、两眼瞳孔不等大，需现场处理后速送医院进一步检查和抢救。

专家引路

1. 首先观察伤员有无呼吸运动和心跳，如伤员发生了呼吸心跳骤停，则需按本篇介绍的方法进行现场心肺复苏；如果患者呼吸心跳平稳，头部受伤处流血，则可用干净的纱布或手帕加压包扎止血。

2. 如果救护者怀疑伤员存在颈椎受损，则需妥善固定，恰当地搬运和送往医院，避免发生不必要的二次损伤。

3. 如果伤员耳、鼻出血，救护者不要轻易填塞止血，以免加重损伤。

4. 转运颅脑损伤的伤员一般需要用担架，在转运途中伤员头向后，以便后面的运送人员能够观察到伤员的意识及呼吸运动的变化，如果伤员病情突然发生变化，则需重新评估病情并采取相应措施。伤员在转运途中需注意保暖。

5. 送伤员去医院前，还应设法联系医院，让其做好接受伤员的准备。

我来体验

给你的朋友们讲讲颅脑损伤伤员的表现；你是否还能记得颈椎受损时如何来固定伤员的头部和搬运伤员？要提醒你的家人和朋友

在阳台上晾衣服时一定要小心，以免发生意外。

小贴士

颅脑外伤时的急救要点：

1. 施救者需根据事故现场的危险性，安全地将伤员从险境中救出。

2. 要保证伤员的呼吸道通畅，将伤员保持侧卧或者俯卧，以便清除口腔中的分泌物和异物，同时，这样也可防止误吸导致窒息及舌后坠。

3. 如果伤员呼吸心跳已停止，应立即进行现场心肺复苏。

4. 头皮因为血液循环十分丰富，头皮挫裂伤的伤员可因大量失血发生失血性休克，所以需对头皮上的伤口加压包扎止血。

5. 颅脑损伤的伤员往往需要尽快运到有救治条件的医院救治，故快速的转运对抢救伤员生命至关重要。

现场急救之十万火急——胸部外伤的急救

走进急救现场

2012年2月14日7时40分，贺兰县庆忠驾校的教练驾车在贺兰县五星砖厂附近爆胎侧翻，造成2人死亡，34人受伤的“2·14”贺兰重大交通事故。存活的伤员有急性闭合性胸部损伤、多根肋骨骨折、双肺挫伤、颈椎骨折、颈脊髓损伤、肢体骨折、右锁骨骨折等不同伤情。事故发生后，伤员被紧急送往当地医院进行抢救治疗。

互动讨论

1. 事故中有伤员发生胸部损伤会造成哪些严重后果？
2. 如果伤员有开放性气胸需要进行哪些紧急处理？
3. 如果伤员存在多根肋骨骨折时应该怎么办？

知识加油站

胸部外伤通常因锐器、钝器、火器和车祸等所致，可以造成胸部的开放伤和闭合伤。尤以发生肋骨骨折、气胸以及血胸等多见。如果胸部外伤致心脏区损伤时，需要注意有无心包出血和心包填塞。同时，胸部外伤常可合并腹腔脏器等其他脏器的损伤。这些严重的损伤都可以威胁到伤员生命，往往需要在紧急处理后速送医院抢救。

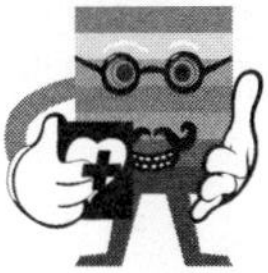

专家引路

1. 胸部开放损性伤需要立即用干净的布料或手帕包扎封闭伤口，但万不可用敷料填塞胸腔伤口，以防滑入。在转运途中也要防止封闭伤口的敷料移动漏气。

2. 要及时清除口腔中的泥沙、血块或其他异物，将伤员的头偏向一侧以保持呼吸道的通畅。

3. 多根或多处肋骨骨折的伤员，如有明显的胸壁反常呼吸运动时，则需用衣物叠成的敷料压在伤处，外加胶布或长条布料当做绷带缠绕胸壁固定。

4. 有明显呼吸困难的伤员，如发现气管偏于一侧，应想到对侧有张力性气胸，立即在伤侧前胸壁锁骨中线第二肋间穿刺排气减压（此操作仅为受过专门训练的人员进行），否则应速送医院抢救。

5. 胸部伤的伤员送往医院的途中，应尽量用衣被将伤员上身垫高取半坐位或者坐位；有血压下降等休克表现的伤员应同时将下肢抬高以利于下肢血液回流。

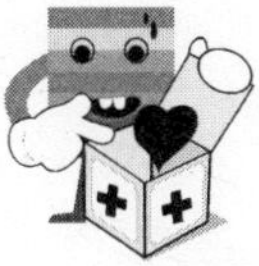

我来体验

和你的朋友们交流看他们是否遇到过胸部外伤的伤员，他们当时采取了哪些急救措施？用衣物、毛巾等模拟处理有胸壁开放伤和多根或多处肋骨骨折的伤员。

小贴士

胸部损伤的类型常有：气胸、血胸、肋骨骨折、心脏损伤、肺损伤，这些伤员中仅有10%～15%需要外科手术治疗，而超过80%以上的伤员可经过简单处理而缓解，甚至可以立即挽救伤员的生命，所以现场救护至关重要。

勇斗扒手反被刺——腹部伤的急救

走进急救现场

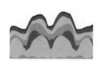

2010年3月21日下午，某公安局巡警大队队员吴某和同事余某身着便服在执行反扒任务时，发现有两名可疑男子正在偷一名女乘客的财物，他们亮明身份后对其进行抓捕。其中一名嫌犯突然挣脱束缚起身逃跑，余某俯身去抱住嫌犯时，该嫌犯突然掏出一把弹簧刀往后猛刺，余某来不及躲闪，齿形尖刀就深深地刺进了他的右腹部。看到犯罪嫌疑人挣脱后逃下车去，吴某正准备掏警棍时，嫌犯又用刀砍伤了他的头部及左侧颈部。

互动讨论

1. 如果你当时是一名乘客，你应该采取哪些急救措施？
2. 应该怎样处理从腹部伤口处脱出的脏器？
3. 转运腹部伤的伤员时应注意哪些事项？

知识加油站

腹部损伤多由利器刀、刺，火器，爆炸，高处坠落以及车祸等所致，一般都会有内脏的损伤。因此，伤员除了局部伤口剧烈疼痛外，还有腹痛、腹胀等急性腹膜炎的表现；如果同时合并邻近脏器如肺脏、肝脏、脾脏、膀胱、肾脏等受伤时，则可出现如呼吸困难、排尿困难、尿液漏入腹腔、尿色变红等相应症状。病情严重者可出现出冷汗、皮肤苍白、气促、脉搏快而弱、血压下降甚至休克等症状。

专家引路

1. 如为开放伤则应立即用无菌敷料或干净的布料包扎伤口，外用绷带或长布条加压包扎固定，以防止内脏脱出；如为闭合伤，则需急送医院。

2. 伤者若有肠子等脱出时，切忌将其送回腹腔，以免引起腹腔感染。此时可用消毒的大块敷料或干净的布料覆盖保护好，再用一个大小合适的干净的饭碗盖在脱出的脏器上并妥善包扎固定。

3. 在送医院途中，最好抬高伤员的下肢，这样既可以减轻腹壁肌肉的张力和伤员的痛苦，同时也有利于下肢血液的回流。

我来体验

用一个饭碗或其他大小适当的容器模拟现场处理从腹部伤口脱出的肠子。

小贴士

所以，如发现腹部伤的伤员后应立即拨打 120 急救电话请求救援，简单处理现场后应速送伤员去医院，在转运途中抬高伤员下肢，密切观察伤员病情变化。

他们的脚怎么了——足踝扭伤急救

走进急救现场

“我希望以后不用带着护具和拐杖，可以跟在女儿身后乱跑。”2011年7月20日，姚明因左踝关节反复应力性骨折无法继续在NBA比赛，最后不得不宣布离开火箭队退役。贝克汉姆也曾在一次寻常拿球中突然左脚脚踝跟腱断裂，眼含热泪告别了2010年的世界杯。

互动讨论

1. 脚踝扭伤通常发生在哪些人群中？
2. 脚踝扭伤时应采取哪些急救措施？
3. 扭伤的脚踝为什么在24小时内不能热敷？

知识加油站

足踝扭伤是日常生活和学校生活中较为常见的运动损伤之一。足踝扭伤常可伤及踝关节、关节面、韧带、骨骼等。如果发生了足踝急性扭伤，则需及时进行正确的现场处理和后期的康复治疗，这对足踝运动功能的恢复是非常重要的。

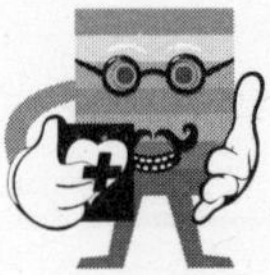

专家引路

1. 休息：踝关节扭伤后应立即停止运动，并尽可能不动伤侧下肢、避免负重以防止伤情加重。

2. 冰敷：踝关节扭伤后 24 小时内，对伤侧脚踝冰敷或者冷敷，这样能刺激血管收缩，减少出血，也能减轻扭伤部位的疼痛和肿胀。

3. 加压：可用夹板和石膏加压固定踝关节损伤韧带的位置，这样则有利于韧带的修复。

4. 抬高伤侧肢体：伤员需要抬高伤侧肢体，高于心脏的水平，这样可促进下肢血液回流，有利于肿胀消退。

5. 经自行处理后需要继续观察受伤的脚踝，如果伤处肿胀明显、两侧对比脚踝存在明显畸形或者轻微活动后脚踝疼痛严重等情况，需速送医院救治。

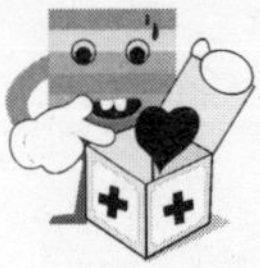

我来体验

和你的朋友交流看他们是否有脚踝扭伤的经历，看看他们当时采取了哪些措施；将脚踝扭伤的现场急救方法介绍给你的家人和朋友；和同学们讨论在学校运动时如何预防运动所致的脚踝扭伤；上网了解姚明和刘翔他们是怎样受伤的，看你能否从中学到什么知识。

小贴士

脚踝扭伤的预防：

1. 合适的鞋：运动时要穿运动鞋，鞋子尺码大小要适宜；鞋底不易打滑；禁忌穿高跟鞋、拖鞋等进行运动；最好是穿符合相应运动项目的鞋。

2. 运动场地：避免在过于光滑或过硬的运动场地上进行运动，也不要在过于凹凸不平的场地上进行各类运动。

3. 保护措施：对于易发生脚踝扭伤的人，可以通过绷带缠绕踝关节等来保护踝关节。

4. 运动技能：认真学习运动技能，遵守运动规则，以免造成他人或自己受伤；开始运动前要活动开关节，拉开韧带，最好达到微微出汗的程度。

5. 适量运动：要按自己的体力进行运动，感觉累时要休息一下，避免疲劳运动或超出自己的生理极限的运动。

试图翻窗却坠楼——高坠伤的急救

走进急救现场

2009年10月12日，市中心某小区里的一名男子，因出门时忘记了带钥匙，下班后回到家门口无法进入家门。因为他的家就住在二楼，该男子试图翻窗进入，不料手脚打滑却从二楼坠地。坠落后该男子立即被送往当地的医院进行救治，经检查发现身体多处有骨折，但幸运的是并没有生命危险。

互动讨论

1. 发现有人从高处坠落时应采取哪些急救措施？
2. 如果伤员鼻孔出血，可疑颅底骨折，是否可以填塞止血？
3. 运送高坠伤的伤员去医院有哪些注意事项？

知识加油站

高坠伤是指日常生活和工作中有人从高处坠落，受到强烈重力的冲击，使人体的组织和器官遭到破坏而引起的损伤。常见于建筑施工、电梯安装以及窗外作业等高空作业，通常有多个系统或者器官存在损伤，严重者则当场死亡。高空坠落伤除了有直接或者间接的受伤器官表现外，还可能有昏迷、呼吸困难、面色苍白等其他症状，也可能有胸腔、腹腔内的组织器官发生损伤。

专家引路

1. 首先要去掉高坠伤伤员身上的任何用具以及口袋中的硬物，但是已经刺入体内的东西千万不可盲目拔出，以免因此而发生出血或者其他的损伤。

2. 及时清除口腔内的组织碎片、血凝块以及分泌物等，还要松解开颈部、胸部的纽扣，以保持伤员的呼吸道畅通；若是伤员已经昏迷了，可疑存在舌后坠时，需要用“托下颌法”来保持呼吸道的畅通，如图 1-20所示。

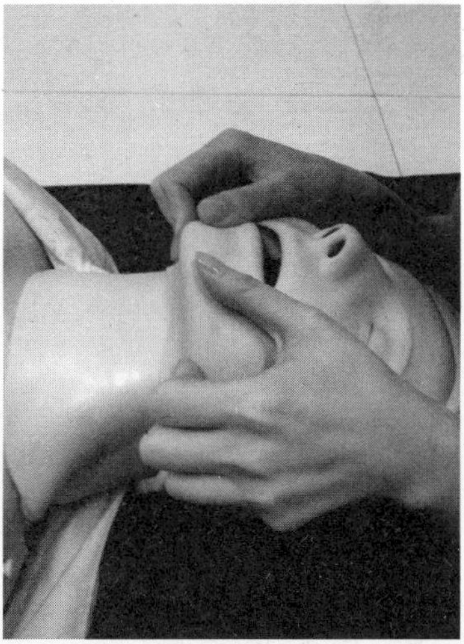

图 1-20

3. 如果有周围血管的损伤，可以在动脉主干上进行压迫止血，之后直接在伤口上放置厚敷料和绷带加压包扎，以不出血又不影响肢体远端的血液循环为宜。当上述这些止血方法都无效时，可以用止血带止血，但需标明开始使用止血带的时间，原则上尽量缩短使用的时间，一般每隔1小时放松一次。

4. 需要妥善固定伤处，但对可疑存在颅底骨折，鼻孔不断有清亮液体流出，还有鼻出血的伤员禁止行鼻孔填塞，以免因此加重损伤和发生感染。

5. 将伤员平卧并抬高双下肢，快速平稳地送附近的医院进行救治。运送的途中要随时观察伤员的病情变化；在搬动和转送时，颈部和躯干都不能扭转，而是应使脊柱伸直；禁止一个人抬肩一个人抬腿的搬运法，以免发生二次损伤。

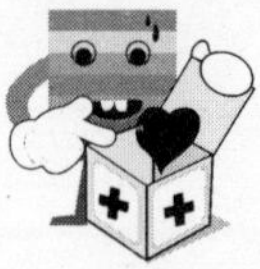

我来体验

和你的朋友们讨论：如果你把钥匙忘在家中无法进门时，你会怎么办；上网查查还有哪些关于高空坠落的事件，并从中吸取教训；将高坠伤的现场急救方法介绍给你的家人和朋友；练习“托下颌法”来防止舌后坠的手法。

小贴士

如何预防高坠伤：

1. 如果你有东西落在了家中一时不能进门，千万不能抱有任何侥幸的心理来翻越窗户，必要时可向消防部门求助。

2. 家里的阳台窗口应装有护栏，窗子平时也要关好且不能被小孩子轻易打开。

3. 如果不是封闭式的阳台，地面需要铺设防滑地板、塑胶地砖，以免滑倒发生意外。

4. 有心脏病、低血压、癫痫、神经衰弱、四肢有残缺、饮酒的人均不能从事高空作业，也不要在大风或者下雨天气进行高空作业。即使高空作业也一定要系好安全系带。

5. 在学校时，不要在楼梯、护栏旁边打闹，上下楼梯时，不可相互推挤。

拳头最青睐的器官——鼻外伤的现场急救

走进急救现场

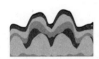

2010年，张某在某市的一家饭店里打工。由于他年纪小，经常受到同事韩某的欺负。张某虽不敢当面直言顶撞，但在他的心里仇恨却不断地积聚、膨胀，一直想伺机寻找机会报复。一天，他约好同伴，打算在一家歌舞厅教训韩某。不料他的同伴却将刘某误认为是韩某，并对其进行殴打致其开放性鼻外伤、颅骨开放性骨折、头皮裂伤。最后，张某因此事受到了法律的制裁。

互动讨论

1. 如果我们发现有人鼻骨骨折时应该怎么办？
2. 鼻外伤导致鼻出血时应怎样止血？

知识加油站

鼻子突出于面部中央，在五官和美容上均占有重要的地位。人们在生活中，常因不慎摔倒、意外碰撞以及打架斗殴等损伤到鼻，鼻损伤通常有鼻骨骨折和软组织挫伤、裂伤。

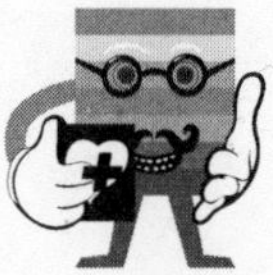

专家引路

1. 鼻骨骨折：鼻受伤后出现鼻畸形、鼻梁下陷或者歪斜，骨折部位压痛也是非常明显。可先用干净的纱布条填塞鼻孔，待症状缓解后到医院耳鼻喉科进行复位治疗。若是可疑合并颅底骨折或脑脊液鼻漏时，病人应采取坐位姿势，此时禁止用纱布条填塞鼻腔或者向鼻腔内滴药，还有严禁擤鼻。

2. 鼻软组织挫伤、裂伤：常因鼻黏膜的破裂而出血，鼻部可有明显的疼痛、肿胀和青紫等。

(1)鼻软组织损伤的早期，可以用冰毛巾冷敷或者用毛巾包裹冰块冷敷，这样既能减少出血，还能减轻肿胀和疼痛。

(2)鼻软组织损伤的后期，可用热毛巾热敷，这样可以促使淤血吸收和肿胀消退，减轻疼痛，促进损伤恢复。

(3)鼻软组织的裂伤，应暂时用干净的纱布条填塞于鼻孔止血(儿童应避免用此法，因为儿童有将填塞纱条误吸入气道的危险)，随后应尽快到医院做进一步清创、缝合、止血等处理。

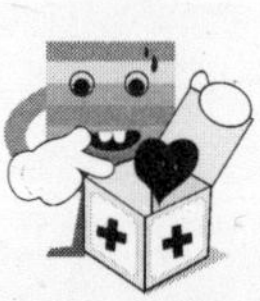

我来体验

和你的同伴交流他们有没有鼻损伤的经历，看他们当时采取了哪些急救措施；鼻软组织损伤早期为什么要冷敷而不是热敷？

小贴士

鼻外伤急救要点:

1. 一般损伤可用纱条填塞止血,可疑存在颅底骨折时禁止填塞。
2. 早期要冷敷,后期要热敷。
3. 不揉鼻,口代鼻呼吸很是重要。
4. 儿童禁止填塞止血,故伤后速送医院救治。

一记耳光的代价——耳外伤的急救

走进急救现场

盛某是某公司的车间员工。2008年8月的一天，天气炎热，车间内空气闷热混浊。正巧同事小张想和他商量调班的事，内心烦躁的他就拒绝了，并且还发了几句牢骚。盛某年轻气盛，便和小张争吵了起来。盛某无名之火正旺，便抡起巴掌打了小张一个耳光。小张当时就捂着耳朵趴下来了。之后，小张被医院诊断为“左耳外伤性鼓膜穿孔”，盛某也为自己当时的冲动行为后悔不已。

互动讨论

1. 一般的耳外伤需采取哪些急救措施？
2. 如果耳朵因外伤或被狗等动物撕裂应该怎么办？
3. 如果可疑伤员存在鼓膜穿孔时应怎么办？

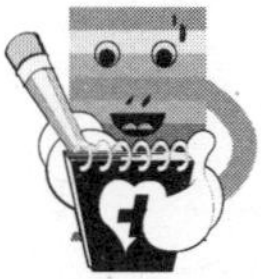

知识加油站

耳朵突出于头部的两侧容易受外伤。如果是一般的耳朵皮肤损伤，只需要用生理盐水将伤处冲洗干净，涂上碘伏消毒，再用经消毒处理的纱布包扎。如果发生耳挫伤、耳撕裂伤、鼓膜穿孔时，则需要及时到医院救治。

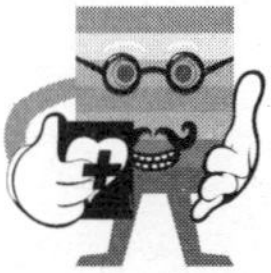

专家引路

1.耳挫伤:常发生于钝物打击耳朵后，耳朵皮下或者软骨骨膜下出血而形成血肿，耳朵肿胀且皮肤青紫、局部隆起且疼痛明显。如果不进行及时的处理，血肿发生机化会使耳朵增厚或者发生畸形，故需前往医院由耳鼻喉科医生处理。

2.耳撕裂伤:轻者仅有小裂口，重者可有耳部皮肤缺损，甚至耳朵撕裂或者全部撕脱下来，此时需要医生严格消毒后清创缝合。耳朵撕脱的伤员首先要找到断裂的耳朵，再用干净毛巾或者纱布包裹好，尽快送伤员到医院耳鼻喉科。谨记:如果耳朵是被狗咬伤还需要去医院打狂犬疫苗。

3.鼓膜穿孔:如果受伤的耳部剧烈疼痛，随后就出现了耳鸣、耳聋，并伴有头晕目眩、恶心呕吐，耳道出血等症状，说明鼓膜已经穿孔了。此时严禁自行往耳内滴药或耳道冲洗，以免引起感染，需经初步处理后，应速送伤员到附近医院的耳鼻喉科救治。

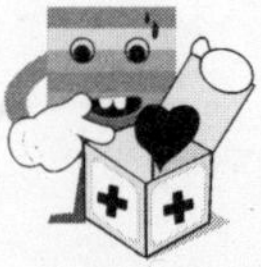

我来体验

上网查查看还有哪些故事是关于打一记耳光便导致鼓膜穿孔的，和你的朋友交流如何预防耳外伤；和你的朋友讨论，看看他们身边是否也有人发生过耳外伤，你从中学到了哪些知识。

小贴士

如何保护我们的耳朵？

1. 不用火柴或棉签随便掏耳垢。

2. 当工作或周围环境较嘈杂时，应佩戴防护耳罩。

3. 洗头或沐浴时，可用棉球塞耳，防止污水流入耳内；还有游泳时也要佩戴耳塞。

4. 选择质量好、杂音小、音量可调的耳机；戴耳机的时间也不宜过长。

5. 若耳朵有流脓或者出血、异物入耳而感到疼痛、听力突然减退、耳鸣及头晕时，应该及时到医院救治。

6. 家庭和学校应教育儿童不要乱塞东西入耳。

他的眼睛怎么了——眼外伤的急救

走进急救现场

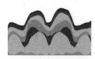

2011年的除夕夜，北京的夜空被五彩的烟花映得通明，也就在那个夜晚，一名来自农村的9岁男孩被爸爸匆匆忙忙地背进某医院眼科的诊疗室。当时孩子的右眼还罩着纱布，面部已是血迹斑斑。经询问才得知，孩子是燃放名叫“二踢脚”时爆竹碎屑飞进了他的眼睛里。还有河北省邯郸市某县一村12岁的小孩在看小伙伴燃放爆竹时炸伤了眼睛；大年初三，又一位30岁村民在燃放爆竹时也被炸伤了眼睛……

互动讨论

1. 眼外伤会造成哪些严重后果？
2. 一般的眼部钝性伤应如何处理？
3. 如果发生眼球穿通伤时我们应该怎么办？

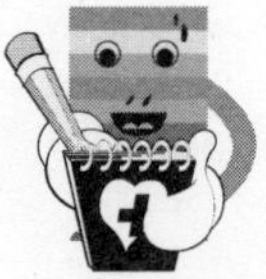

知识加油站

眼因位置比较暴露，故在生活、工作和学习中眼外伤还是比较常见的。由于眼球的结构极为精细且脆弱，所以外伤通常会造成眼球的内陷、视力障碍、甚至终生失明等严重后果。眼外伤有发生率高、致伤的因素多、产生的后果严重、外伤有预防性等特点，而且眼外伤时正确的现场急救措施可避免不必要的损伤，这对伤员视力的恢复至关重要。

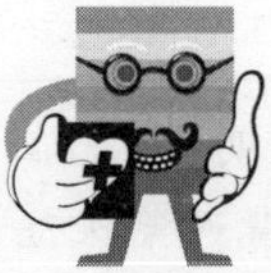

专家引路

1. 眼球的钝性伤：眼球受到钝性打击后，如果仅仅是眼部肿胀而无破裂出血时，眼皮可因皮下出血往往形成血肿且青紫成“熊猫眼”，故受伤后切不可揉眼睛或热敷以免加重血肿，而应该立即用冰袋或冷手巾进行冷敷，达到消肿止痛的目的。24 小时后可改用热敷以促进血肿的吸收。如果眼球受到钝性打击且当时有摩擦感、怕光、流泪不止以及疼痛不能缓解，此时，应用干净的纱布遮盖眼睛后去附近的医院治疗。

2. 眼皮损伤：如果仅仅是眼部皮肤的损伤出血而眼球无损伤，此时可用干净的纱布和绷带包扎后，尽快送往附近的医院眼科进行清创缝合，以免以后形成疤痕。

3. 眼球破裂：如果有异物刺入或划破眼球，施救者应该帮助伤员平躺，严禁用水冲洗伤眼球或涂抹药物，只需用纱布盖上受伤的眼球，再轻轻用绷带缠绕包扎伤眼即可。这样包扎既可减少眼球活动摩擦、也可避免光对眼睛的刺激。所有眼外伤均需包扎双眼，这样可以避免健康的眼球活动带动伤眼摩擦使伤情加重。眼球破裂现场经初步处理后应速送伤员去医院抢救，万万不可耽误。

4. 眼球穿通伤：如为铁棒、木棍等穿通眼球，插入眼球的东西不得自行拔出。如果有眼球内容物脱出，不能将其送回眼内，以免造成感染，此时应帮助伤员平躺，仅需要在伤眼上加盖清洁的纱布后用绷带缠绕包扎后速送医院抢救。

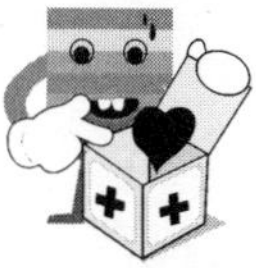

我来体验

建议你的同学和同伴们组织爱眼护眼活动；每年春节燃放烟花时要购买安全的烟花；看烟花时要劝说你身边的人远离燃放现场观看；将眼外伤现场急救方法介绍给你的家人和朋友。

小贴士

眼外伤的急救要点：

1. 钝性伤：先冷敷，12 小时后开始热敷。

2. 穿通伤：严禁将脱出的眼内容物送回眼内或者用水冲洗伤眼球。

3. 伤后眼内异物：严禁用手揉搓眼球，可用棉签轻轻地拭去异物。

4. 化学伤：无论酸、碱灼伤都应争分夺秒地在现场用大量的清水反复冲洗伤眼，后速送医院救治。

“千呼万唤始出来”——中风的识别和急救

走进急救现场

2008年的夏天，有一位老人在参加聚会时不慎被绊了一下，当时老人颤颤巍巍站立不稳，但一会儿就恢复了正常。可是到了傍晚，老人却因突然中风而去世。同样的案例还发生在一位60岁的老大爷身上，平时身体一直很好，于一周前上班时感觉右上肢活动没有平时灵活，右手也拿不住东西，右腿也没力气，他对此事也并没有太在意。可是4天过后他便感觉到右半边身子全麻木了，后来才得知他中风了，一直住院无法下床活动，也不能说话。

互动讨论

1. 我们如何来有效地判断是不是中风？
2. 假如中风病人晕倒后外耳道流血应怎么办？
3. 发现有人中风时我们应该采取哪些急救措施？
4. 能不能用单人背负的方法搬运中风的病人？

知识加油站

随着我国人口老龄化时代的到来，患有糖尿病、高血压、冠心病的人群逐年上升，这些人群大多有生活习惯差，酗酒、吸烟、运动量少、高热量饮食等不良的生活习惯，同时，又存在工作压力大、精神紧张、情绪焦躁等导致中风的高危因素。面对逐渐庞大的这类人群，每个社会成员都应该了解有关中风判断和现场急救的方法，以提高我国中风人群进医院就医之前的急救能力，延长我国老年人的寿命。

专家引路

1. 中风前兆

病人常有突发一侧肢体无力、行动困难、肢体感觉沉重或麻木；一侧面部麻木或口角歪向一侧，口水从嘴角流出；说话吐字不清甚至不能说话；双侧眼球向一侧凝视，有一侧或双眼视力丧失或视物模糊；常伴有头痛头晕、恶心呕吐；严重者上述症状可伴有意识障碍或肢体抽搐。

2. 中风病人的现场急救

(1)如果发现病人存在上述任何一种中风前兆时，可现场用“STR”法再次判断老人是否发生了中风：

S(Smile)：让病人笑一下，看看口角是否歪斜向一侧；

T(Talk)：让病人说一句话，看看是否连贯；

R(Raise)：让病人与救护者握手，看看肢体是否有力、肢体有无感觉沉重或麻木感；

(2)帮助中风病人平躺，保持病人的呼吸道通畅，解开衣领，有假牙者应设法取出，将病人的脸偏向一侧，及时清除口中的呕吐物、血块等。

(3)如病人昏迷在地，可大声呼喊，用力摇动其肩部或者掐人中观察其有无反应，以便排除睡眠状态、晕厥或某些精神因素导致的昏迷。

(4)一般不要随便移动中风病人的头部和颈部，若必须移动时，一定要按照搬动颈椎或脊柱损伤病人的方法来搬动。

(5)若病人倒地导致出血时，需用消毒纱布或干净的布块包扎伤处，切记：鼻腔和外耳道流血时，不能用填塞方法来止血，以免加重损伤。

(6)在等待救援或在搬运途中尽量从病人的家属、朋友及目击者那里了解有关发病时和以前患病的情况，特别留意有无高血压、糖尿病、有无误服药物、毒物、接触有害气体以及持续头痛等。

(7)搬运中风的病人一定要用硬板床或临时制作的硬担架，避免不恰当的搬运方法导致颈椎、脊柱的损伤；在等待救援或在搬运途中要为病人加盖毛毯、被子等来保持体温。

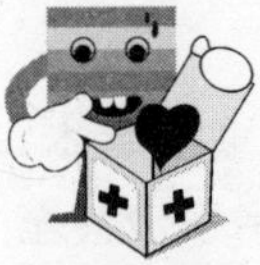

我来体验

和你的朋友再次互相练习用“托下颌法”保持呼吸道通畅；可以上网查查哪些病因也能导致中风；和你的朋友交流在等待救援和转运途中还需要干什么？

小贴士

中风是常见的急危重症，病死率较高，需要能迅速准确地判断并迅速送病人到医院；千万不可将中风的病人误认为是嗜睡、晕厥或其他原因导致的昏迷，故需要及时正确的现场救护措施，并设法拨打 120 急救电话，请求救援和转送附近医院抢救。

他们是旱鸭子——溺水的急救自救

走进急救现场

2010年2月的一天，某高校3名大学生喝酒后路过某大学附近的池塘，其中一人倚靠在池塘边近2米高的护栏上休息，没有留意到护栏的缺口而滚入了池塘。另外两名同学试图去拉，却也掉入了池塘。幸亏一名驾车的男子路过，将3人救起。但不幸的是其中一名学生溺水死亡。

互动讨论

1. 溺水常会造成哪些严重后果？
2. 如果我们不会游泳，溺水后应该怎么办？
3. 如果你或你的朋友在游泳时发生了腿抽筋应该怎么办？
4. 当我们发现有人溺水后应采取哪些急救措施？

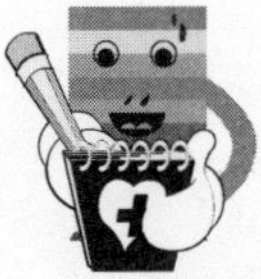

知识加油站

溺水多发生在夏季的游泳池、湖泊、池塘、海边、江河等处。溺水后呼吸道吸入水可发生全身严重缺氧、急性呼吸窘迫综合征、肺部感染、急性肾功能衰竭、播散性血管内凝血等并发症。所以,发生溺水后采取正确急救措施对保障施救者的安全和挽救溺水者的生命至关重要。

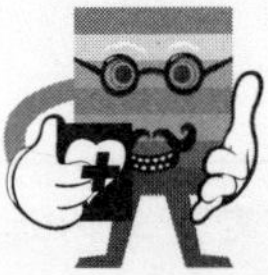

专家引路

1. 溺水自救:

(1)不熟悉水性或误入水者落水后应保持镇静,千万不要手脚乱蹬拼命挣扎,应节省体力并避免水草缠绕。

(2)采取仰头姿势,尽量使口鼻露出水面,以便进行呼吸,但无需将整个脑袋露出水面;呼吸时,需呼气浅吸气深。

(3)当看到救护者后千万不可将手上举或拼命挣扎,因为举手反而容易使人下沉。

(4)若是会游泳者在水中发生手指抽筋,则可将手握拳,然后用力张开,迅速反复多做几次,直到抽筋消除为止;若是下肢抽筋,应先吸一口气,仰浮水上后设法将抽筋的腿伸直。

2. 救助溺水者:

(1)救护者应保持镇静,寻找周围是否有可以利用的绳索、竹竿或是木棒等,用竹竿等尽可能接近溺水者使其握住并将其拖到岸边。

(2)对于筋疲力尽或者昏迷的溺水者,救护者可直接从头部接近;对神志清醒的溺水者,救护者应从背侧接近,用一只手从背后抱住溺水者颈,另一只手抓住溺水者的手臂游向岸边。

(3)如在救援时被溺水者紧抱,此时救护者则应放手自沉,从而使溺水者因缺氧或呛咳放手松开，以便再次进行施救。

(4)岸上其他人员则不能静静等待，而应该立即拨打当地 119 和 120，交代溺水的人数和目前的情况。

(5)救起溺水者后应立即清除口鼻部的淤泥、杂草、呕吐物等；随后将溺水者腹部置于施救者屈膝的大腿上，头部向下，按压其背部迫使其呼吸道和胃内的水流出，如图 1-21 所示。

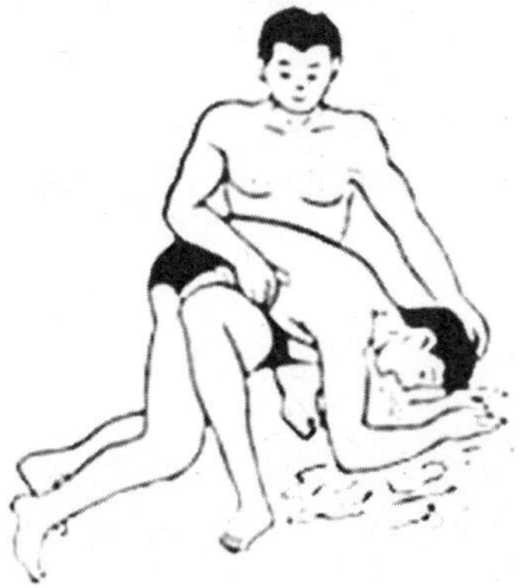

图 1-21

(6)若救起的溺水者呼吸心跳已停止，则应迅速进行现场心肺复苏，不可因任何原因而延误心肺复苏。

(7)因溺水者可能会并发肺炎、急性呼吸窘迫综合征等，故应尽快将溺水者送往医院救治，并且在转运的途中为溺水者保持体温。

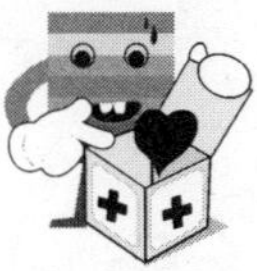

我来体验

和你的同伴交流他们的游泳经验，看看他们是如何处理四肢抽筋的；可以上网了解一些溺水事件并从中吸取教训；如果你还不会游泳，可以报名参加一些夏季游泳学习班，掌握这一生存技能。

小贴士

夏季游泳的注意事项：

1. 游泳技能不高者切忌戏水打闹，以免发生意外。
2. 不应到江河湖海等危险水域去游泳。
3. 下水前要做准备活动，可以跑跑步、做做操，活动开身体。
4. 饱食、饥饿、剧烈运动或繁重劳动后不要去游泳。
5. 水下情况不明时，禁止跳水。
6. 发现有人溺水，应大声呼唤成年人前来相助。

你了解胸痛吗——急性胸痛的急救

走进急救现场

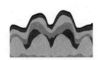

一天上午8点多，市民刘女士的外婆来到超市购物，选购完后老人提着一大堆东西打算到收银台付钱，此时老太太觉得胸口开始有些不舒服。她告诉收银员自己有多年的冠心病后，便一屁股坐到地上。超市工作人员赶忙从老太太口袋里掏出硝酸甘油片，给她舌下含服后立即将她送往医院。

互动讨论

1. 突发胸痛的病人还有哪些表现？
2. 如果心脏病、肺气肿、高血压等病人突发胸痛时应怎么办？

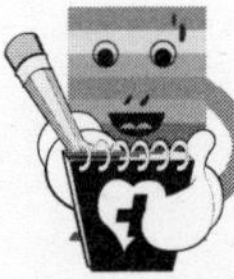

知识加油站

急性胸痛是日常生活中常见的症状之一，但其病因常复杂多样，如急性心肌梗死、心绞痛、肺部疾病、气胸等。因急性胸痛的病因可能随时威胁到病人的生命，因此，快速识别病人胸痛和认识到胸痛后果的严重性，及时进行现场急救并争分夺秒地将病人转运到医院进行抢救是至关重要的。

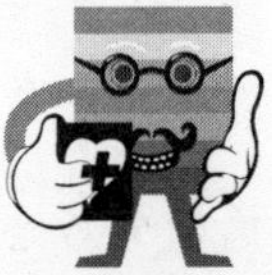

专家引路

1. 胸痛的病人通常可伴有全身大汗、恶心呕吐、胸闷喘憋、呼吸困难、头晕、面色苍白、肢体湿冷、脉搏细弱、意识丧失甚至发生呼吸心跳停止。

2. 立即让胸痛病人停止运动，安慰其不必过分紧张，查明并消除诱发胸痛的因素。

3. 如果病人自述有冠心病的病史，应询问是否随身有携带硝酸甘油片，如有，应帮助其立即舌下含服硝酸甘油 1 片并立即拨打 120 急救电话，如病情未缓解，可再含服 1 片。

4. 如果病人有高血压，突发剧烈的胸痛涉及颈背部、腹胀、头痛，并且胸痛呈撕裂或刀割样，呈持续状，平时含服有效的硝酸甘油此时无效，应该考虑到主动脉夹层的发生。此时，应消除病人的紧张情绪，帮助病人让其平躺，紧急拨打 120 急救电话请求救援。

5. 如果有慢性支气管炎或肺气肿等疾病史的病人突发胸痛，并且疼痛随深呼吸运动而加剧，常伴有干性咳嗽和呼吸困难进行性加重，严重者可有口唇发紫甚至休克。此时，现场施救者应想到自发性气胸，应争分夺秒地将病人送往医院抢救。

6. 如病人长期卧床、怀孕或产后、手术后、长时间坐火车或飞机等突发呼吸困难、咳嗽、咯血、胸痛、胸闷、出冷汗等，施救者应想到急性肺栓塞。此时，应将病人平卧，速送附近医院抢救。

7. 如果急性胸痛病人突然发生呼吸心跳骤停，应立即进行心肺复苏并拨打 120 急救电话请求救援。

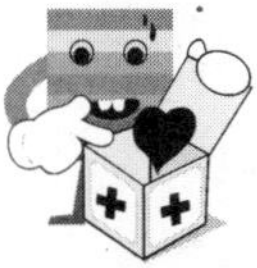

我来体验

给你的爷爷奶奶介绍有关急性胸痛的知识；和你的朋友交流他们是否遇到过急性胸痛的病人，他们当时采取了哪些措施？建议你身边那些长期卧床、怀孕或产后、手术后、长时间坐火车或飞机的人们要避免久坐，一定时间后要多活动下肢，以免下肢深静脉血栓形成引起肺栓塞。

小贴士

胸痛的促发因素：

1. 情绪激动，生活或工作的压力大。
2. 剧烈运动，寒冷空气。
3. 抽烟、喝酒、进食过饱。

不可掉以轻心的症状——腹痛的急救

走进急救现场

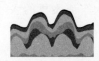

2009年10月19日早上，游客王女士在返回的轮船上突发腹痛，并且当时腹痛难忍。边防检查站的战士登船将王女士接下船来，随后送到医院救治。到医院后医生告诉他们："初步怀疑是胆结石致使王女士腹痛。"还有报道：有一位母亲陪着腹痛的女儿到医院看腹痛却瞬间自己升级为"姥姥"；河南一位油漆工在某地打工，腹痛了一个月，辗转了好几家医院看病都无效，最后才知道自己是铅中毒导致的"铅绞痛"；某演艺明星因突然腹痛紧急入院却被诊断为"急性胰腺炎"；有些人在运动中却时常出现腹部疼痛的现象，医学上称为"运动性腹痛"，这些案例告诉我们日常生活中要对腹痛提高警惕，以免延误病情。

互动讨论

1. 通常有哪些疾病可导致腹痛？
2. 急性腹痛如果延误治疗会有哪些严重后果？
3. 不同病因所致的腹痛通常还会有哪些其他表现？

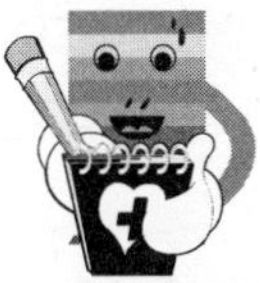

知识加油站

腹痛是日常生活中常见的症状之一，可以表现为急性，也可以表现为慢性；可能是功能性的，也可能是腹腔某脏器器质性疾病，如果对急性腹痛不提高警惕常会造成严重的后果。故我们在日常生活中要能够初步识别不同病因引起的腹痛，进而采取相应的急救措施，尽早将病人送往医院救治。

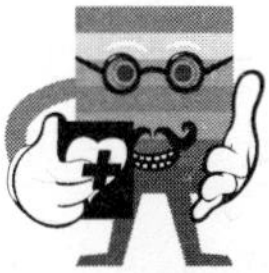

专家引路

1. 肠绞痛：如果是由肠梗阻引起，则同时有呕吐、腹胀和几天无排便、排气等状况，如疼痛转为持续性并且腹部有压痛，说明病情已严重，需要及时去医院救治；如果因进食冷的食物后出现肠痉挛痛，可俯卧在热水袋上，以缓解疼痛；如病人有职业性铅接触的历史则可能是铅中毒导致的铅绞痛。

2. 胆绞痛：疼痛常出现在右上腹或者中上腹，常由胆结石或胆道蛔虫症引起。如果在进食油饼、鸡蛋等高脂肪食物之后出现右上腹部剧烈的阵发性绞痛，发作时疼痛难忍，翻身、打滚、弯腰、喊叫、呕吐，间歇期可无疼痛，则多为胆结石。若伴有高热、寒战和皮肤及巩膜发黄，则需警惕急性胆囊炎或胆管炎，必须及时到医院救治。

3. 泌尿系统结石：常由肾结石或输尿管结石引起，可表现为肾区和腰背部呈剧烈绞痛，疼痛可累及同侧腹部、大腿内侧和外生殖器。此时，需尽快将病人送往医院用解痉药物来缓解疼痛。

4. 如果病人在酗酒、暴饮暴食后出现上腹部剧烈疼痛，并累及左腰背部，进而迅速扩展到全腹部并伴有频繁的呕吐，则多为急性胰腺炎，需立即送往医院救治。

5. 阑尾炎：如果腹痛开始的部位在上腹部或肚脐周围，约经过6～8小时后，腹痛部位逐渐下移，最后固定在右下腹部，腹痛同时伴有咳嗽、打喷嚏或按压时右下腹疼痛明显，恶心、呕吐、低烧、厌食和腹胀等，此时病人可能为急性阑尾炎。应该立即去医院进行手术治疗，不能掉以轻心。

6. 若为有生育能力的女性出现下腹部一侧发生剧烈疼痛，然后扩展到全腹部，甚至出现休克并伴有少量阴道流血者，且曾有月经中断史，则多有宫外孕破裂的可能。怀疑为宫外孕时，应立即让病人平卧、抬高双下肢并速送医院抢救。

7. 胃肠穿孔：如病人有长期规律的腹痛或确诊的消化道溃疡病史，并且此次腹痛前有暴饮暴食、进食刺激性食物、情绪激动或劳累等诱因，突发上腹部出现疼痛并迅速蔓延至全腹部，有面色苍白、出冷汗、眼前发黑、头晕、恶心、呕吐、脉搏快、四肢冰冷等表现，此时病人可能为消化道溃疡穿孔。此时，病人不能进食和饮水，让其平卧并抬高双下肢，速送医院抢救。

8. 肝脾破裂：肝脏和脾脏被肋骨、腰肌、腹壁等保护，但常可因胸部、腹部、腰部外伤强烈的冲击力导致破裂。肝或脾破裂的病人往往有外伤史，肝脾区疼痛，面色苍白、口渴、气急、出冷汗、脉搏细弱且快、血压下降、四肢冰凉，如果病人有开放伤口、出血或骨折则应包扎止血后立即送医院抢救。

9. 运动性腹痛：常因运动前准备活动不充分、胃肠痉挛、腹直肌痉挛、呼吸节律紊乱导致运动时出现腹痛。预防运动性腹痛常有：通过运动前作充分的准备活动，使内脏器官适应；运动前不能吃得太饱，也不要吃容易产气的食物，如豆类、薯类及冷饮；夏季运动时，要适当喝些淡盐水补充盐分；运动时要学会调整自己的呼吸节律，尽可能用鼻呼吸而不要张口呼吸。

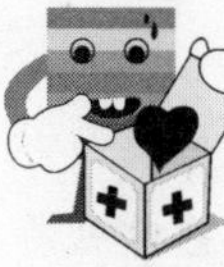

我来体验

和你的朋友交流看看他们有没有腹痛的经历，看看他们在当时采取了哪些措施；将这些关于腹痛的知识介绍给你的家人；在上体育课时，尝试我们介绍给你的关于预防运动性腹痛的方法。

小贴士

急性腹痛的鉴别对于非医疗专业人员来说比较困难，去医院救治前暂时禁止饮水或进食，因为如果是胃肠穿孔，这样会加重病情，有的急性腹痛需要紧急手术，进食后必然会增加手术的困难；也不能随便自行服用止痛药，以免掩盖实际的病情，给医生诊断时带来困难和假象。

从容应对"羊角风"——癫痫发作急救

走进急救现场

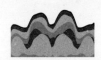

小东今年12岁,一年前他曾患过脑膜炎。今天他在家玩耍时突然出现尖叫,似羊叫、昏倒在地、神志丧失、双眼上翻、牙关紧闭、口唇被咬破并发紫,同时还伴有四肢抽搐、口吐白沫、大小便失禁。爸爸妈妈看到后吓坏了,两人便试图强按住他抽动的四肢但却无法阻止抽搐。爸爸看到他还咬着嘴唇,试图去松开紧闭的牙关时却被他咬破手指。此时他妈妈才想到拨打120急救电话。

互动讨论

1. 癫痫发作时常有哪些表现?
2. 爸爸妈妈他们当时采取的措施对吗?
3. 如果发现癫痫发作的病人应采取哪些急救措施?

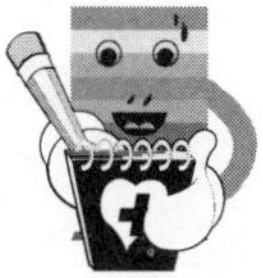

知识加油站

癫痫俗称“羊角风”，癫痫发作的病人可以表现为意识突然丧失、四肢抽搐、似羊一样尖叫、面色青紫、大小便失禁、咬破舌头、口吐白沫等症状。可持续数十秒或者数分钟后自然停止发作，随后便进入昏睡状态。若癫痫发作持续不断或病人一直处于昏迷状态称“大发作持续状态”，这种状态可危及生命，故需速送病人去医院救治。

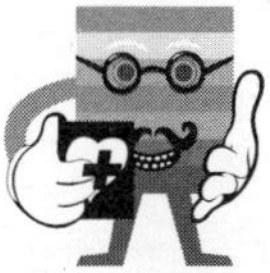

专家引路

1. 癫痫发作时，应立即帮助病人侧卧以防止摔倒、碰伤。

2. 解开衣领、胸罩、腰带，可用“托下颌法”保持呼吸道通畅。

3. 将病人的头偏向一侧，让唾液和呕吐物尽量流出口外。

4. 抽搐时，不能用力强按压病人肢体，以免造成骨折或扭伤。

5. 发作过后病人可能昏睡不醒，应尽可能减少搬动，让病人适当休息。

6. 已摔倒在地的病人，应检查有无外伤致出血、骨折等，如有，则应根据具体的情况进行止血、包扎、固定等。

7. 癫痫发作时，一定要及时拨打 120 急救电话，请求救援，即使发作已停止，也必须到医院去做进一步检查治疗，以防止复发。

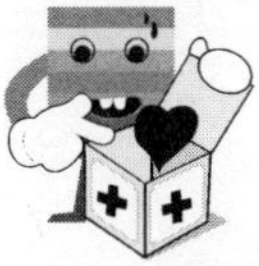

我来体验

将癫痫发作时的现场急救和预防癫痫发作方法介绍给你的家人和朋友；上网进一步了解有关癫痫的知识；从你的朋友那儿了解他们有没有遇到过癫痫发作的病人，他们当时采取了哪些措施。

小贴士

预防癫痫发作的方法：

1. 做到劳逸结合：家庭、学校、社会对癫痫患儿的学习要求不宜过高，确保有足够的睡眠，成年病人也要避免过度紧张和劳累。

2. 避免某些药物：环丙沙星、氧氟沙星、加替沙星等药物有促进癫痫发作的副作用。

3. 保持胃肠通畅：多饮水和多吃膳食纤维素的食物，促进胃肠蠕动以便胃肠通畅。

4. 避免刺激性饮食：避免饮用酒精饮料、过量进食动物性蛋白质、咖啡因、烟草中的尼古丁、含有人工添加剂的食品，少吃油腻且不易消化和辛辣刺激的食物。

5. 保持适当运动：适量的运动可以改善脑部的血液循环，但也要避免剧烈的运动。

消化道在“哭”——呕血的急救

走进急救现场

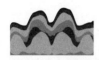

2005年，我国著名导演、画家陈逸飞先生因“胃出血”去世；2006年2月13日，我国著名科学家、中国计算机汉字激光照排技术创始人、中国科学院院士、中国工程院院士、北京大学教授王选因癌症晚期并发消化道出血，经医治无效在北京逝世。这些才华横溢的名人因消化道出血突然逝世，消化道出血引起人们更多的关注。更有2011年12月25日清晨，杭州一小学六年级学生，因学习压力过大导致消化道出血。难道在医学如此发达的今天“消化道出血”会使病人不治身亡吗？专家指出“肝硬化通常会导致门静脉高压，食管胃底静脉曲张破裂大出血。这种出血来势凶猛并且出血量大，临床上不易止血，病人很快因失血性休克而死亡”。

互动讨论

1. 你遇见过呕血的病人吗？
2. 哪些疾病会发生呕血？
3. 碰到呕血的病人时我们应该怎么办？

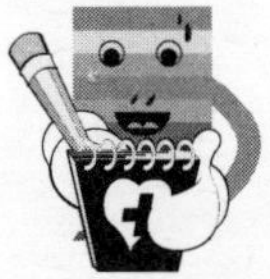

知识加油站

在日常生活中有很多病因可导致呕血，如消化道溃疡出血、急性胃炎、肝硬化致食管胃底静脉曲张破裂、肝癌晚期等。我国消化道大出血主要见于肝硬化致食管胃底静脉破裂出血，通常这类出血来势迅猛且不易止血。所以，掌握呕血的一般现场急救方法，能够在第一时间参与抢救呕血的病人，对于挽救病人的生命至关重要。

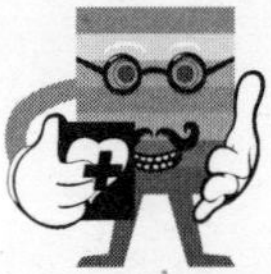

专家引路

1. 立即帮助病人平卧，头偏向一侧，救护者设法清除病人口腔中的血块，以免病人误吸血块进入气管而窒息。

2. 设法立即拨打 120 急救电话请求救援。

3. 给病人适当安慰以消除病人的紧张情绪，以免增加出血。

4. 不要吃任何饮料和食物，以免加重出血。

5. 在等待救援的过程中应注意为病人保暖，并密切观察病人的意识、脉搏、呼吸等变化。

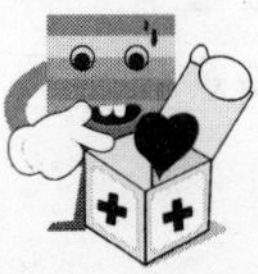

我来体验

上网了解有关消化道出血的知识，将这些知识介绍给你的家人和朋友；如果你的家人或朋友有人曾发生过消化道出血，要说服他们定期到医院体检；给他们介绍有关饮食、情绪调节、药物使用等方面预防消化道出血的知识。

小贴士

预防消化道出血的方法：

1. 定期体检，及时到医院积极治疗易导致消化道出血的疾病，如消化性溃疡及肝硬化等；如出现恶心、呕血、头昏、眼花、面色苍白、黑大便等症状时，应立即到医院救治。

2. 注意饮食：食物要以易消化、富含营养及少渣滓为宜，烹调要细软些，多吃富含维生素的蔬菜、水果，戒烟、酒，禁食辛辣、油煎的食物。

3. 注意保暖：由于消化道出血多发于冬秋、冬春交界，故在冬天病人平时更要注意防寒保暖，尤其在气温突变时。

4. 调节情绪：保持心情愉快、开朗，避免过分的情绪激动、抑郁、悲伤等。

5. 恰当用药：应尽可能不用对胃有刺激性的药物，如必须使用时，应咨询医生方能使用。

林妹妹咯血了——咯血的急救

走进急救现场

我国四大名著之一《红楼梦》中有这样一段描述:“颜色如雪,并无一点血色,神气昏沉,气息微细。半日又咳嗽了一阵,丫头递了痰盂,吐出都是痰中带血的。”以上则为曹雪芹描述林黛玉患肺结核晚期咯血的情形,丫头们面对这样的情形慌得不知所措,唯一能做的就是一个劲儿地报告和递痰盂来接咯出的血痰。

互动讨论

1. 哪些疾病可以引起咯血?

2. 如果你是林黛玉的丫鬟,如果她大咯血时你应该怎么办?

3. 如果咯血的病人突然出现烦躁不安,我们应该采取哪些紧急措施?

知识加油站

咯血是指气管、支气管及肺实质的出血，血液经咳嗽由口腔咯出。咯血可表现为痰中带血丝或小血块，也可为大咯血。能导致咯血的疾病通常有肺结核、支气管扩张、肺脓肿、肺炎、心脏病和出血性疾病等。各种原因的咯血均应引起重视并及时采取相应的措施，因为咯血窒息一旦发生，死亡率极高。

专家引路

出现咯血时，病人应按照以下步骤操作：

1. 在警防病人窒息的前提下，迅速让病人采取头低脚高位，清除口咽部积血，拍打其背部以促进残存血块排出。施救时可充分利用现场的床、桌子等，使病人卧于其上，上半身垂于其下；单人在野外施救时，救护者可右腿跪地，左腿支撑病人的上腹部，拍打病人的背部以促进残血排出。

2. 立即拨打 120 急救电话请求救援，交代清楚病人目前的情况和已经采取了哪些措施。

3. 让病人就地休息，安慰病人，消除其紧张情绪。

4. 尽量少搬动病人，以免加重出血。

5. 不要用背的方法搬运病人。

6. 在等待救援的过程中应设法为病人保温，同时应密切观察病人的意识、脉搏、呼吸的变化。

7. 病人如咯血量突然减少或咯血停止，同时表现为极度烦躁不安、大汗淋漓时，则可能发生了咯血窒息，此时，应立即设法清除呼吸道内的血液，保持呼吸道通畅。

8. 因为引起咯血的病因中具有传染性的肺结核占很大一部分，

故救护者尽量避免与病人的血液、呼吸道分泌直接接触，以保护救护者的自身安全。

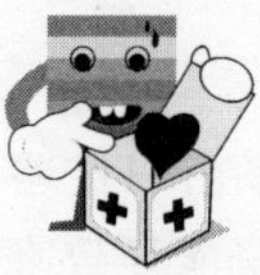

我来体验

你可以读读《红楼梦》中曹雪芹关于林黛玉咯血的精彩描述，了解她的患病情况；和你的朋友相互练习咯血时现场体位引流血液的方法；将这些现场急救和预防咯血的方法介绍给你的家人和朋友。

小贴士

预防咯血七要素：

1. 注意保暖：因冬季空气寒冷干燥，呼吸道疾病常在冬季高发，故病人应预防感冒，天气变化相应增添衣服，防止受寒感冒。

2. 注意饮食：食物中要富含蛋白质、各种维生素、纤维素，要多饮水。

3. 适度锻炼：如慢步跑、快走、打太极拳、舞太极剑，但要避免在寒冷的清晨进行比较剧烈的运动，因为寒冷气流会刺激气管、支气管痉挛，分泌物增多。

4. 杜绝烟酒：曾有咯血的病人一定要戒烟、限制饮酒，因为香烟烟雾可刺激呼吸道分泌物增多、损伤纤毛、加重呼吸系统疾病。

5. 调节情绪：避免较大的情绪波动，如过度的悲伤、抑郁、过大的精神压力，避免像《红楼梦》中的林黛玉那样对花落泪、悲天悯人的性格和情绪。

谁扼住了我的呼吸——哮喘的急救

走进急救现场

导演过《翡翠麻将》、《女贼》、《大海风》、《二战秘闻》、《开着火车上北京》、《大顺店》等电影电视剧，同时也是第五代导演中的佼佼者于晓阳，于 2005 年 1 月 7 日在和他的制片人坐火车回北京准备参加次日导演协会活动途中，因连日来的劳累和低温气候，突发哮喘病逝世。据了解，除了于晓阳外，还有邓丽君等多位演艺明星也患有哮喘。

互动讨论

1. 你了解哮喘吗？你身边的人有过哮喘发作的经历吗？
2. 对于哮喘发作的病人应采取哪些急救措施？
3. 我们在日常生活中应如何预防哮喘的发作？

知识加油站

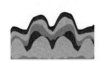

哮喘俗称“吼病”，同时也是世界公认的医学难题，被世界卫生组

织列为疾病中的四大顽疾之一。它具有发作性、规律性、季节性、可逆性等特点。病人常以运动、呼吸道感染、接触花粉、动物皮毛、精神刺激等为诱因引起反复发作的气促、胸闷、咳嗽等哮喘发作的症状。有时哮喘急性发作不能缓解者，可能严重影响病人呼吸功能甚至有生命危险。

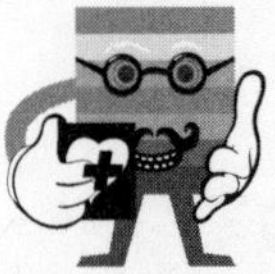

专家引路

1. 首先要帮助哮喘病人蹲下、坐起或半卧位，抬起头，解开衣扣、胸罩等。

2. 救护者需要保持沉着冷静，立即搜查病人口袋里是否带有抗哮喘发作的舒喘灵或沙丁胺醇气雾剂，如有，应尽快帮助病人使用。

3. 帮助病人清除口鼻腔的唾液、痰液等分泌物，保持呼吸道通畅。

4. 室内要通风，尽量让病人呼吸新鲜的空气；避免室内有煤油、烟雾、油漆、香水等刺激性气体。

5. 救护者应安慰病人，消除其紧张情绪；同时也要注意为病人保暖。

6. 如果是有心脏病的老年病人，也可能是心脏疾病引起的心源性哮喘，救护者应尝试帮助病人舌下含服其自身携带的硝酸甘油片1～2片。

7. 如果病人处于昏迷状态或短时间内哮喘无缓解者，应及时拨打 120 急救电话请求援救或直接迅速送病人去医院急诊室救治。但切不可盲目地背负着病人去医院，因为这样做会压迫病人胸部影响呼吸，严重者甚至会致命。

8. 如果发现病人呼吸心跳停止，应立即如本篇所述进行现场心肺复苏，直到医务人员接管病人为止。

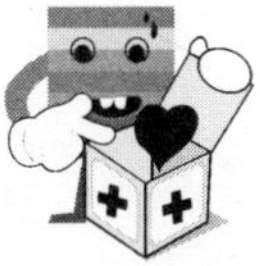

我来体验

和你的朋友交流他们了解到的哮喘的现场急救方法有哪些；将我们介绍给你的预防哮喘发作的方法介绍给你的家人和朋友；再次复习本篇的现场心肺复苏技术。

小贴士

在日常生活、学习和工作中还应该重视预防哮喘发作：

1. 远离香烟：吸烟的病人最重要的是要戒烟，同时，加强身体锻炼，增强抵抗力。

2. 环境适宜：保持室内空气新鲜，灰尘不宜过大；定期更换被褥并保持清洁干燥；尽量避免使用动物的皮毛制品和接触宠物；室内温度和湿度要适宜。

3. 科学用药：药物也可诱发哮喘发作，故哮喘病人应在医生的指导下服药。

4. 合理饮食：哮喘病人要吃营养丰富、富含维生素的饮食，痰多的病人要多饮水。

5. 调节情绪：避免过于兴奋、焦虑、悲伤、恐惧、愤怒等情绪变化。

6. 注意保暖：季节变化时要随时增减衣服，以防受凉感冒诱发哮喘。

7. 预防备药：有慢性支气管炎、哮喘发作经历者应随身携带雾化吸入剂，以备哮喘急性发作时用。

“强酸强碱的亲吻”——化学灼伤的急救

走进急救现场

2009年6月的一天，新疆一位女子携带硫酸乘公交车，后来因瓶盖松动致使硫酸喷洒出，灼伤了5名乘客。有人回忆当时车上人很多，比较拥挤，公交车驶至红绿灯处急刹车时使装有硫酸的瓶子倒地，当时车上有乘客的鞋袜、裙子、衣裤被腐蚀，还有5名乘客的腿脚有不同程度上的灼伤。

互动讨论

1. 你的皮肤被化学性物质灼伤过吗？
2. 皮肤被化学性物质灼伤后会有什么严重后果？
3. 在化学性物质灼伤的现场急救中应采取哪些措施？

知识加油站

化学性皮肤灼伤是指强酸强碱类如盐酸、硫酸、硝酸、氢氧化钠等引起的皮肤组织蛋白的凝固使组织脱水、焦痂、组织蛋白溶解等损伤。皮肤灼伤严重者可致受害者毁容甚至死亡。因此，了解皮肤化学性灼伤的现场急救方法对于减轻损伤至关重要。

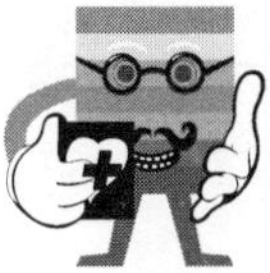

专家引路

1. 首先迅速将伤员转移离开事故现场，脱去沾有化学物质的衣服、手套、鞋袜等。

2. 应该立即用大量流水冲洗灼伤面（石灰灼伤除外），水流量要大，冲洗时间要充足，一般为 30～60 分钟，以去除并稀释化学物质，以免残留的化学物质继续对皮肤损伤或化学物质经皮肤吸收后引起中毒。

3. 如是酸灼伤，冲洗后可用稀 $NaHCO_3$ 溶液清洗，最后再用水冲洗；

4. 如是碱灼伤，冲洗后可用 1％硼酸溶液浸洗，最后再用水冲洗。

5. 如果是化学药品溅到眼睛内，必须立即撑开眼皮，用大量的流水（没有压力）连续冲洗 15 分钟，要把眼皮和眼球的所有地方用水仔细冲洗，冲洗后立即送医院眼科救治。

6. 皮肤化学性灼伤后如果病人出现休克时，应立即让其平卧，抬高双下肢，将头偏向一侧，以防呕吐物和分泌物误吸入呼吸道。

7. 如果病人呼吸心跳已停止，应立即进行心肺复苏；发生以上情况时，均应及时拨打 120 急救电话请求救援。

8. 皮肤化学性灼伤的创面容易并发创面感染和疤痕，故建议皮肤被化学物质灼伤后均应去医院处理创面。

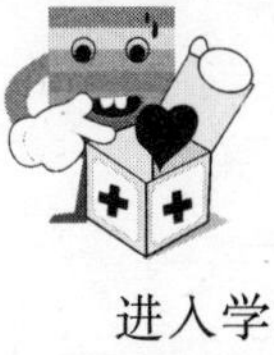

我来体验

进入学校实验室前，要认真阅读实验室注意事项和发生意外情况后的紧急处理方法；要熟悉实验室使用的各种化学药品的性质和注意事项；和你的同学讨论如何预防实验室化学性皮肤灼伤。

小贴士

学校预防化学性灼伤的关键：

1.充分防护：进行教学实验时最重要的是保护好眼睛，在化学实验室里应该佩戴护目镜，这样既可以防止眼睛受刺激性气体的损伤，也可以防止任何化学药品溅入眼内。

2.规范操作：严禁用手直接取用任何化学药品，必须使用药匙、量器等取化学药品，特殊情况下还必须佩戴橡胶手套，实验后立即用肥皂洗手。

3.遵守要求：使用浓硝酸、浓硫酸、浓盐酸等化学药品时，必须在通风橱内进行。

4.熟悉试剂：不要使用有机溶剂擦洗溅在皮肤上的化学药品，因为这种做法反而会增加皮肤对化学药品的吸收导致全身中毒。

5.遵守纪律：实验室里禁止吸烟或进食，也禁止赤膊或穿拖鞋进入实验室，进行试验操作时一定要穿实验服。

误将强碱当饮料——食道灼伤的急救

走进急救现场

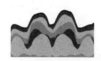

2009年夏天，天气很热，家住武汉的小彬彬从幼儿园回家，感觉口很渴，于是便拿起客厅角落里的“饮料”喝了起来。一大口下去他觉得喉咙火烧般的疼痛，他便丢下“饮料瓶”大哭了起来。原来，小彬彬喝下的竟然是妈妈装在饮料瓶里的强碱，粗心的妈妈没收好装强碱的瓶子，也没给他交代，随手将瓶子放在客厅的角落，最后才酿成了这场悲剧。2011年，小彬彬只能靠着胃管进食，他瘦得跟皮包骨似的，医生告诉他们必须在食道中放入支架来扩张食道，以此用来进食。

互动讨论

1. 误服强酸强碱后会有哪些表现？
2. 误服强酸后是否可以服用小苏打来中和？
3. 发现有人误服强酸强碱后应该采取哪些急救措施？

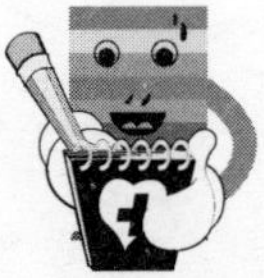

知识加油站

强酸强碱是指如硫酸、硝酸、盐酸、氢氧化钠、氢氧化钾等化学药品，在日常生活中被误服的报道并不少见。误服强酸或强碱后，病人立刻会感到如吞火般的疼痛难忍，口唇、口腔、食道可被灼伤，有时会出现呕吐或大便带血，声音嘶哑和吞咽困难。严重者会发生食道、胃穿孔，休克，甚至死亡等。误服强酸强碱后应立即采取措施，将损伤减少到最小。

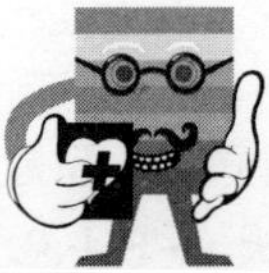

专家引路

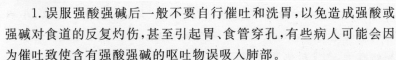

1. 误服强酸强碱后一般不要自行催吐和洗胃，以免造成强酸或强碱对食道的反复灼伤，甚至引起胃、食管穿孔，有些病人可能会因为催吐致使含有强酸强碱的呕吐物误吸入肺部。

2. 如果是误服强酸，应立即服用生蛋清、豆浆、牛奶、植物油等以保护消化道黏膜。不能用小苏打等碳酸盐类来中和强酸，因为酸类和小苏打反应可产生大量气体导致胃肠道胀气，甚至消化道穿孔。

3. 如果是误服强碱，可立即服用食用醋、橘汁或柠檬汁等弱酸类溶液，随后也可同样服用植物油，生蛋清水或牛奶等。

4. 经过初步处理后，应速送病人去附近的医院救治，切不可舍近求远奔走大医院，以免错过最佳的治疗时机。

5. 如果病人误服强酸强碱后发生昏迷，应将病人平卧，抬高双下肢，将头偏向一侧，让口腔中的内容物流出。

6. 如果病人呼吸心跳已停止，应立即进行现场心肺复苏。

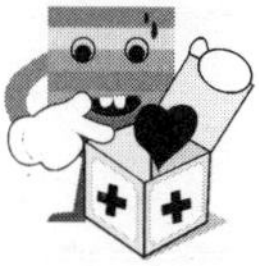

我来体验

上网查询关于强酸强碱的性质及使用时的注意事项；如果家中有强酸、强碱类药品时，应提醒父母妥善保存，并在外包装上注明是“强酸强碱”，并且放在小儿不易触及的地方；要告诉父母一些日常家庭用品，如去污剂、擦亮剂、洁厕剂等也常含有这类酸性物质，要提醒他们使用时多加注意，不要涂抹在皮肤上更不要误将其掺和到食物中去。

小贴士

误服强酸强碱的注意事项：

1. 禁忌自行催吐和洗胃。
2. 禁忌进食和饮水。
3. 禁用酸类中和碱。
4. 酸碱皆可服用生蛋清、豆浆、牛奶、植物油等。
5. 预防误服强酸强碱最关键。

打开"心灵之窗"——眼内异物的急救

走进急救现场

家住市区的王先生，一天早上匆匆忙忙来到当地医院眼科诊疗室，他向医生诉说："自己是一名电焊工，四五天前在操作机器时眼睛进了东西，刚开始也没什么感觉，就没去管它，那天早上起来发现眼睛红肿、疼痛、眼泪直流，而且遇到光就睁不开眼睛。"医生检查后发现有东西进入了他的眼睛，因为东西存留时间较久且位置较深，已经生锈了。

互动讨论

1. 眼内有异物可能会造成哪些严重后果？

2. 一般异物进入眼睛时应如何处理？

3. 如果眼睛里溅入生石灰、硫酸、烧碱等具有强烈腐蚀性的化学物品时应如何急救？

知识加油站

在日常生活、学习和工作中，眼内异物的发生大有增加的趋势，并且成人儿童均可发生。眼受到异物的损害一般较轻，少数严重者则会影响视力甚至失明。故青少年儿童需了解发生眼内异物时如何第一时间采取急救措施，以避免异物对眼球的损伤。

专家引路

1. 当灰尘进入眼内时，用两手指轻轻地捏住上眼皮向前提起，这样可刺激眼睛流泪将灰尘冲出；也可以自己对着镜子将眼皮翻开，找到灰尘并将灰尘用棉签拨出。

2. 如果自行无法去除异物则不要随便揉眼睛和转动眼球，因为这样可能使异物磨伤角膜引起感染，甚至有失明的危险，此时需及时求医去除异物。

有时异物去除后，眼睛仍有磨痛不适，这是因为角膜有轻微损伤，滴些眼药就可以很快恢复正常。

3. 如果是小孩，可让孩子向下看，也能看到眼睑里面的异物，可用蘸水的棉签轻轻地将异物拨出。

4. 若是生石灰溅入眼睛，既不能用手揉，也不能直接用水冲洗，因为生石灰遇水会生成熟石灰，而产生大量的热量，这反而会灼伤眼睛。正确的方法是用棉签或干净的手帕一角将生石灰拨出，然后再用清水反复冲洗伤眼至少 15 分钟，冲洗后速送医院救治。

5. 当强酸强碱等具有强烈腐蚀性的化学物品不慎溅入眼睛时，现场需就近寻找水源冲洗受伤的眼睛，越快越好，冲洗时将伤眼一侧朝向下方，用食指和拇指拨开眼皮，尽可能使眼内的腐蚀性化学物全部冲出；若附近有一盆水，伤员可立即将脸浸入水中眨眼，同时转动眼球使眼内的化学物质充分与水接触而稀释，此时施救者可再打来一盆水以便更换。

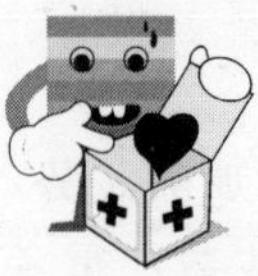

我来体验

你能翻开自己的上眼皮吗？你能用棉签拨出眼睛里的灰尘吗？如果有一盆干净的水，你已经学会用它来冲洗眼睛了吗？如果强酸强碱溅入眼睛，你会用流水冲洗眼睛吗？

小贴士

如何预防小儿眼内异物：

1. 保持卧室环境清洁、湿润，打扫房间时应让小儿离开。

2. 孩子在屋里时不要整理床铺，以免尘土进入眼内。

3. 孩子的玩具应大而圆钝，尽量少些细小而尖锐的零件。

4. 教育孩子远离强酸强碱等危险化学物品。

5. 如果孩子哭闹、睁不开眼睛，一定要想到眼内异物的可能性，需及时到医院诊治。

花生在鼻子里发芽了——鼻腔异物的急救

走进急救现场

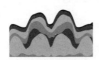

最近,小彤彤一直嚷着自己的右侧鼻孔不通气。妈妈起先没有当回事,孩子有时会张口呼吸,且鼻腔渐渐散发出一股臭味。小彤彤的妈妈以为是孩子患了鼻炎,这才带他到医院耳鼻喉科看病。医生用鼻镜撑开孩子的鼻腔,惊讶地发现一粒花生米堵在右侧鼻孔的后鼻腔内。因为堵塞的时间比较长,孩子的鼻孔已经红肿发炎了,并且花生米竟然已经膨胀发芽了!

互动讨论

1. 进入鼻腔的异物常有哪些?
2. 鼻内存在异物时通常有哪些表现?
3. 发生鼻内异物时应采取哪些急救措施?

知识加油站

进入鼻腔的异物种类很多，有石块、泥土、纽扣、玻璃珠、笔帽、果核、花生、豆类和昆虫等。鼻内异物多发生在2～4岁的儿童，可能是因为自己好奇放入。他们虽把异物放入一侧鼻腔，却无法取出，又怕家长训斥而致异物长时间留在鼻腔；而成年人则多半因意外事故致金属片、玻璃片进入鼻腔。鼻内异物通常会出现鼻塞、流脓血样的分泌物、呼出的气体有臭味、流鼻涕、头痛、头晕、鼻孔红肿等症状，甚至可能出现鼻甲穿孔、坏死。更危险的是异物经后鼻腔掉入喉、气管、支气管造成肺部感染，甚至阻塞气管引起窒息而死亡。

专家引路

1. 异物刚进入鼻腔，大多停留在鼻腔口。故成人可自己压住健康侧鼻孔，用力擤鼻涕。听话的儿童，也可用此法；但小儿不宜采用，因为这样有可能将异物吸入气道。

2. 鼻腔异物擤不出或已经进入鼻腔深处，特别是圆形的异物，切不可用镊子去夹取，以免越夹越深，此时应张口呼吸，立即送医院耳鼻喉科救治。

3. 如为尖锐异物刺入或异物过大，甚至异物已进入气管，应速送医院抢救。

我来体验

你能用手电筒和棉签看看别人的鼻腔结构吗？你现在能说出异物进入鼻腔有哪些表现吗？你能够将我们教给你的方法介绍给你的朋友吗？

小贴士

1. 家庭和学校应教育和严管小儿不玩耍容易放入鼻腔的东西。
2. 发现有鼻腔异物症状时应提高警惕，能快速识别并速送医院。
3. 如遇外伤致鼻腔异物，应先行止血、包扎，后送医院救治。

嗓子痛：鱼刺还是枣核——咽部异物的急救

走进急救现场

刘老太在家吃饭时，感觉有一根鱼刺卡在嗓子了，于是她的家人出主意让她吞含有枣的馒头试图把鱼刺送下去。可是刘老太吃了几口馒头，便觉得喉咙更加难受了，她仍以为是那鱼刺在作怪，也就没有太在意，想着可能挺一挺就过去了。可是3天后，刘老太感觉这喉咙疼得愈发厉害了，即便是喝牛奶也觉得痛，吞咽也很难受，后来又出现了发烧的症状，家人这才送她到医院急诊科救治。医生为她检查以后发现一枚枣核卡在了刘老太食道的上段，并且划破了食道黏膜，需要经全身麻醉下用食道镜取出枣核。

互动讨论

1. 我们在日常生活中会遇到哪些咽部异物？
2. 发生咽部异物时我们应该怎么办？
3. 如何预防咽部异物和减轻异物对咽部的损伤？

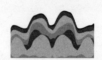

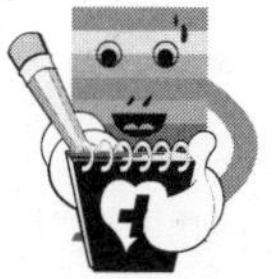

知识加油站

咽在解剖上分为鼻咽、口咽、喉咽三部分。咽部异物以喉咽部较多,常有鱼刺、骨刺、缝针、果核、假牙或牙托等。病人常感到咽部似有异物、有蚂蚁行走感、灼热不适、咽部紧束等感觉,有的病人可感到咽部有树叶、发丝、线头、肿物及痰黏着的感觉,也可以感到颈部紧压感而不敢扣衣领扣。咽部异物可因咳嗽吸入气道而阻塞气道或者因吞咽的动作进入消化道而损伤消化道,故应对咽部异物提高警惕,如果症状较重,应立即送医院救治。

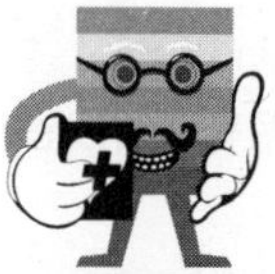

专家引路

1.首先令病人张口,安静地呼吸,对着充足日光或灯光,用压舌板或用两根筷子代替轻轻将舌头压下,暴露咽喉部。如果异物是鱼刺,往往一端刺入了咽部,而另一端暴露在外,呈白色,尝试用镊子钳出,否则速送医院救治。

2.若是成年人,一般症状较轻,可连续用力咳嗽2～3次试图将异物咳出。

3.若是听话的儿童,则应该头朝下抱起,用力拍打背部并令其咳嗽,如果异物还是排不出时,应速送医院救治。

4.咽部异物较大或不易咳出,甚至因堵塞产生呼吸困难时,应速送医院,以免因反复剧烈的咳嗽导致喉头水肿或将异物吸入气道引起窒息。

5.如果是因为鱼刺或者骨刺刺入咽部时,不应盲目地用喝醋、吞馒头、吞蔬菜等办法试图将鱼刺送下去。如果症状较重且无法缓解时,应立即送医院,以免加重损伤。

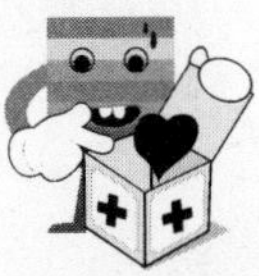

我来体验

你可以用手电筒和压舌板去看看你朋友的咽部结构；如果有人诉说自己觉得嗓子有蚂蚁爬行的感觉时，你会想到什么？如果有人说鱼刺或骨刺卡在咽部时可以通过喝醋的方法去除，你同意他的意见吗？你会给他哪些建议？

小贴士

预防咽部异物的发生：

1. 家庭和学校应教育儿童不应将别针、图钉、麦穗等含在口中玩，以免误吞入咽部。

2. 儿童应该从小养成良好的饮食习惯，吃饭时不应匆匆忙忙、狼吞虎咽，以免饭菜中的小刺、鱼骨或小骨片等卡在咽部。

3. 有假牙者在睡觉前一定要取下假牙，以免熟睡时掉落进入咽部。

4. 教育儿童应该在大人的陪同下吃表面光滑或带核的食物，如花生、豆类、梅子、枣子等。

遥控器的电池不翼而飞了——消化道异物的急救

走进急救现场

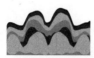

老李夫妇退休后帮大儿子带两岁的孙子。一天，老李打算给孙子喂牛奶时发现电视机遥控器的一节电池不翼而飞了。当时孙子有点作呕，说自己不舒服不想喝牛奶，老伴这才想起刚才孙子一直在玩电视机的遥控器。老李夫妇这下慌了神，他们怀疑是孙子吞了另一节电池。于是，老两口抱着孙子赶忙到医院救治。果然，医生拍片子检查后发现孩子的腹部有一节电池的阴影。

互动讨论

1. 消化道异物常会导致哪些严重的后果？
2. 发生消化道异物应该采取哪些急救、自救措施？
3. 在日常生活中，我们应该如何预防消化道异物的发生？

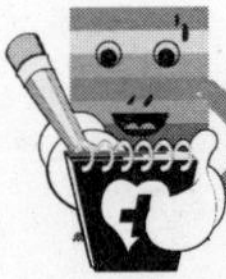

知识加油站

在日常生活中，消化道异物均可发生在成人和儿童中，但以儿童多见，儿童可能会因家长责备不敢承认而引起严重的后果。

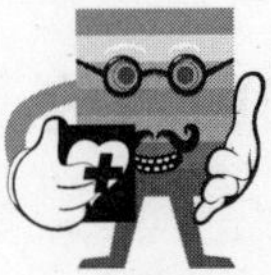

专家引路

1. 当家人发现小孩吞下异物发生呛咳、恶心、呕吐、腹痛、进食吞咽困难等表现时，应尽快查明孩子可能吞下的异物并速送医院。无需设法将误吞的异物再吐出来，因为孩子催吐时容易使异物误吸入气道而发生窒息。

2. 误吞异物后禁止自行服用泻药使之从肠道排出，因为如钉子、回形针等带尖、带钩的异物，遇到因药物作用的肠管快速而有力的蠕动时，可能会划破肠壁引起穿孔，此时应速送医院救治。

3. 多数异物在胃肠道内停留的时间一般不超过两三天，也有少数经三四周后才排出，所以误吞小而圆的异物的儿童在每次排便时家长都应仔细检查大便，直至确认异物已排出为止。在这期间，如果孩子一旦出现呕血、腹痛、发烧或排黑色稀便的情况时，说明有严重的消化道损伤，必须去医院诊治。

4. 在一般情况下，异物进入消化道后，如果为棋子、硬币、纽扣等异物，可多给孩子吃些富含纤维素的食物，如韭菜、芹菜等，以促进肠道的生理性蠕动，加速异物随粪便一起排出体外。

我来体验

你能否说出吃哪些食物可以促进消化道异物的排出？你能说出为什么误吞异物后不能自行催吐或使用泻药？在等待异物排出期间出现哪些情况时应速到医院救治？

小贴士

1. 如果孩子哭闹，不能一味迁就，任其口含细小物品。

2. 由于儿童缺乏必要的卫生知识教育，会养成一些将玩具等物品放入口中的不良习惯。故家庭和学校要讲明玩具上有大量的细菌，带入口中会致病、长虫子、肚子痛、要开刀等，使儿童明白不良习惯的危害性。

3. 一旦吞入异物要冷静，不能惊慌失措，如果情况紧急应速送孩子到医院诊治。

吃馒头也要小心——气管异物的急救

走进急救现场

2011年4月2日，家住市区的孙老头因得了脑血栓后遗症卧床七年，他因生活无法自理，一直由老伴照顾。吃早饭时，老伴用小块的馒头喂给老头吃。谁知吃着吃着，孙老头突然剧烈地咳嗽了起来，脸色很快变得青紫。老伴马上帮孙老头翻过身来，用力拍背，并用手从他的嘴里抠出了一小块馒头。但是孙老头咳嗽、胸部憋闷的症状仍然没有缓解，老伴这才赶紧招呼邻居，大家速送老头前往医院救治。到医院后，医生从孙老头咽喉部取出了两块馒头。经过休息后，孙老头的脸色才慢慢恢复红润了。

互动讨论

1. 异物进入气管时有哪些表现？
2. 发生气管异物时应该采取哪些急救措施？
3. 在日常生活中应如何预防儿童气管异物的发生？

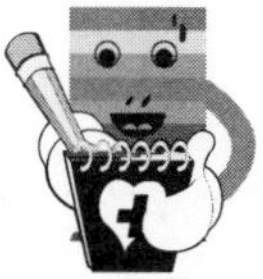

知识加油站

气管异物是常见的非常凶险的意外事故，据有关部门统计，6～7岁以内儿童多见，尤其是刚学会走路到两岁间的小孩儿，气管异物危险极大，如果不能得到及时地救治，死亡率很高。当儿童口中含物说话、哭笑或者剧烈活动时，容易将口中含有的东西吸入气管内引起气管阻塞，导致窒息，如图1-22所示。再加上儿童好奇心强，喜欢将易吸入物含在口中玩耍而发生误吸。在这种意外情况发生时，及时采取一定的急救措施是至关重要的。

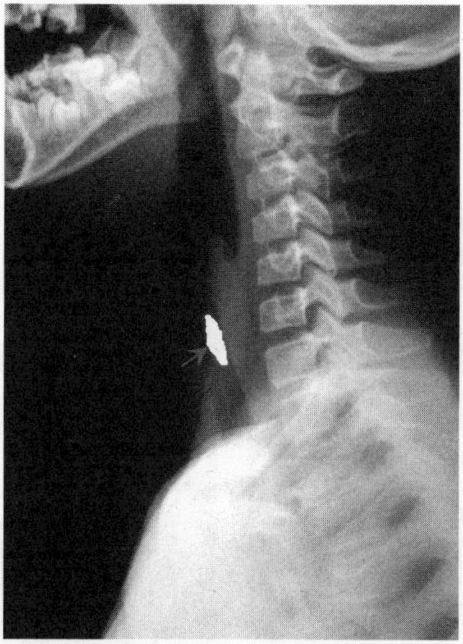

图 1-22

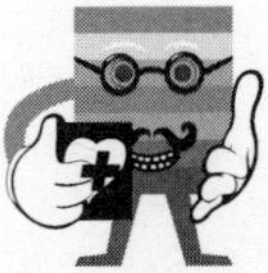

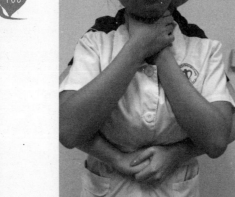

专家引路

1. 如何识别气管异物：

气管异物多发生于儿童中，成年人也偶有发生。常由于不慎将花生米、瓜子、枣核、图钉、别针、纽扣、硬币等吸入气管，致使气管受到刺激，可出现突然剧烈咳嗽、喘气。异物堵塞气管时，可有憋气、声音嘶哑、面色苍白、口唇青紫、呼吸困难甚至窒息等症状。

2. 如何对气管异物的病人进行急救？

(1)成人急救手法：

施救者站在病人的身后，双臂抱住病人腰部，双手握拳，顶在胸骨下端剑突处（亦称心口或心窝处）与肚脐连线的中点，向上、向内猛烈地挤压上腹部，挤压要快而有力，压后放松，反复操作，以驱除异物为止，如图 1-23 所示。

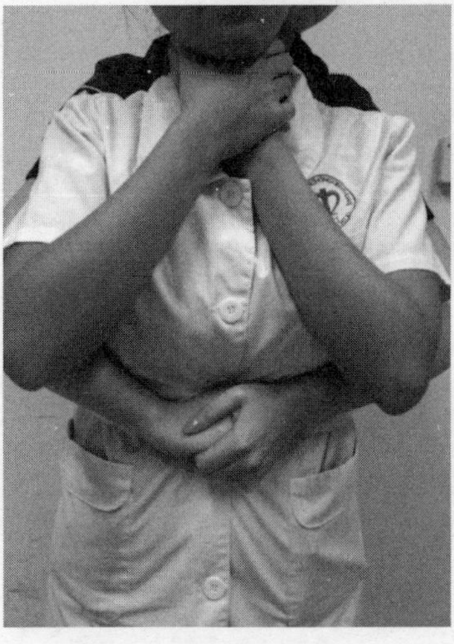

图 1-23

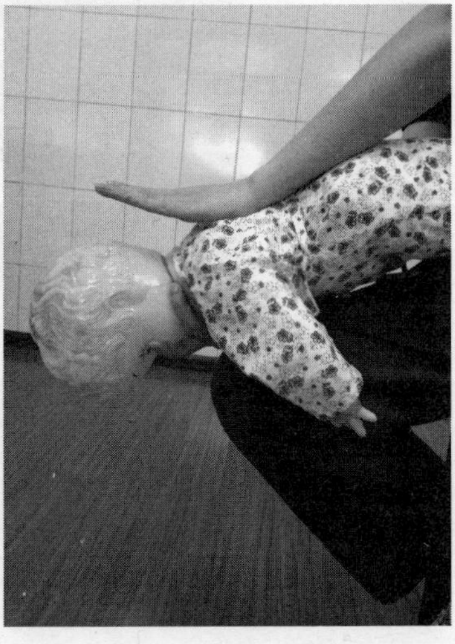

图 1-24

(2)儿童急救手法：

拍背法，让小儿弯腰或趴在救护者膝盖上，头朝下，托其胸，拍其背部，使小儿咯出异物，如图 1-24 所示。

上述方法无效时，应争分夺秒地送伤者到医院耳鼻喉科，在喉镜或气管镜下取出异物，切不可拖延。如果发生呼吸心跳骤停，需进行现场心肺复苏。

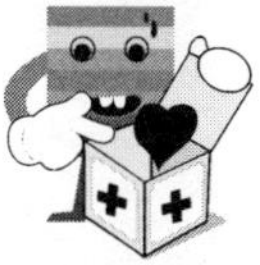

我来体验

和你的朋友们相互练习发生气管异物后的急救手法；你能说出气管异物常有哪些表现吗？将气管异物的急救方法介绍给你的家人和朋友们。

小贴士

如何预防小儿气管异物？

1. 家庭教育：教育孩子吃东西时，应将食物充分嚼碎、嚼烂，以免孩子因喉部保护机制及吞咽功能发育不全将异物吸入气管；教育孩子要及时将掉落的牙齿吐出，以免误吸入气管。

2. 饮食习惯：养成良好的饮食习惯，认真安静地吃饭，避免养成一边玩一边跑一边吃的习惯；更有些父母喜欢在孩子吃饭时训斥孩子，使孩子受惊吓而啼哭，这些不良的习惯都易使孩子将异物吸入气管。

3. 选择食物：避免孩子在没有家长陪同下吃不恰当的食物，如表面光滑、细小、质轻的花生米、瓜子、西瓜子、果冻、米花、葡萄等。

4. 睡眠习惯：养成良好的睡眠习惯，不要口中含着糖果等入睡。

蜘蛛在耳朵里结网了——外耳道异物的急救

走进急救现场

据报道，台湾台中市一名妇女前段时间常感觉耳朵刺痒难忍，前往当地医院求医，医师检查后，竟然发现她的耳朵内有1只小蜘蛛，而且已在耳道内结了网，耳鼻喉科医生也被这只小蜘蛛吓了一跳。事后这位妇女回忆，由于2012年新春在即，她当时可能在家里整理清扫时惊吓到了小蜘蛛以至跑进她的耳道内，而她自己却不知道。

互动讨论

1. 在日常生活中会有哪些异物容易进入外耳道？
2. 异物进入外耳道时应采取哪些急救措施？
3. 我们在日常生活中如何预防外耳道异物？

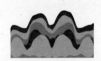

知识加油站

外耳道异物常因儿童好奇玩豆类、小玻璃球、砂石、塑料、煤块时将其塞入外耳道，也可因小虫误入耳道，成人多见于用木棒、火柴掏耳时折断在耳道内。不论小孩子还是大人，一旦出现耳内疼痛、耳鸣、耳朵堵塞感、眩晕、外耳道出血、听力下降者，又无明确的耳朵疾病史都应想到外耳道异物的可能。

专家引路

1. 小虫飞入耳道，应马上到暗处，用灯光、手电筒光等照有虫子进入的耳道，虫见光会飞出来。如果飞入耳道的小虫引起过响的声音，应用双手捂住耳朵，张口，以防鼓膜声震伤。

2. 豆、玉米、米粒、麦粒等干燥物进入耳道时不宜用水或油滴耳，否则会使异物膨胀更难取出。

3. 外耳道内滑进小圆珠、玻璃球时，不要用镊子夹取，因夹取有时滑脱，反会将异物送入耳道的深部，而是应该把头歪向进入异物的一侧，轻轻摇头让其滑出。

4. 异物进入外耳道无法排出或疼痛较重时，不宜延误，立即去医院救治。

我来体验

你可以建议你的朋友不要玩耍小玻璃珠、豆类等，也不要自己随便掏耳朵；建议他们如有耳内痛、耳鸣、堵塞感、头晕目眩、听力下降等情况时要及时到医院救治。

小贴士

在日常生活中如何预防外耳道异物?

1. 不要养成随便挖耳垢的不良习惯,因为耳垢能保持耳道的适宜温度,还可防止进入耳道的灰尘,小虫等直接接触鼓膜。

2. 教育儿童不要将小物件塞入耳内;儿童的玩具要坚固,以免小零件脱落。

3. 原有鼓膜穿孔者,不宜自行处理,应速送医院由耳鼻喉科医生诊治。

家庭篇

本篇从家庭应急必备、居家安全、食物中毒、冬季一氧化碳中毒、酗酒所致的酒精中毒、狗咬伤应急处理常识到晕动病、烧烫伤、冷冻伤的预防进行了介绍。同时，本篇对生活中容易忽视的便血、血尿、鼻出血、头痛等症状可能提示的疾病做了简要阐述，让病者引起重视及时就医，以免延误病情。

现在由我来当家——家庭应急必备

走进急救现场

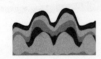

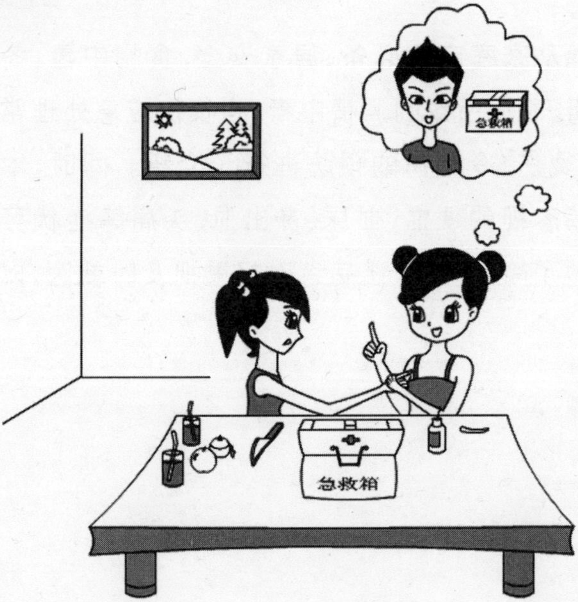

图 2-1

一个春风和煦的周五下午，媛媛爸妈都不在家，她便邀请她的好朋友佳佳到她家一起复习功课。为了招待自己的伙伴，媛媛亲自动手准备饮料和水果。在削水果的时候，一不小心在自己手指上划了一道深深的伤口，鲜血不停地从伤口流出，媛媛疼得眼泪直流。这时佳佳想起了爸爸曾经教自己的急救自救方法，她一边安慰媛媛别着急，一边迅速找来媛媛家的急救药箱。先仔细用碘伏消毒伤口，再用创可贴贴好。就这样，在佳佳的帮助下媛媛的伤口停止了出血，她们继续一块儿学习。如图 2-1 所示。

互动讨论

1. 如果自己在家里意外受伤，我们应该如何自救？
2. 家庭急救箱通常可以帮助我们解决哪些问题？
3. 如果经佳佳的止血措施效果不理想时，她们应该怎么办？
4. 发生紧急事件时，我们应该拨打哪些紧急求助电话？

知识加油站

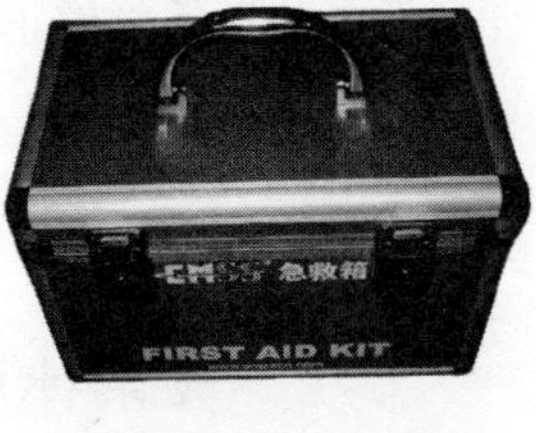

图 2-2

家庭急救箱（如图 2-2 所示）里通常可备有：①消毒棉签、消毒纱布、创可贴、绷带、碘伏、医用胶布，这些可用来消毒和包扎伤口；较深或者较大的伤口可先用消毒纱布和绷带包扎后再到医院做进一步处理。②医用镊子、医用剪刀、温度计等医用器具，医用镊子、医用剪刀可以在消毒和包扎伤口时用来钳夹消毒纱布和剪敷料，温度计可以帮助我们测量体温以了解是否发烧。③止痒清凉油、烫伤膏、止痛膏或止痛贴、抗生素软膏等外用药可用于涂搽受伤的部位。④止痛药、退烧药、助消化药、止泻药等内服药物，青少年需在医生或家长的指导下服用。⑤速效救心丸等针对家庭成员的具体疾病而准备的特殊药物，平时必须熟悉这类药物的外观和用法，以便紧急的时候挽救亲人的生命。

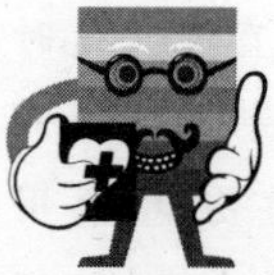

专家引路

青少年可从以下几方面来训练自己的家庭急救自救能力：

1. 即使我们生活在家人的关爱和保护之下，也难免会遇到一些紧急事件，例如：误食了有毒的食物、扭伤、烫伤、烧伤、被宠物咬伤、突然鼻出血等。所以，我们有必要了解这些随时可能发生的安全隐患，并且要学会在没有家人的帮助下，自己应该采取哪些措施来应对这些紧急情况。

2. 在日常生活中，青少年要在家人的帮助下熟悉家庭急救箱的存放位置、了解急救箱里面的东西及它们的用途和正确的使用方法；同时，还需意识到急救箱是在紧急的情况下使用的，而不是平时用来玩耍的。

3. 遇到紧急情况时，在第一时间采取合理应对措施的同时一定要将所发生的紧急事件及时通知家人，必要时及时拨打 120、110、119 等紧急求助电话寻求帮助。

4. 遇到紧急情况时，要树立信心，保持冷静，不要过分紧张，相信自己平时的训练能够正确应对这些突发事件。

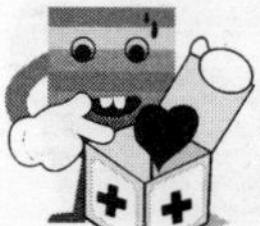

我来体验

和你的同伴们讨论在日常生活中我们可能会遇到哪些紧急情况；如果你家里还没有家庭急救药箱，要协助父母准备一个急救药箱以备不时之需；打开你家的急救药箱，试一试自己能不能正确说出急救药箱里所有物品的用途及正确的使用方法；看看自己是否还记得急救篇中介绍的如何正确拨打 120 急救电话请求救援。

小贴士

急救箱的维护：

家里有了急救箱，我们是否就可以高枕无忧了呢？答案当然是否定的，因为急救箱如果长期不使用或者不更新，里面的药品可能会过期、失效甚至转变成有毒物质。因此，在日常生活中我们至少应每隔三个月检查一次急救箱，及时补充用完的急救药品和物品，更换即将过期和已经过期的药品，如果发现急救箱中有些药品已经受潮、变色，也要及时更换。最好使用可以密封的急救箱，并将急救箱存放于干燥通风的地方。

误将鼠饵当花生米吃——家庭食物中毒自救

走进急救现场

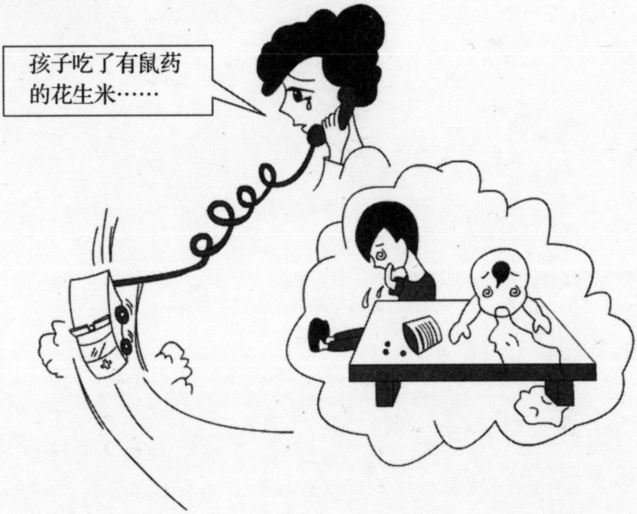

图 2-3

2011 年 8 月 25 日下午，河南省信阳市某县一农户家中，家长把一袋加了灭鼠药的花生放在客厅的茶几上，准备灭鼠用。孩子们在玩耍时发现了这袋花生米，2 个孩子兴高采烈地把一袋花生米吃得干干净净。半小时后家长回家发现 2 个孩子全躺倒在地上，并且均出现恶心、呕吐症状。经询问后才知道孩子们吃了茶几上的花生米。确定孩子们误食了灭鼠药后，父母紧急将 2 个孩子送往乡镇卫生院，经过洗胃、催吐等急救处理后，孩子们连夜被转送上级医院。值得庆幸的是，经过医生的全力抢救，这 2 个孩子最终脱离了生命危险。如图 2-3 所示。

互动讨论

1. 你或你的家庭成员曾经有过食物中毒的经历吗？
2. 你知道误食哪些食物会导致中毒吗？
3. 食物中毒后可能会有哪些症状？
4. 如果家里有人发生了食物中毒，你应该怎么办？

知识加油站

家庭食物中毒是指在日常生活中家庭成员进食了含有毒素的食物后出现以腹痛、恶心、呕吐等为主要表现的中毒性疾病。家庭食物中毒的特点有：①从误食有毒食物到发病之间的潜伏期短；②食用同一食物的家庭成员有相似的中毒症状；③症状多以腹痛、呕吐等为主要表现；④停止食用含毒素的食物后中毒人员的数量不再增加等。一般将食物中毒分为五大类：细菌性食物中毒、真菌毒素中毒、动物性食物中毒、植物性食物中毒和化学性食物中毒。食物中毒主要以预防为主，倘若发生了食物中毒，则应紧急处理，尽快将毒素排出体外以减少其吸收。

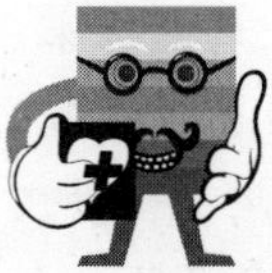

专家引路

1. 常见的家庭食物中毒：

①细菌性食物中毒：约占食物中毒的50%，但并不是吃了被细菌污染的食物就一定会发生细菌性食物中毒，细菌污染食物后，并在食物上大量生长繁殖或者产生大量致病毒素，人食用后才会出现食物中毒。因此，正确贮存食物、食用前充分加热食物是预防细菌性食物中毒的有效方法。

②真菌毒素中毒：真菌可以在谷物等食物中繁殖并产生大量真菌毒素，如长霉的花生、玉米、甘蔗，变黄和变灰的大米等，人食用了这类食物就可能发生真菌毒素中毒。

③动物性食物中毒：食用天然含有有毒物质的动物食品可引起动物性食物中毒。目前在我国发生的动物性食物中毒主要以河豚中毒常见，其次是鱼胆中毒，一些草鱼、鲢鱼等淡水鱼的鱼胆含有毒素，如果吃了没有煮熟的鱼胆就会发生中毒。

④植物性食物中毒：误食有毒植物或有毒的植物种子，或因烹调方法不当，没有把植物中的有毒成分充分去掉，就会引起植物性食物中毒。例如：食用了未腌好的咸菜，未煮熟的扁豆、蘑菇，发芽的马铃薯，腐烂的生姜，生豆浆，青番茄等。

⑤化学性食物中毒：指食用了含化学性毒物的食品所致的食物中毒。例如：儿童常常偷偷独自在小贩处购买零食，这些零食产自一些不正规厂家，可能含有禁止食用的食品添加剂，食用这类食品就可能出现化学性食物中毒。

2. 一旦发现家庭成员食物中毒后，我们应采取以下措施：

①如果家庭成员进食后出现恶心、呕吐、腹胀、腹痛、腹泻、发烧、头晕等症状，或在短期内一起进餐的多名家庭成员出现相同症状，则应首先怀疑食物中毒。

②立即停止食用可疑有毒食物，暂时禁止进食任何食物和水；保留可疑有毒食物、呕吐物、尿液、大便，以备相关部门检验。

③催吐：在进食后 1～2 小时内有毒食物大多存留在胃内，此时可以用催吐的方法将其尽量排出，最简单的方法就是用手指刺激咽喉引发呕吐反射。

④经上述处理后应及时将中毒者送往附近的医院治疗，切勿舍近求远，以免延误抢救。

⑤如果可疑有毒食品可能会被很多人食用时，则应尽快向有关部门报告，并提供相关线索，以免更多的人发生食物中毒。

3. 如何预防家庭食物中毒：

①购买蔬菜、瓜果、肉时要注意是否新鲜清洁；应购买经工商管理部门检验合格的食物，不吃过期的食品。

②暂时不吃的肉菜，经及时加工后存放入冰箱；生菜、熟食要用容器分开储存；蔬菜、水果、米面等要妥善保存，防止腐烂、发霉、变质，严防苍蝇、老鼠、蟑螂等污染食品；要妥善保管消毒剂、灭鼠药等有毒、有害物品，远离食品存放处，以防止误食误用。

③锅、碗、瓢、盆、碟、筷、勺等使用前应煮沸消毒后再使用；定期清洗冰箱、冰柜、微波炉、消毒碗柜等。

④饭菜使用前一定要充分加热煮熟；生熟食的切菜板、盛放容器应分开；隔夜食物及豆类食品应加热煮熟后食用；刚买回的蔬菜应充分浸泡，再反复清洗三遍后，方可烹调食用；凡发现有发霉、腐烂、变质等食品，均不予食用。

⑤严格做到吃饭前后、大小便前后洗手。

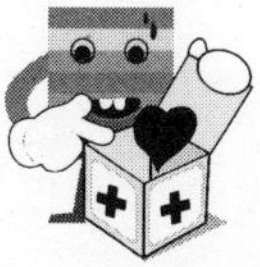

我来体验

上网了解哪些食物可能会导致食物中毒；和你的同学们交流看看他们的家人有没有过食物中毒的经历；将我们教给你的关于预防家庭食物中毒的方法介绍给你的家人；上网查资料看看食物中毒会导致哪些严重后果。

小贴士

不新鲜的蔬菜、过夜的熟菜、未腌熟的咸菜富含亚硝酸盐。人们食用这些食物后，就可能会出现亚硝酸盐中毒。其主要表现有：进食后数十分钟到3小时内出现皮肤、嘴唇、指甲的青紫，头晕、头痛、恶心、呕吐、腹痛、腹泻、心率加快、烦躁，严重者可出现昏迷、抽搐甚至死亡。日常生活中可以通过避免进食不新鲜的蔬菜和隔夜菜、少吃咸菜等方法来预防亚硝酸盐中毒。但一旦发生亚硝酸盐中毒情况，则首先应催吐，同时应尽快前往附近医院救治。

喜剧瞬间转悲剧——酒精中毒的急救

走进急救现场

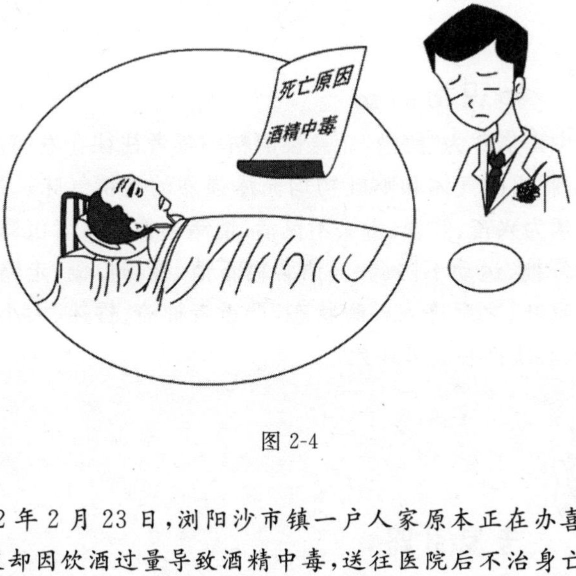

图 2-4

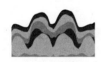

2012 年 2 月 23 日，浏阳沙市镇一户人家原本正在办喜事，可男方的岳父却因饮酒过量导致酒精中毒，送往医院后不治身亡，原本喜庆的气氛瞬间被悲伤所取代。事后才从当事人了解到，男方在外地工作，去年在东北娶妻生子，尚未在老家办过喜酒，本打算来次“双喜临门”。岳父 17 日已从吉林赶过来，可能由于水土不服的缘故，刚在浏阳得了感冒，然而浏阳人待人热情，岳父就连着喝了几天酒。23

日中午，喝完喜酒后，岳父就回房间休息去了，可下午两三点去叫他时，喊了许久都未叫醒他，亲戚们这才意识到可能出了问题，赶紧把人送到了当地卫生所，令人遗憾的是未能挽回生命。后来笔者从浏阳沙市派出所了解到，死者的死因主要是饮酒过量以致酒精中毒。如图 2-4 所示。

互动讨论

1. 酒精中毒后可能会有哪些表现？
2. 酒精中毒会导致哪些严重后果？
3. 家庭成员发生酒精中毒后应该采取哪些抢救措施？

知识加油站

酒精中毒俗称为“醉酒”。急性酒精中毒者往往在发病前曾有大量饮酒史，呼出的气体和呕吐物均充斥强烈的酒精气味。醉酒者可以首先表现为兴奋、健谈、舌头不灵活、情绪不稳定或者沉默，接着可出现行动笨拙、运动不协调、言语含糊不清、视物模糊、走路不稳、恶心、困倦、呕吐，之后进入昏睡状态，严重者抽搐、昏迷、大小便失禁，甚至呼吸、心跳抑制而最终死亡。

专家引路

生活中，亲朋好友欢聚，难免举杯相庆。若大家无所顾忌，开怀畅饮，则很可能酩酊大醉，发生急性酒精中毒。所以，每位家庭成员应高度重视上述问题，饮酒时要尽量减少酒精摄入量，饮酒后如若有醉酒者，应严密观察醉酒者的情况，当发现醉酒者呼之不应或剧烈呕吐不止时，需谨慎处理，要及时送往医院救治，以免延误最佳治疗时机。

1. 根据醉酒者的表现，可将急性酒精中毒分为三个阶段：

(1)兴奋期：表现为眼部充血，头晕，颜色潮红，言语增多，有欢快感，自控力降低。

(2)共济失调期：表现为动作不协调，步态不稳，身体失去平衡。

(3)昏睡期：表现为沉睡不醒，面色苍白，口唇微微发紫，皮肤湿冷，甚至陷入深昏迷，以至呼吸麻痹而死亡。

2. 酒精中毒的家庭急救方法：

(1)对于轻度酒精中毒者，首先要制止其继续饮酒以避免醉酒进一步加重。

(2)将醉酒者平卧，并将其头偏向一侧，以防呕吐物误吸而引起吸入性肺炎甚至窒息；注意为醉酒者保暖，另外饮用浓茶或咖啡、果汁、绿豆汤或者生吃梨子、西瓜、橘子之类的水果都有助于解酒。

(3)迅速催吐，应用筷子或勺子压舌根部，使其呕吐，以减少酒精的吸收。

(4)当醉酒者出现剧烈呕吐不止，甚者呕吐物中有血液时，则需警惕“贲门撕裂”或“溃疡出血”，应速送医院救治。

(5)当醉酒者卧床休息后，也要严密观察醉酒者的一些基本体征，如果发现有呼吸减慢、脉搏加快、烦躁不安、皮肤湿冷等现象，则要速送医院救治。

(6)特别提醒的是：如果醉酒者呼之不应，也应立即送医院救治。

3. 生活中如何防止酒精中毒：

(1)开展有关酗酒危害健康的宣传教育，提倡加强日常文娱体育活动。

(2)平日做到“适度饮酒”，切勿养成以酒来解除烦愁、沮丧、寂寞和工作压力等不良习惯。

(3)切不可“以酒当饭”，饮酒不应打乱正常的饮食规律，以免造成营养不良。

(4)日常聚会时，切忌相互劝酒，适可而已，避免饮酒过量；饮酒时尽量选择酒精含量比较低的酒或用不含酒精的饮料来代替。

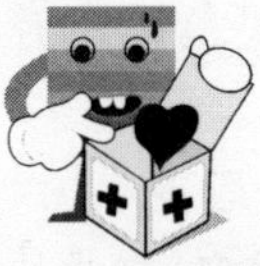

我来体验

同学间讨论有关过量饮酒的危害；组织一次主题为“无酒校园”的演讲比赛；网上了解酒精对人体有哪些害处；家庭聚会时要告知爸爸妈妈健康饮酒方式，以免有伤身体；将我们教给你的这些有关酒精中毒的急救方法介绍给你的家人和朋友。

小贴士

酒精是一种神经物质，饮酒过量不但导致躯体、心理、社会等多方面损害，特别是对消化系统和神经系统损害更加明显。酒精中毒时可导致肝硬化、胃肠道疾病、胰腺炎、营养不良等多种疾病。一次相对大量饮酒即可导致精神反应异常，长期大量饮酒，则会引起脑功能减退及各种精神障碍，更甚者可出现不可逆的病理改变。随着与饮酒有关的刑事犯罪、交通事故等的发生率与日俱增，目前，酗酒已引起了全社会的高度关注。

嘴唇为什么会是樱桃红色——一氧化碳中毒急救

走进急救现场

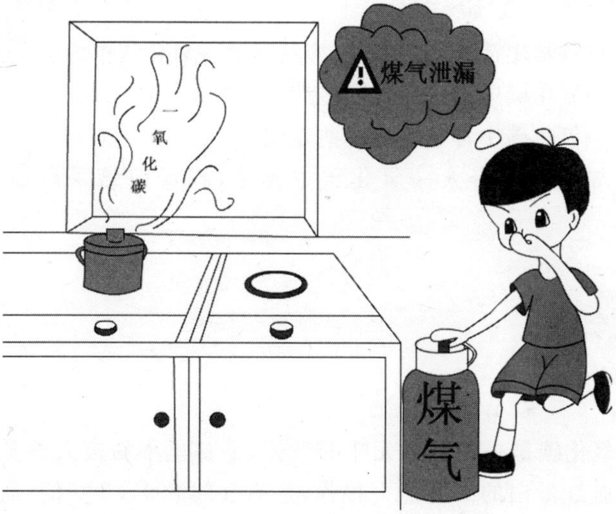

图 2-5

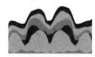

小明是一位初中二年级的学生，平日里他既聪明懂事又孝顺爷爷奶奶。和往常一样，周三下午放学后，小明又去探望单独居住在离学校不远的爷爷奶奶。那天，天气特别冷，小明放学后就奔向爷爷奶奶家，想着奶奶为他准备的热腾腾的饭菜就馋。可是，小明今天感到非常的奇怪，叮铃铃，叮铃铃……按了很久门铃，爷爷奶奶却一直没有来开门，他赶快从包里翻出那把奶奶以前给他准备的钥匙打开门，在开门的一瞬间，一股浓烈刺鼻的煤气味扑面而来，一个念头立马在小明脑袋里闪过，爷爷奶奶可能是煤气中毒了，这可咋办，这时他想到老师讲过煤气中毒的抢救方法，他立即打开门窗，跑进厨房关掉煤气阀。紧接着他跑到卧室，发现爷爷奶奶昏睡在床上，面色通红，嘴唇红得像熟透的樱桃一样，小明立马解开他们的衣领，紧接着拨打了120 急救电话。在医生全力抢救下将爷爷奶奶从死神的手中夺了回来。后来才知道，那天中午奶奶煮完饭后忘了将煤气阀关紧，导致他们午睡时一氧化碳中毒。如图 2-5 所示。

互动讨论

1. 在日常生活中，哪些情况容易导致一氧化碳中毒？

2. 一氧化碳中毒会造成哪些严重后果？

3. 一氧化碳中毒者常有哪些表现？

4. 如果发现有人一氧化碳中毒了，现场应该采取哪些抢救措施？

知识加油站

一氧化碳是一种无色无味的气体，平日里不易被人察觉。一氧化碳和血红蛋白的结合能力很强，是氧气的 200～300 倍，而且结合以后很难分离，当吸入一定量的一氧化碳后，它与氧气争夺血红蛋白的机会，使氧气无法与血红蛋白结合，最终导致人体缺氧，进而引起中毒反应。一氧化碳中毒是较常见的生活中毒，多发生在冬季或寒冷天气取暖，或者煮饭后忘了关煤气阀而房间又密闭不透、烟囱安装不合理等情况下，导致空气不流通，一氧化碳浓度较大以致中毒。一氧化碳中毒轻者表现为头晕、头痛、心慌、胸闷、恶心、呕吐；中度表现为口唇樱桃红色、面色发红、烦躁、多汗、逐渐昏迷；严重者表现为神志不清、呼之不应、呼吸微弱、四肢发冷、身体僵硬或者瘫软、甚至死亡。所以，我们在日常生活中应提高警惕，预防一氧化碳中毒。

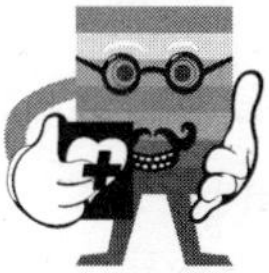

专家引路

1.常见的一氧化碳中毒的原因有：

(1)冬季取暖，门窗紧闭，又无通风措施或通风较差。

(2)疏忽大意，致使煤气大量溢出。

(3)烟囱安装不合理，排气口正对风口，使煤烟倒流。

(4)城区居民使用管道煤气，其一氧化碳含量为25％～30％。如果发生管道漏气、开关不紧，或煮饭后火焰被扑灭后均可发生煤气大量溢出的情况，以造成中毒。

(5)使用燃气热水器，并且浴室内通风不良，洗浴时间过长也能致一氧化碳中毒。

(6)冬季在车库内发动汽车或者开动车内空调，车窗密闭后在车内睡眠，都可能引起一氧化碳中毒。

2.如何识别急性一氧化碳中毒：

(1)轻度中毒：在可能产生大量一氧化碳的环境中，有头晕、头痛、耳鸣、眼花、恶心、呕吐、心慌、全身乏力等表现时，应高度警觉是煤气中毒，应及时开窗通风，吸入新鲜空气，症状可很快减轻、消失。

(2)中度中毒：除上述症状外，还可出现多汗、烦躁、皮肤苍白、走路不稳、意识模糊、嗜睡、困倦乏力等症状。此时应及时识别，并采取有效措施。

(3)重度中毒：意外情况下，特别是在夜间睡眠中引起中毒，此时中毒者大多较重，当发现时已神志不清，全身抽动，牙关紧闭，呼吸脉搏增快，大小便失禁，体温可能上升，面色口唇呈现樱红色。

(4)极度危重者：此时病情较危重，可表现为持续深度昏迷，脉搏细弱，呼吸不规则，也可出现高热，此时生命垂危，死亡率很高。即使中毒者侥幸逃过一劫，也很可能遗留下严重的后遗症，如痴呆、瘫痪，进而丧失工作、生活能力等。

3. 一氧化碳中毒的现场急救原则

(1)尽快将中毒者搬离出中毒环境，能够呼吸新鲜的空气，并立即打开门窗使空气流通；千万谨记：此时不可打开电器开关或者使用明火，以避免发生爆炸或火灾事故。

(2)给予中毒者心理安慰，宽慰其不要过分紧张，并使其安静休息，避免活动，以免加重心脏和肺脏的负担及增加自身耗氧量。

(3)有自主呼吸能力且有吸氧条件者，要充分让中毒者吸入氧气，如高压吸氧。

(4)如中毒者出现神志不清的，必须尽快离开中毒环境，观察判断中毒者的呼吸、脉搏异常情况等，根据具体情况采取相应的措施。

(5)如果发现中毒者呼吸心跳已经停止搏动，应立即按照急救篇中介绍的“现场心肺复苏”方法进行抢救。

(6)如果中毒者病情稳定，可先将其护送到医院做进一步检查和治疗；有条件者争取尽早进行高压氧舱治疗，以减少神经系统的后遗症。

(7)如果中毒者病情较重，则立即拨打120急救电话请求救援。

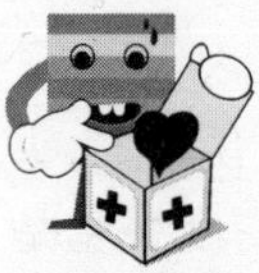

我来体验

上网了解看看还有哪些关于一氧化碳对身体的危害及中毒后可导致的严重后果；将上述的一氧化碳中毒的现场急救方法介绍给你的朋友及家人；和同学们讨论如何在生活中安全地使用煤气和有效地预防一氧化碳中毒。

小贴士

一氧化碳为无色无味气体，比空气轻，易于燃烧，燃烧时为蓝色火焰。如果空气中的一氧化碳含量达到0.04%～0.06%时即可使人中毒。当空气中含量达12.5%时，还可能产生爆炸。一氧化碳毒性很强，能够很快进入血流红细胞中，并与红细胞中的血红蛋白紧密结合，取代正常情况下氧气与血红蛋白结合成的氧合血红蛋白，使其形成碳氧血红蛋白，使血红蛋白失去输送氧气的功能。一氧化碳与血红蛋白结合能力是氧与血红蛋白的结合力的200～300倍。一氧化碳中毒后人体血液携氧能力大大降低，不能及时供给全身组织器官充分的氧气。大脑是最需要氧气的器官之一，一旦中毒后可断绝氧气供应，患者就很快陷入昏迷，甚至危及生命。

主人反被狗咬伤——狗咬伤急救

走进急救现场

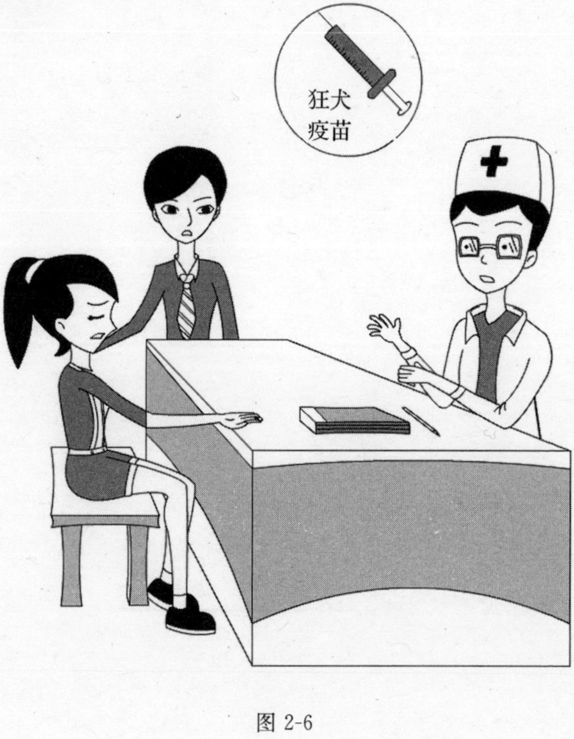

图 2-6

欢欢家养了只可爱的小泰迪犬，这小家伙长得像个肉球，聪明顽皮、爱亲近人，全家人都很喜欢。欢欢每天放学回家后都要和小狗一起玩耍。但有一天小泰迪生病了，欢欢放学回家照常去逗小泰迪玩儿。小泰迪一反平时的乖巧听话，一口咬在欢欢的手指上。欢欢吓得摔倒在地上大哭起来，闻讯而来的爸爸赶快用凉水帮欢欢冲洗伤口，待伤口不再出血后，爸爸拿出急救药箱里的碘伏帮欢欢消毒，并简单包扎后，抱着欢欢去附近的医院注射了狂犬病疫苗。如图 2-6 所示。

互动讨论

1. 欢欢的爸爸处理狗咬伤的方法正确吗？
2. 被宠物狗咬伤后常可能发生哪些危险？
3. 如果有人被流浪狗咬伤了，我们应该如何进行急救？
4. 生活中我们应采取哪些措施避免被狗咬伤？

知识加油站

随着社会的发展、人们生活水平的提高，饲养宠物也就趋于流行了。狗是人们喜欢养的宠物之一，但如果不小心被狗咬伤后，应高度警惕，不仅现场要采取正确的应对措施，事后务必要到医院去做清创处理并注射狂犬疫苗，这是由于狗的唾液中不仅有普通的致病微生物，还有狂犬病病毒，这些病毒可沿咬伤或抓伤的创口侵入神经系统到大脑内繁殖，从而引起神经系统症状等一系列狂犬病反应。所以，在生活中，我们应该保持对家养宠物一定的警惕，以免家庭成员被咬，这也是避免狂犬病的根本措施，如图 2-7 所示。

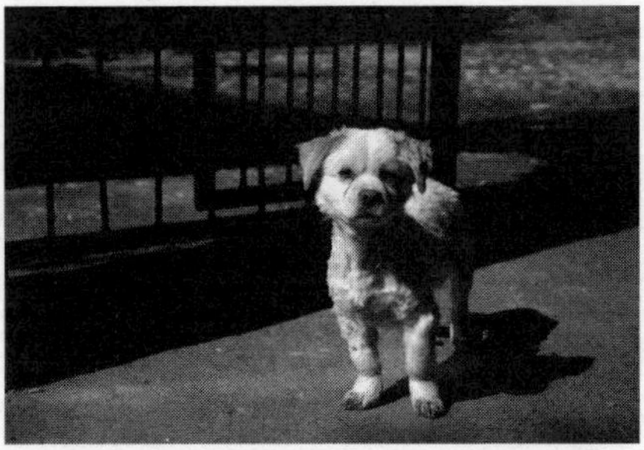

图 2-7

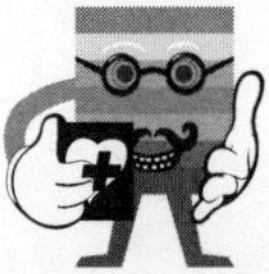

专家引路

1. 发现有人被狗咬伤后应按照以下步骤进行急救：

(1)如发生四肢被咬伤，应用止血带或毛巾、布条、布带等在伤口的上端 4～6 厘米处扎紧，以防止病毒扩散。

(2)当被狗咬伤后，即使是再小的伤口，也有感染狂犬病的风险，同时也会有感染破伤风的可能，伤口易化脓，所以应立即用流动的清水彻底清洗伤口 20～30 分钟，冲洗时彻底敞开伤口冲洗。

(3)冲洗之后要用干净的纱布将伤口包扎，然后速去医院由医生进行伤口清创处理，并注射狂犬病疫苗及破伤风抗毒素针。

2. 狗是人类最忠实的朋友，如果能够管理好自家的宠物狗，并对狗咬伤高度重视，家养宠物狗就会相对比较安全，并且也会给我们的生活带来很多的乐趣。

(1)外出时应用犬带系着宠物，这样可以防止爱犬受到惊吓后失控咬人。

(2)当家养宠物狗正处于发情期或哺乳期时，它的情绪很不稳定，容易被惹怒并伤人，所以这个时期要少带它出门；看到哺乳期的狗，也不要去招惹它。

(3)如果没有与狗交往的经历，平时比较怕狗，当在路上遇到陌生的狗时，不要对着它大喊大叫。

（4）万一在路上遇到尾随自己的陌生狗，冷静下来，不要慌张，不要拔腿就跑，应该马上蹲下，做一个捡石头的动作，一般狗都很怕被人扔石头，这一招有时候很有效。

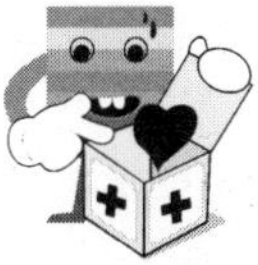

我来体验

上网看看还有哪些有关被狗咬伤后的风险，以及得了狂犬病防治的案例，并从中吸取教训；和你的同伴们交流，学习他们还知道的预防狗咬伤的办法，最后可将你的正确方法介绍给他们；在班里组织一次关于“我们应该如何安全饲养宠物”的班会。

小贴士

狂犬的特点：

狂犬前期的行为改变特点通常狗的主人最易察觉。如平时与你亲近的狗突然变得退缩、躲藏，有的甚至跑去很远的地方，反而平时不和人亲热的狗却变得十分亲近，喜欢舔人的手和身体。这时狗的唾液中可能已含有病毒，因此有接触传染的危险，还有病犬也可能会乱咬泥土、破布等，有时甚至会呆立或望空扑咬，遇到刺激时常惊恐万分。进入兴奋期后，病犬极不安定，稍微遇到刺激就会出现全身震颤或流涎，紧紧将尾巴夹在两后腿间，眼发红，低头乱奔，乱叫狂咬，颈项僵直或转动不灵活等症状，这时的病犬可能容易攻击人或者其他动物。进入麻痹期后，狗主要表现为披毛散乱，行动摇摆，张口伸舌，最后出现躯干、四肢麻痹等症状，最终可死于呼吸中枢麻痹或心力衰竭。所以，一旦发现病犬应立即打死并焚烧深埋，切不可剥皮吃肉。

妮妮为什么浑身水泡——烧烫伤的急救措施

走进急救现场

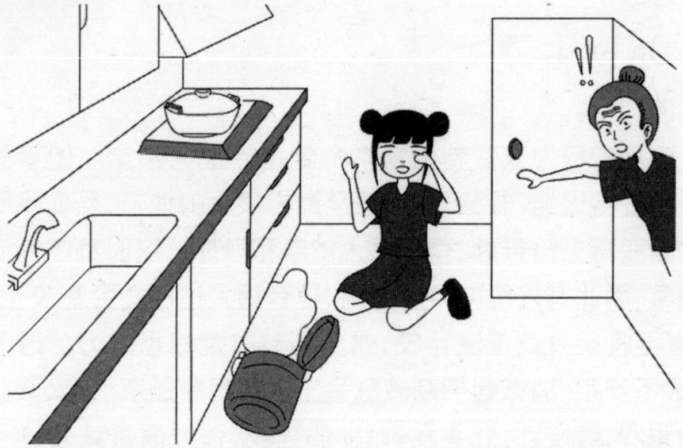

图 2-8

2012 年 6 月的一个中午，小妮妮的奶奶用电饭煲给她熬粥。奶奶去阳台收衣服后，电饭煲发出的“噗噗”的声响吸引妮妮来到了厨房，她走到电饭煲旁，看见正在冒“白烟”，就伸出小手去抓白烟，结果电饭煲一下子从橱柜上打翻下来，滚烫的热粥溅到小妮妮的身上。妮妮随即“哇”地痛哭起来，奶奶闻声迅速赶来，急忙脱掉妮妮身上的衣服并用自来水小心冲洗烫伤的地方，冷水冲了大约 10 分钟后，奶奶赶紧把妮妮送到附近的医院救治。医生检查后说：“妮妮有 25%的体表面积发生了Ⅱ度烧伤，需马上住院治疗”。如图 2-8 所示。

互动讨论

1. 日常生活中烧伤或烫伤常发生在哪些情境中？
2. 局部皮肤被烧伤或烫伤后可有哪些表现？
3. 如果家庭成员被烧伤或烫伤后应该如何进行现场急救？
4. 日常生活中我们应该如何预防烧伤或烫伤？

知识加油站

烧伤和烫伤大都由火焰、热油、沸水、电流或化学物质（强酸、强碱）等物质引起。日常生活中最常见的是火焰烧伤和热水、热油烫伤。烧伤和烫伤最先损伤的是皮肤，轻者皮肤发红肿胀，起水泡，伴有疼痛；重者皮肤烧焦，血管、神经、肌腱等甚至出现受损，呼吸道也可能会烧伤。烧伤和烫伤引起的伤处皮肤大量液体渗出、剧烈疼痛等因素可导致休克，晚期还可出现感染、败血症等危及病人生命。生活中，烧伤和烫伤比较常见，倘若我们能够及时正确地采取急救措施，就可以减轻病人的损伤和疼痛，这对其恢复也至关重要。

专家引路

1. 烧伤、烫伤按照损伤程度的不同可分为以下三种情况，如图 2-9所示：

（1）Ⅰ度烧烫伤：以局部红、肿、热、痛为主要表现，伴有敏感，皮肤表面干燥无水泡，无破损。

（2）Ⅱ度烧烫伤：疼痛剧烈，感觉高敏感性，有大小不等的水泡，

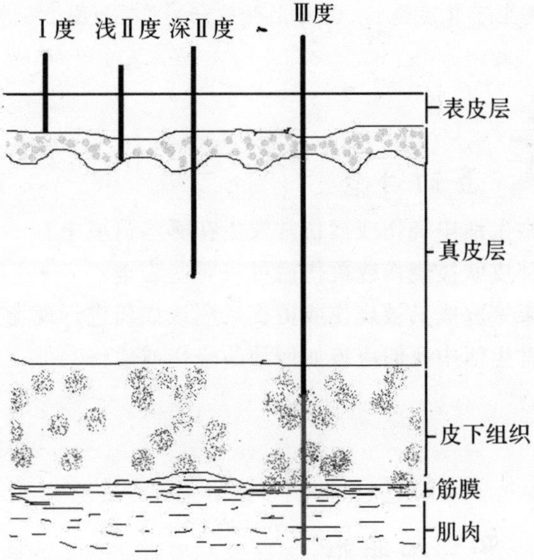

图 2-9

水泡皮脱落后，见创面均匀发红且水肿明显；严重者出现感觉迟钝，有或没有水泡，此时水泡基底苍白，间有红色斑点，创面潮湿，拔毛时疼痛明显。

(3)Ⅲ度烧烫：表现为皮肤痛觉消失，皮肤弹性消失，干燥，无水泡，呈灰或红褐色，如皮革状、焦黄或炭化；拔毛无疼痛感。

2. 发现有人烧烫伤时，应按照以下几个方面进行现场急救。

(1)离：迅速脱离现场，但不能带火奔跑以防加重呼吸道烧伤，发生吸入性损伤或窒息时，正确做法是带火者应迅速卧倒，就地慢慢打滚或用水灭火，也可用毯子、棉被、大衣等迅速覆盖着火处。

(2)脱：应尽快脱去着火或者沸液浸渍的衣物，特别是化纤材质的衣服；若贴身衣物与烧烫伤处粘在一起不易分离时，此时切勿强行撕脱，以免局部表皮剥脱，可小心用剪刀将衣物剪开；烧烫伤处的手表、戒指也应一起摘掉。

(3)冷：烧烫伤后及应时行冷疗，这样既可防止热力继续作用使损伤加深，同时也可减轻疼痛、减少渗出、也利于消肿。方法是将烧烫伤创面用清洁自来水淋洗，或浸入 15～20 摄氏度的冷水中，热天可在水中加冰块，或者用冷（冰）水浸湿的毛巾等敷于创面。冷疗的时间并无明确限制，一般以冷疗之后不再有剧烈疼痛感为止。烧烫伤后，伤处已失去表皮的保护作用，因此，万万不可直接冰敷，以免冻伤。

（4）盖：尽量不要刺破创面的水泡，应用清洁干净的布条、纱布等包住受伤部位。切不可在创面涂抹麻油、牙膏、肥皂、草灰等，因为涂抹药膏会让热力包覆在皮肤上继续作用；同时也不可外涂某些有色药物，如紫药水、经汞等，以免影响医护人员对病情的判断和处理。

（5）喝：烧烫伤较严重者大多体液较多，如果病人感觉口渴严重，而不能及时前往医院时，可先适量饮用淡盐水，有利于预防休克。

（6）送：除小面积的浅度烧烫伤可自行处理外，其他情况最好及时送往就近医院进一步处理伤口，以免自行处理不当增加创面感染机会；如果烧烫伤面积大、病人已昏迷时，应立即拨打 120 急救电话请求救助；如果烧烫伤者出现呼吸心跳停止时，应尽快进行现场心肺复苏，并立即拨打 120 急救电话。

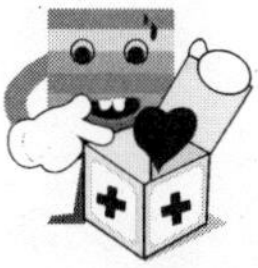

我来体验

上网看看还有哪些关于烧伤或烫伤的事件，并从中吸取教训；和你的同伴交流，看看他们是否有过烫伤或烧伤的经历，他们当时的处理方法对不对；将这些烧烫伤和烧烫伤的现场急救方法介绍给你的朋友和家人。

小贴士

烧烫伤主要发生于 1～4 岁学龄儿童中。在城市，超过 90％的烧烫伤是由于开水、热水、热汤和其他热液体所致。以下情况易发生烧烫伤，需要我们特别注意并做好预防：

1. 小孩子用打火机或火柴取火玩耍、不正确点燃炉灶引起烧烫伤，甚至可引发火灾。

2. 小孩子拉扯桌布，将盛有热水、热汤的锅和杯子翻倒引起烫伤；进入厨房，不小心碰倒放在低处的热锅。因此，一定要注意热容器的摆放位置，反复教育孩子玩耍时远离此处。

3. 洗澡时，大人先在澡盆或浴缸内倒了热水，却又忘记提醒小孩子注意，大人离开后，小孩子进入澡盆里。因此，应先放冷水，再倒热水调节至适温，严防烫伤。

4. 严寒的冬季为了保暖防寒，被温度过高的热水袋、暖宝宝等保暖品烫伤。

高温天气防暑战——中暑的应急方法

走进急救现场

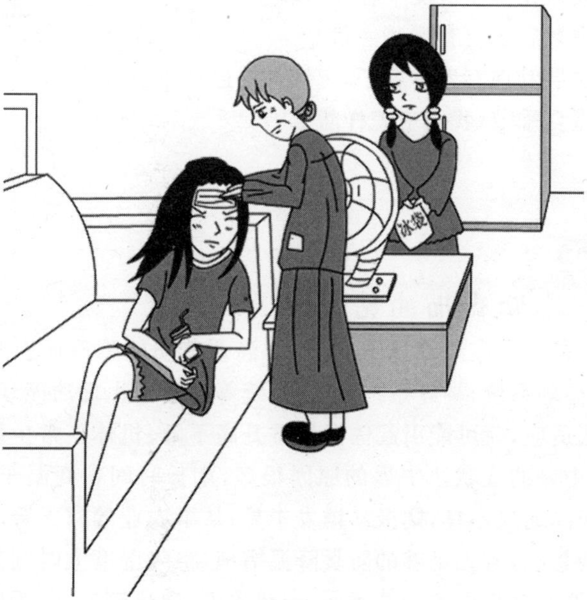

图 2-10

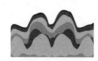

暑假的一天，媛媛和几个同学代表全班去看望孤寡老人李奶奶。

大家用全班同学筹的钱为老人买了水果及其他生活用品，来到李奶奶家，李奶奶的房子既小又没有空调，房间里弥漫着一股热气。同学们无暇顾及盛夏的闷热，分工合作忙起来，一些人陪奶奶说话、帮奶奶捶背，一些人帮奶奶打扫房间，一些人为奶奶洗衣服……李奶奶安静的小屋顿时热闹起来。正当大家忙活得起劲的时候，媛媛突然扶着椅子蹲了下去，她满脸通红、满头大汗，一直说头晕、心慌、想吐。这时，李奶奶说媛媛可能是中暑了。其他同学们急忙买来冷饮，并用冰袋、冷毛巾等为媛媛敷额头，用电扇为媛媛降温，半小时后，媛媛情况渐渐好转。如图 2-10 所示。

互动讨论

1. 人体在哪些情况下容易中暑？
2. 中暑后常会有哪些症状？
3. 如果发现有人中暑了，应该怎样进行急救？
4. 盛夏季节，我们应怎样防暑？

知识加油站

中暑是指在高温环境下，机体体温调节功能障碍而引起水电解质代谢、循环系统、神经系统、泌尿系统等一系列生理功能紊乱，一旦机体无法适应，就可能引起体温异常升高不降、机体正常生理功能损害，出现中暑的症状。中暑的原因很多，如长时间在高温车间作业，再加上车间通风不良，则极易诱发中暑；从事农业等露天劳动作业时烈日直接暴晒，若无足够的防暑降温措施，空气湿度大时则易发生中暑；在人群拥挤集中的公共场所，产热集中，散热较差；除了以上这些外，工作强度过大、时间过长、精神过度紧张、睡眠不足、劳累过度均是中暑的常见诱因。

专家引路

1.中暑按病情轻重可分成以下几类。

(1)先兆中暑:在高温环境下,中暑者出现全身乏力、头晕、眼花、耳鸣、注意力不集中、四肢发麻、恶心、胸闷、心慌、口渴、大量出汗、体温正常或升高,一般不超过37.5摄氏度。这些是先兆中暑的症状,如果能及时采取措施,如及时离开高温环境,多能阻止中暑的加重。

(2)轻度中暑:除先兆中暑的症状外,还伴有面色潮红或苍白、皮肤热或湿冷、恶心、呕吐、气促、脉搏细弱、心跳加快、体温在38.5摄氏度以上。

(3)重度中暑:除先兆中暑、轻度中暑的特点外,还可有昏迷、肌肉抽搐、高热等表现。

2.如果发现有人中暑应及时采取以下措施,以免加重中暑,严重者应速送就近医院救治。

(1)立即将中暑者移到阴凉通风、干燥处,如走廊、树阴下。

(2)帮助中暑者平躺,解开其衣领,松开或脱去其外套,用冷(冰)毛巾冷敷其头部、腋下以及腹股沟等处,条件允许时可用冷水擦拭中暑者全身,同时,可用扇子、电扇、空调等辅助散热效果更好。

(3)对于意识尚清醒或经过降温后清醒的中暑者可适量饮用淡盐水、绿豆汤或其他的冷饮解暑。

(4)一旦中暑者出现昏迷、全身肌肉抽搐、高热重度中暑的症状,应立即帮助病人平卧,头偏向一侧,同时及时拨打120急救电话请求救援。

3.盛夏高温暑热天气时,可采取以下措施来预防中暑:

(1)盛夏时节做好防暑降温工作,教室应开窗通风,设遮阳窗帘,地面要常洒水等;合理安排作息时间,最好不要在炎热的中午或烈日下过多活动;做好个人防护工作,戴遮阳帽、太阳镜,打遮阳伞,如图2-11所示。

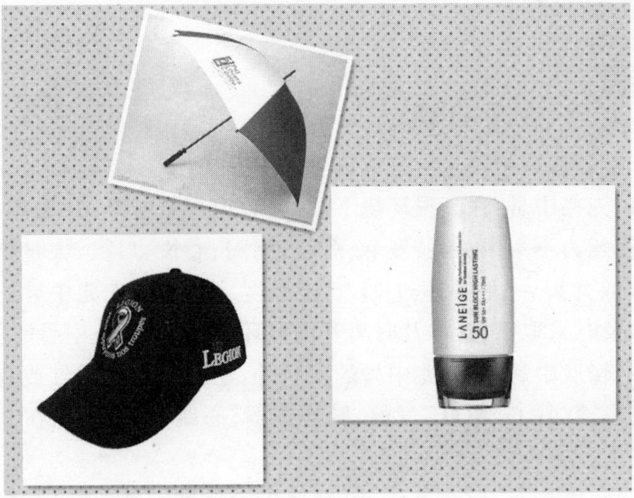

图 2-11

(2)进入高温作业车间或热环境前先要进行适度的热适应锻炼，以免人体无法马上适应热环境而引发中暑。

(3)少量多次补充含盐的清凉饮料和多吃营养丰富、清淡饮食；有头痛、心慌等表现时应立即到通风阴凉处休息、补充水分；多吃生菜、冬瓜、黄瓜、西红柿、西瓜等含水量较高的时令蔬菜和水果。

(4)老年人、慢性疾病患者和孕妇等较易中暑，且中暑后果严重的人群，更应重视夏季防暑降温保健工作。

(5)从事有关高温作业应注意：工农业生产高温作业环境中应加强通风、降温、防暑措施，合理调配夏季作业时间，减轻劳动轻度，避免过度疲劳；高温作业相关人员应多吃富含蛋白质和维生素 B、C 的饮食；应充分补充水分和盐分；在高温场所作业时要穿传热慢和通透性强的高温工作服，应穿浅色或素色的服装，戴宽边帽，随身带防暑药物。

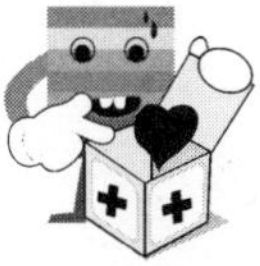

我来体验

和你的同伴们交流，看看他们在盛夏季节是如何进行防暑的；上网了解看看高温对人体还有哪些危害；夏季高温天气来临时要将这些防暑措施和中暑时的现场急救方法介绍给你的家人和朋友。

小贴士

生理学家认为，30 摄氏度是人体感觉的最佳环境温度，同时也是最接近人体皮肤的温度；33 摄氏度：在此温度下工作 2～3 小时，人体的“空调”——汗腺会开始启动，通过微出汗散发蓄积的热量或体温；35 摄氏度：此时机体浅静脉扩张，皮肤冒汗，心跳加速，血液循环加快，对于个别年老体弱、散热较差者，需配合局部降温措施或室内空调辅助降温；36 摄氏度：一级警报，在这个温度下，机体通过汗水蒸发散热进行“自我冷却”，此时机体大量排出汗液和维生素及钠等矿物质，血容量也相应减少，这时，应及时适量补充含盐、维生素及矿物质的清凉饮料，以防止体内电解质失衡，同时还应采取其他降温措施；38 摄氏度：二级警报，人体仅汗腺排汗已难以保证正常体温，此时机体调动肺部，通过急促“喘气”来呼出热量，就连心脏也要加快做功速度，能输出比平时多 60%的血液至体表参与散热过程。此时，降温措施绝不可有丝毫松懈；39 摄氏度：三级警报，汗腺拼命地工作，此时容易遭受心脏病猝发之危险；40 摄氏度：四级警报，高温已让人头晕眼花，此时，人必须立即到阴凉地方休息，或借助冰袋等辅助降温，有不适者需即刻送往就近医院救治；41 摄氏度：应特别谨慎小心，人体排汗、呼吸、血液循环等一切能参与降温的器官，在开足马力后此时已接近强弩之末，这对体弱多病的慢性病患者和老年人来说，是一个“休克温度”，所以一定要特别重视。

暴风雪中的小姐妹——抢救冻伤儿童

走进急救现场

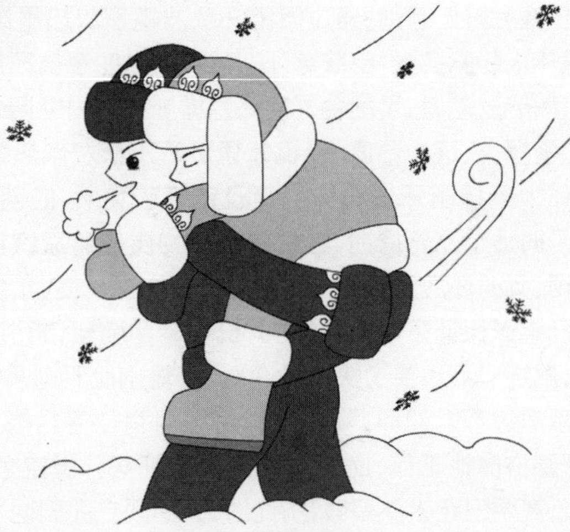

图 2-12

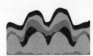

1964 年 2 月 9 日，正值春节前夕，也是塞北草原最为寒冷的季节。11 岁的龙梅和 9 岁的玉荣在草原上放牧。到了中午时分，天空突然变暗，一场罕见的暴风雪向草原袭来。气温骤然降至零下 37 摄氏度，羊群惊恐四散，为了保卫集体的财产，龙梅和玉荣不顾严寒跟着羊群不停地奔跑。第二天早上，雪已经积了一尺深，耗尽体力的玉荣倒在了雪地里，龙梅把玉荣拖到一处避风的大石头旁。后来，牧民发现了龙梅和羊群。他们把龙梅带到车站，车站工人根据当地人救治冻伤的经验，立即端来一盘雪往龙梅脸上和腿上搓。稍稍缓过神的龙梅告诉他们妹妹还在雪地里，工人们赶紧分头去找，终于在雪堆里找到了已经失去知觉的玉荣。最后姐妹俩得救了。但由于冻伤严重，龙梅失去了左脚脚趾，玉荣双下肢膝关节以下做了截肢手术，但她们放的 384 只羊只有 3 只被冻死，其余安然无恙。后来人们发现为了保护公社的羊群，他们两姐妹竟然跑了 70 多千米，龙梅和玉荣被命名为“草原英雄小姐妹”，成为蒙古草原的骄傲，她们的光荣事迹被广为传诵。如图 2-12 所示。

互动讨论

1. 故事中车站工人的急救方法正确吗？
2. 冻伤通常发生在哪些情况下？
3. 发生冻伤后常会有哪些表现？
4. 如果有人发生了冻伤，我们应该怎样进行现场急救？
5. 寒冷的冬季我们应该如何预防冻伤的发生？

知识加油站

冻伤是指低温导致全身性或局部性损伤。冻伤通常发生于寒冷的冬季，如户外作业、登山、探险、孩子冬天户外玩耍等，如果没有采取防寒防护措施，当人体较长时间处于低温和潮湿环境中、衣着较单薄、刮风下雨等就会使体表的血管发生痉挛，血液流量因此减少，造成组织缺血缺氧，细胞受到损伤，尤其是肢体远端血液循环较差的部位更容易发生冻伤。因此，在寒冷的冬季采取防寒防护措施是预防冻伤的根本措施，如图 2-13 所示。

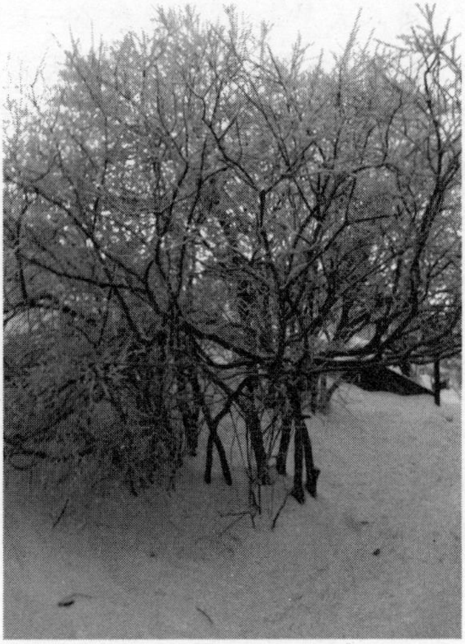

图 2-13

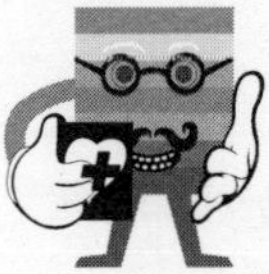

专家引路

1. 通常易导致冻伤的因素有：

(1)气候因素：寒冷的气候，尤其当空气的湿度较大、风速较大以及天气骤然变冷等都可加速身体的散热而发生冻伤。

(2)局部因素：如果长时间站立不动及长时间将肢体浸在水中均可使局部血液循环减少，产生的热量减少，进而导致冻伤。

(3)全身因素：如疲劳、虚弱、紧张、饥饿、失血及外伤等都可以减弱人体对外界温度变化调节和适应能力，使局部热量减少导致冻伤。

2. 不同程度的冻伤往往有不同的表现，我们可以按照冻伤累积的范围分为局部冻伤和冻僵两种：

(1)局部冻伤：首先表现为受冻部位冰凉、苍白、变硬、感觉麻木；然后逐渐出现受冻部位皮肤红肿、发热、灼痒、疼痛、水泡、感觉迟钝、严重的冻伤受冻部位皮肤可发黑、失去感觉、坏死，甚至出现肌肉、骨骼的坏死。

（2）冻僵：冻伤者的皮肤苍白、冰凉、有时眼睑部或周围组织肿胀，神志不清、昏迷、肌肉僵硬、心跳减慢或心跳不整齐，严重时心跳呼吸停止。

3.如果有人发生了冻伤，及时恰当的现场急救至关重要，这样可以减轻损伤甚至挽救冻伤者的生命。

（1）将冻伤者移到暖和的地方，并轻轻脱下冻伤处的衣物及戒指、手表、手镯等，用毛巾、毛毯让全身保温；条件允许时可以用温水将冻伤的脚或手浸入其中，如果冻伤的是耳鼻或脸，可用温热的毛巾覆盖，水温以受伤者能够接受为宜，再逐渐升高。

（2）不可按民间土方所说的用雪或冰揉搓冻伤部位，也不能直接用火烤的方法帮助冻伤者快速复温。

（3）如果冻伤的部位出现水泡或冻伤部位皮肤坏死，需要对冻伤的部位进行消毒，并用干净的纱布和绷带包扎后到医院治疗。

（4）如果冻伤者呼吸和心跳停止，则应立即进行现场心肺复苏术，在进行现场抢救的同时要及时拨打120急救电话请求救援。

4.寒冷的冬季，我们应该如何预防冻伤：

（1）做好防寒防冻的宣传教育，增强人们预防冻伤的思想意识。

（2）寒冷天气要多加衣，保护好易冻部位，如手、足、耳朵等处，要注意戴好手套、穿厚袜、棉鞋等；鞋袜潮湿后，要及时更换；出门要戴耳罩，注意耳朵保暖；平时经常揉搓这些部位，以加强血液循环。

（3）洗漱完毕后可适当擦一些润肤脂、雪花膏、甘油等油质护肤品，以保护皮肤的润滑。

（4）有条件者可以进行耐寒锻炼，例如：爬山、跑步等，用冷水洗手，洗脸，洗脚和擦浴，以增强防寒能力。

（5）患慢性病的人，如贫血、营养不良等，除积极治疗相应疾病外，要增加营养、保证进食热食，以保证机体有足够的热量供应，增强抵抗力。

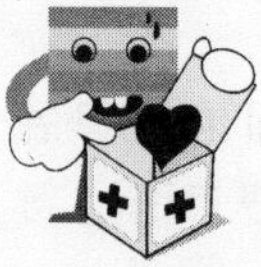

我来体验

和你的同伴们讨论，看看他们还知道哪些情况下容易发生冻伤；和你的朋友交流，看看他们有没有冻伤的经历，如果有，他们当时采取了哪些措施，你认为他们做的对不对；将这些冻伤的现场急救方法和冬季预防冻伤的方法介绍给你的家人。

小贴士

低温对人体的五大影响，如图 2-14 所示：

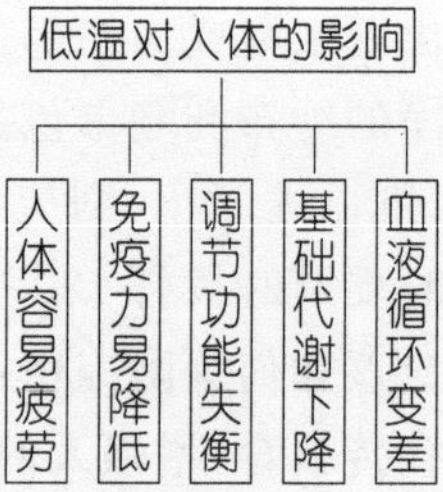

图 2-14

1. 人体容易疲劳：当人体的体温每下降 1 摄氏度，体内酶的活力便会降低 50%，因此人容易感到疲倦不适。

2. 免疫力易降低：当人体的体温每降低 1 摄氏度，人体的免疫力便会减少 37%，因此低体温的人，在季节更替时比较容易感冒。

3. 调节功能失衡：低体温会影响人体的自主神经功能，让荷尔蒙的分泌失去平衡，所以女性月经不调或有经前期综合症，可能与此有关。

4. 基础代谢下降：低体温不易消耗热量，会让细胞的新陈代谢率变慢、肌肤变差；体温每下降 1 摄氏度，基础代谢量会减少 12%，消耗体内热量的能力就会变弱，所以就算吃相同的食物，低体温的人也容易发胖。

5. 血液循环变差：低体温的人，手脚等末梢血管会收缩，血液循环自然较差，更会因为心脏输送血液的力量减弱，使得全身的血液循环变差。

乘车时呕吐了怎么办——晕动病的应对方法

走进急救现场

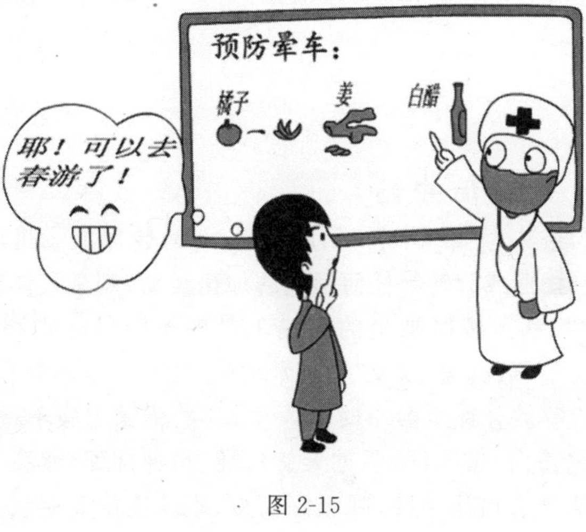

图 2-15

这个周末是大家期盼已久的春游日子，同学们早早地为春游做好了准备，如漂亮的衣服、野餐的食物、野外打算做的游戏等等。可是佳佳前天受凉感冒了，但她不愿意错过一年一度的春游活动，所以还是执意要参加。活动的目的地大约离学校有一个半小时的车程，路上大家一直欢声笑语，按捺不住那份激动的心情。可是开车后不久，佳佳就感到头晕起来，但她没有告诉老师，自己静静地坐着不再和同学嬉闹。可是无论怎样，佳佳的头晕不但没有缓解反而越来越厉害了，感觉周围的东西都旋转起来了，还恶心、心慌。旁边的同学发现佳佳不舒服后赶快告诉了老师，老师了解情况后把佳佳带到后排座躺下，让佳佳闭上眼睛，让她服了颗叫“晕车灵”的药，然后在太阳穴涂了风油精，慢慢地她感觉头晕好转。最后他们顺利到达了目的地。如图 2-15 所示。

互动讨论

1. 佳佳为什么会头晕？你有过这样的经历吗？
2. 发生晕动病时常有哪些表现？
3. 有人晕车时应该采取哪些措施？

知识加油站

晕动病，俗称为“晕车”和“晕船”，是汽车、轮船或飞机运动时所产生的颠簸、摇摆或旋转等任何形式的加速运动，刺激人体的前庭神经而发生的疾病。按照乘坐的运输工具的不同可分别称为“晕车病”、“晕船病”、“晕机病”以及“宇宙晕动病”几种。晕动病常在乘车、乘船、乘飞机等数分钟至数小时后发生，开始感觉上腹不适、相继出现恶心、面色苍白、出冷汗，感觉天旋地转、精神抑郁、唾液分泌增多和呕吐、可能会有血压下降、呼吸深而慢、眼球震颤等症状。晕动病以预防其发生为主，如果已经发生该病，应及时采取一定的措施以免增加乘客的痛苦。

专家引路

1. 如果有人发生了晕动病应采取以下措施：

(1)如果自己没有准备乘晕宁(茶苯海明)、晕海宁(茶苯海明)、胃复安(甲氧氯普胺)等预防晕动病的药，则应向乘务员或其他的乘客索要后服用。

(2)要尽量平卧，如果只能坐着，头部应尽量紧靠在固定的椅背或者物体上，避免大幅度的摇摆加重头晕。

(3)尽量保持环境安静、将车窗打开，保持空气的流通；最好闭目养神或睡眠，千万不要阅读字迹太小的书报和杂志。

(4)发病时不可进食和饮水；上车前将束紧的腰带放松些，防止胃肠道过分在体内游动，这样有助于减轻晕动病的症状。

(5)有条件的可以用热毛巾擦脸，或者在额头上放置湿毛巾；恶心时可做深呼吸。

2. 生活中我们如何预防晕动病：

(1)经常晕车者在乘车前可服乘晕宁、晕海宁、胃复安等药物，以防晕车。

(2)平时多注意锻炼身体，多做转头、弯腰转身及下蹲等动作，以增加前庭器官的耐受性。

(3)乘车前不能吃得过饱或过饥；乘车前不宜过于疲劳，前夜睡眠要好；车上要打开窗户透气，因为车内污浊的空气、汽油等特殊气味都可能促使晕动病的发生和症状加重。

(4)有晕动病经历的乘客可坐在汽车的前部，以减轻颠簸，将头稍稍后仰靠在固定位置上闭目，以减轻头部震动和眼睛视物飞逝而引起头晕加重。

我来体验

上网查询看看还有哪些关于预防晕动病的方法；和你的同伴们交流，看看他们有没有晕车、晕船或晕机的经历，他们的表现是否都一样；要将这些应对晕动病的方法介绍给你的朋友和家人。

小贴士

前庭器官是由内耳迷路的三个半规管、椭圆囊和球囊构成，它是人体对自身运动状态和头在空间位置的感受器。当人体进行旋转或直线变速运动时，速度的变化会刺激三个半规管或椭圆囊中的感受细胞；当头的位置和地球引力的作用方向出现相对关系的改变时，就会刺激球囊中的感受细胞。这些刺激信号可以沿着神经传向大脑中枢，信号经大脑加工处理后便向人体提供有关头部运动和头部与其四周环境、空间相对位置的主观感觉，并引起适当的反应。

早餐的重要性——低血糖的急救自救

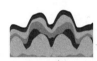

走进急救现场

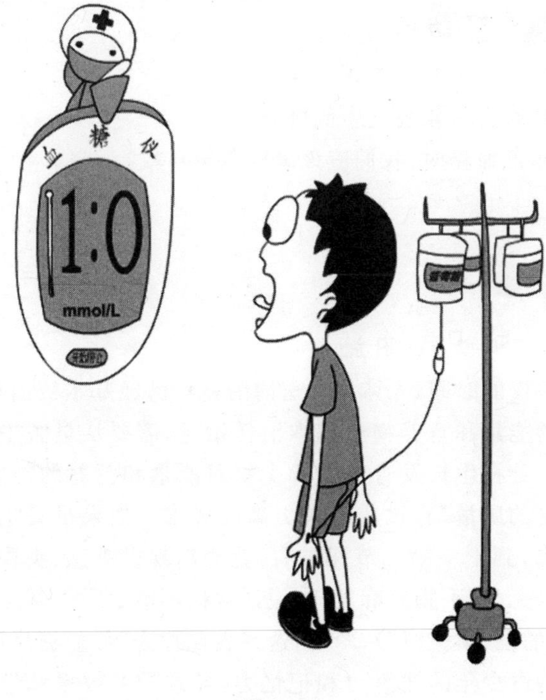

图 2-16

一天早上，墨墨起晚了，他为了不迟到，匆匆忙忙穿上衣服去洗漱，后来妈妈为她准备的豆浆和面包都没带，就拿起书包冲向学校。伴随着早自习的铃声，墨墨终于准时赶到了教室。像往常一样，早自习和第一节课，墨墨都认真听课，可是从第二节课开始，墨墨就开始感到饥饿难忍，但他还坚持着听课。慢慢地，他开始感到恶心、心慌、出冷汗，甚至手都开始发抖，随后突然感到眼前发黑。这被正在讲课的老师发现后，就赶紧和同学们将墨墨扶到了办公室的沙发上躺下。此时老师才知道默默早上因为没有吃早餐而发生了低血糖，于是他很快买来了砂糖兑水让墨墨喝下去。墨墨的心慌、出冷汗、饥饿感、恶心的症状很快就消失了，随后他们又回到了教室继续上课。如图 2-16所示。

互动讨论

1. 发生低血糖时会有哪些症状？
2. 为什么青少年会发生低血糖？
3. 发生低血糖时，我们应该怎样急救自救？

知识加油站

经过一夜的时间，人体胃肠道内的食物已经基本被消化，前一日晚餐提供的能量和营养物质基本消耗殆尽，需要从早餐中及时获得营养补充。处在生长发育期的青少年对能量和营养的需求量较大，所以对早餐的质量，有比成年人更高的要求。如果早餐吃得不好甚至不吃早餐，到上午第二节课左右，就会出现饥饿感、头昏、心慌、出冷汗、恶心、无力、手脚发麻发抖、说话含糊不清、烦躁、甚至出现癫痫发作（俗称的发“羊癫疯”）、晕厥，这些表现称为“低血糖反应”。长此以往会影响青少年的注意力和记忆力，导致学习效率和学习成绩的下降。

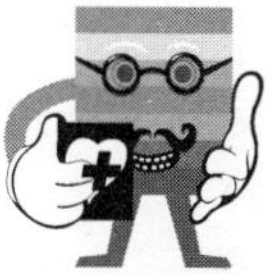

专家引路

所谓低血糖，就是由多种原因所引起的血糖过低而发作的一种反应。正常人的血糖低于 2.8 毫摩尔/升(50 毫克/分升)时，会由于脑细胞因缺乏能量而引起交感神经过度兴奋及脑功能障碍。血糖越低，病情就来得越快，且持续时间越久，症状就越突出，甚至可能发生昏迷。急救不及时可致遗留脑损伤或者死亡。所以，了解有关的预防低血糖的注意事项以及发生低血糖时采取的现场急救自救方法十分重要。

1. 可能导致低血糖的原因：

(1)由于外出参观、开会、收工较晚、长期不吃早餐等原因使进食或者加餐较平常的时间推迟；

(2)活动量虽明显增加，却没有相应加餐或者减少胰岛素的用量；

(3)病人进食减少，但却未相应减少胰岛素的用量；

(4)胰岛素所发挥的作用达到高峰之前，病人没有及时进食或加餐；

(5)服用了导致血糖降低的药物。

2. 低血糖反应可以有以下表现：

如果有人进食过少、未吃早餐或者患有糖尿病，而出现心跳加快、虚汗、头晕、眼冒金花或者眼前发黑、发麻、四肢无力、手足颤抖、饥饿难耐、烦躁、性格改变、说话含糊不清、突发抽搐、定向障碍或者昏迷时，我们应想到可能已发生了低血糖。

3. 如果已出现了低血糖应怎么办?

(1)吃糖果、饼干或面包，喝果汁或含糖饮料，进食米饭或面，一般在 15 分钟之内上述症状可以得到缓解，如果不缓解，则应该速送医院救治。

(2)如果在家可以测血糖，应当立即给病人测血糖，以明确是否低血糖发作。

(3)如果病人已昏迷，目击者可在病人的口腔黏膜或牙龈上涂抹蜂蜜等。

(4)如果病人已经昏迷，或者进食之后严重的低血糖反应未得到缓解，则应当立即拨打120请求救援。

4. 日常生活中应当如何预防低血糖?

(1)生活规律，按时进食。

(2)糖尿病病人不可以擅自增加药量。

(3)每次使用胰岛素前，均应当仔细核对药物的剂量。

(4)运动量应当恒定。

(5)常常监测血糖。

(6)随身带糖果，以备在低血糖发作时食用。

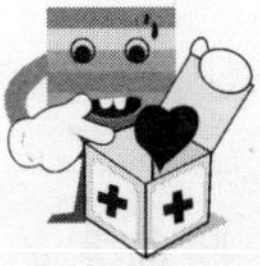

我来体验

和你的同伴交流，看看他们是否有过低血糖发作的经历，他们当时采取了哪些措施；将有关低血糖和不吃早餐对身体的危害，告诉你的同学，劝告他们一定要吃早餐；将这些低血糖发作时的急救自救方法介绍给你的家人和朋友。

小贴士

早餐合理的营养搭配：

1. 鸡蛋炒饭加牛奶，牛奶、鸡蛋和米饭蛋白质互补，米饭提供碳水化合物，既营养合理又耐饥。

2. 肉丝面或菜面加鸡蛋。

3. 有一些女孩子喜欢吃切片面包或者菜包子，最好再加上鸡蛋或牛奶。

4. 在吃稀饭时，最好加一个肉包子或鸡蛋，因稀饭中只有少量碳水化合物，蛋白质却很少，即使感觉肚子吃饱了，但一碗稀饭也不能够提供一上午紧张学习所需要的能量。

身上为什么长了皮疹——过敏的急救自救

走进急救现场

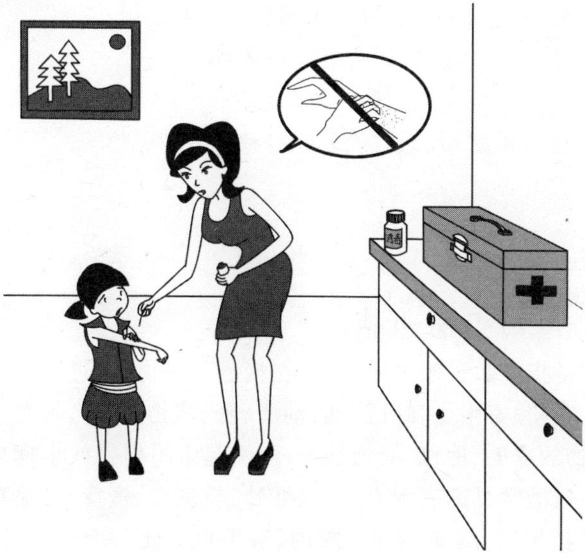

图 2-17

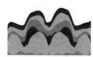

春暖花开时节正是踏青出游的好时节。一个阳光明媚的周末，红红、爸爸、妈妈和朋友们一起驾车到郊区去春游。漫山遍野的油菜花让孩子们十分兴奋，刚下车，孩子们就飞奔进了醉人的花海当中。

赏花、放风筝、挖野菜等，大家玩得不亦乐乎。可是晚上回到家之后，在红红和妈妈的脸上、胳膊上和腿上就开始出现一团一团的红斑，它们好像小土丘一样地冒出皮肤，有的红斑上面还有小水泡。红红感到全身奇痒难忍，不停地到处乱抓。妈妈赶紧地带红红去附近医院看医生，之后医生说他们患了春季过敏性皮炎，也许是花粉或野菜所造成的。医生随后为他们开出了一些口服药及其涂擦的药水，并告诉红红尽量不要乱抓，尤其不能把水泡抓破，以免引起皮肤感染。几天后，妈妈和红红脸上的红斑就慢慢消失了。如图 2-17 所示。

互动讨论

1. 你或你的家人有过敏的经历吗？
2. 你知道生活中还有哪些东西容易引起过敏？
3. 如果发生了过敏，还会有哪些表现？
4. 过敏可能会发生哪些严重的后果？
5. 发生过敏时，我们应该怎样自救和急救？

知识加油站

过敏是指少数过敏体质的人，在接触某些物质(过敏原)后，如灰尘、烟草、花粉、寄生虫、虾、汽油、油漆、蟹、药物、花粉、真菌、香水、杀虫剂、宠物的皮毛、地毯、清洁剂等，而引起组织损伤或生理功能紊乱的现象。过敏常见的表现有：皮肤红肿、长皮疹、瘙痒、打喷嚏、鼻塞、咳嗽、胸闷、喘气、腹痛、呕吐、腹泻、解黑色大便、关节痛、发热、解血尿、全身无力，严重者可出现心跳加快、呼吸困难、窒息、昏迷甚至死亡。儿童较少见的过敏原可能是儿童喜欢食用的食物，例如牛奶及奶制品、玉米、鸡蛋、面粉、西红柿、马铃薯、水果、牛肉、巧克力、海鲜等，或喜欢闻的气味、喜欢喝的饮料等，所以经常容易被人们所忽略。

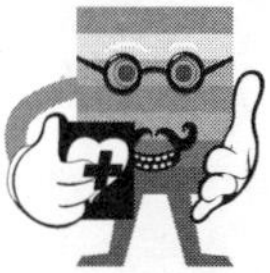

专家引路

如发生了过敏反应，我们应当用以下方法来进行自救和急救：

1. 一旦怀疑发生了过敏，则应当尽快脱离过敏的环境或避免再次接触可引起过敏的物质。

2. 因从接触过敏原直到发生过敏反应需要一段时间，并且瘙痒、皮肤红肿、皮疹等症状可能会出现在严重的过敏反应之前，因此一旦怀疑发生过敏时应当立即告知家长，在家长的帮助下可服用一些如“扑尔敏（氯苯那敏）”等可治疗过敏的药物，必要时在家长的陪同下到医院治疗。

3. 如果出现心跳加快、咳嗽、喘气、呼吸困难、胸闷等情况，提示可能发生过敏性休克、窒息等可能致死亡的严重过敏反应，应当让过敏者立即平卧，松开紧身的衣服，保持呼吸通畅，并同时立即拨打120急救电话请求救援。

4. 如果过敏时出现了呕吐，应当注意防止误吸了呕吐物而引起窒息。

5. 如果发生呼吸心跳停止的紧急情况，应当立即按照急救篇中所介绍的方法来进行现场心肺复苏，同时应立即拨打120急救电话来请求救援。

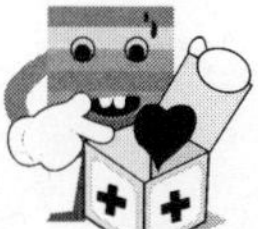

我来体验

和你的同学们交流，看看他们有没有发生过敏反应的经历，他们有哪些症状；和同学们讨论在生活中我们应该怎样预防过敏；和你的同伴们再次练习现场心肺复苏术。

小贴士

近年来，儿童过敏反应的发病率，在全世界的范围内呈现逐年上升的趋势。而儿童的免疫力大大低于成年人，且自我保护能力差，因此更容易受到过敏原的侵袭，所以儿童预防过敏是关键：①应远离曾经让自己发生过过敏反应的东西；②如曾经发生过敏反应，则提示自己也许是过敏体质，故要注意避免接触常见的过敏原；③外出游玩时应提前做好防护；并要避免过冷或过热，防晒，且避免接触不知名的植物，或者吃不认识的东西，防止昆虫的叮咬和划伤；曾经发生了过敏反应的，可在出游前提前准备好可治疗过敏的药物；④一旦怀疑自己发生了过敏反应时，应及时告诉旁人，以便及时采取急救措施；⑤应保持营养均衡、心情舒畅、睡眠充足。

游泳时抽筋了怎么办——肢体抽筋的急救自救

走进急救现场

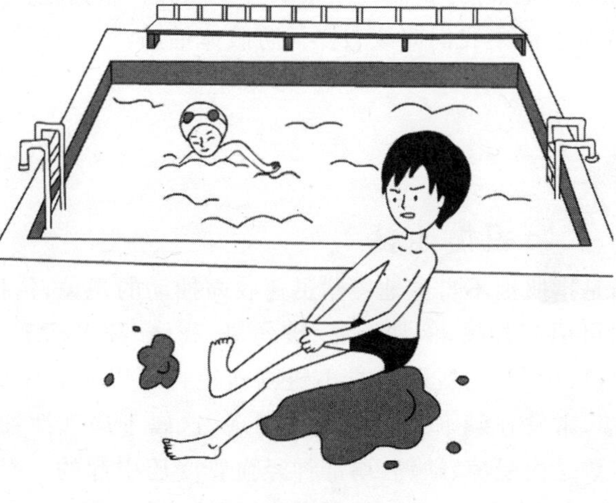

图 2-18

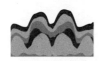

炎热的夏天，游泳是孩子们最喜爱的体育活动。为奖励东东在期末测试中考出了好成绩，妈妈为他报名了小区的游泳夏令营。于是，每日傍晚的时候，就成了东东一天中最欢乐的时光。但是每次冲到游泳池，他和他的小伙伴们正准备一头扎进水中的时候，教练总是会让他们进行扭腰、慢跑、拉伸韧带等准备活动。有一天，他迟到了，并趁教练不注意跳进了游泳池。但是，不一会儿，大家忽然听到了东东的呼救声，教练迅速跳下水将东东救起。幸运的是，东东除了呛了几口水之外没有其他大碍。东东一边哭一边告诉教练，在他下水后不久，小腿就开始抽筋。教练告诉大家，在游泳之前一定要做好各项准备活动，等到热身以后再慢慢地下水，入水之后，先要适应水温才能开始游泳。如果忽然跳入水中，冷水就会刺激肌肉剧烈收缩而导致肢体抽筋，有时候可能还会危及生命。从那以后，东东和小伙伴们都认真地做好每一项准备活动了！如图 2-18 所示。

互动讨论

1. 肢体抽筋常见于哪些原因？
2. 如果发生抽筋，我们应该采取哪些急救自救措施？
3. 日常生活中我们应该怎样预防肢体抽筋？

知识加油站

抽搐是指肌肉不自主地突然迅速收缩抽动的现象，俗称“抽筋”。很多原因可引起抽搐，例如癫痫、破伤风、高烧、狂犬病等，可以引起全身性抽搐；疲劳、剧烈运动或小腿剧烈扭拧可以引起腓肠肌（小腿肚子）抽搐，常常在躺下或睡觉时易出现，这属于局部性抽搐。肢体抽筋大多数是由受凉、缺钙、局部神经血管受压引起的。平时可以适量补钙，多晒晒太阳，注意局部保暖，并要注意睡姿坐姿，避免神经血管受压。如果发生肢体抽筋，及时采取局部肌肉的按摩、热敷、加强局部的血液循环等，此时，抽筋症状大多数可以缓解；如果经自行处理之后抽筋症状未缓解，则应当及时到医院检查和治疗。

专家引路

1. 在日常生活、工作、学习中，肢体抽搐的常见原因有：

(1)寒冷刺激：例如，在寒冷的冬天锻炼，准备活动不充分；夏天游泳水温较低，容易引起肢体肌肉痉挛；晚上睡觉时没有盖好被子，小腿肌肉因受凉发生肌肉痉挛，会让人疼醒。

(2)肌肉剧烈收缩：在剧烈运动时，全身都处于紧张状态，肢体肌肉因收缩过快，而放松时间太短，故局部乳酸等代谢产物过多，使肌肉的收缩与放松很难协调，因而引起肢体抽筋。

(3)出汗过多：运动时间过长，运动量较大，出汗多，又没有及时地补充盐分，使体内液体和电解质大量丢失，过多代谢废物堆积，肌肉的局部血液循环较差，也容易发生抽筋。

(4)疲劳过度：当爬山、长途旅行、登高时，下肢肌肉易发生疲劳和抽筋。

(5)机体缺钙：在肌肉收缩的过程中，钙离子起着十分重要的作用。当血液中的钙离子浓度降低时，肌肉易兴奋而抽搐。另外，青少年生长发育迅速，较易缺钙，因此就常常发生腿部抽筋。

2. 如果发生了肢体抽筋，我们应当及时地采取正确的急救自救措施，以免发生更为严重的后果：

(1)手指、手掌抽筋：将手握成拳头，然后用力地张开，再迅速握拳，如此反复地进行，并且用力地向手背侧摆动手掌。

(2)上臂抽搐：将手握成拳头并且尽量屈曲肘关节，然后再用力地伸开，如此反复地进行。

(3)小腿或脚趾抽筋：用抽筋小腿对侧的手，握住抽筋小腿的脚趾，并用力向上拉，且用同侧的手掌压在抽筋的小腿膝盖上，来帮助小腿伸直。

(4)大腿抽筋：弯曲抽筋的大腿，使之与身体成直角，并且弯屈膝关节，然后用双手抱着小腿，用力尽量使它贴在大腿上，并进行振荡动作，随即向前伸直，如此反复地进行。

(5)如果半夜出现了腓肠肌抽筋，可利用墙壁来压挡脚趾，将腿部用力地伸直，直到疼痛、抽筋有所缓解，然后进行按摩。

(6)以上抽筋的症状稍有缓解后，都可以在抽筋局部使用毛巾热敷，以促进恢复。

(7)要防止抽筋者摔倒或者与周围的硬物碰撞受伤，但是不能使用蛮力阻止肢体抽搐，避免引起骨折。

(8)如果累及肌肉较多或者肢体抽筋剧烈且持续时间久，经自行处理之后不能缓解者，应当及时拨打120急救电话请求救援。

我来体验

请上网查资料看看我们在日常生活中应该如何预防肢体抽筋，并将这些预防抽筋的方法介绍给你的家人和朋友；和你的同伴们交流，看看他们有没有手或脚抽筋的经历，看他们当时采取的措施对不对。

小贴士

预防抽搐的七要点：注意保暖，尽量不要使局部肌肉受寒；注意睡眠的姿势；走路或者运动时间不宜过长；运动之前要做好充分的准备活动和热身运动；要适当参加体育锻炼；适当地补钙；必要时补充维生素D。

挖鼻孔导致鼻出血——鼻出血急救自救

走进急救现场

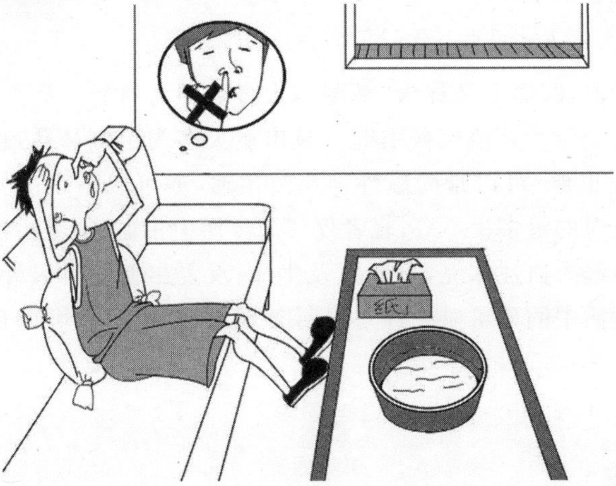

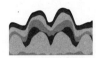

图 2-19

明明有一个不好的习惯，就是总喜欢挖鼻孔，妈妈常常教育明明"不要挖鼻孔，这样很容易引起鼻子出血"，可是明明总是忍不住。有一天，爸爸妈妈到超市买东西去了，剩下明明自己一个人在家看电视。他又一边看电视，一边挖起了鼻孔。挖着挖着，突然有一股热乎乎的东西流到了嘴里，他伸手一摸，流鼻血了！他急忙按照妈妈平时教他的止血方法，用大拇指用力地按住流血的那一侧鼻子，然后从冰箱里取了些冰块，并且用毛巾包起来敷在额头和鼻子上，大约过了10分钟，鼻孔流血就基本停止了。如图2-19所示。

互动讨论

1. 你觉得明明的止血方法正确吗？
2. 通常哪些原因会引起儿童流鼻血？
3. 如果流鼻血应该采取哪些措施止血？

知识加油站

鼻出血，医学上又称为“鼻衄”，大多数因为鼻腔的病变而引起，也可能由全身的其他疾病引起。鼻出血大多为单侧鼻孔，也可能是双侧鼻孔出血；可以是间歇性地反复出血，亦可以是一次持续地出血。鼻出血的量多少不等，轻者仅仅为鼻涕中带血，重者可能因流血过多而引起失血性休克，可能危及生命；反复出血则可以导致贫血。但日常生活中的鼻出血在经过自行处理之后，大多数可以自行停止出血。

专家引路

1. 流鼻血的原因很多，但大约有一半人是找不出原因的。在鼻腔黏膜中的微细血管分布十分密集，且是很敏感很脆弱的，容易破裂引起出血。在学龄前的儿童中，鼻出血是常见的现象。

(1)发烧：尤其是当感冒发烧的时候，因全身的皮肤黏膜血管充血、肿胀、鼻黏膜(长在鼻腔里面)同样发生了这种变化，而容易破裂出血；且因为鼻腔黏膜的血管表浅，加之感冒时用力地擤鼻涕的外力作用，使黏膜下血管更容易破裂出血。

(2)外伤：鼻子是一个比较暴露的器官，一旦发生了外伤，如打击伤、跌伤等，鼻子自然而然地首当其冲，而在剧烈外伤的冲击下，黏膜下的血管就容易破裂出血。

(3)挖鼻孔：严格地说，挖鼻孔也属于外伤，经常发生于儿童以及有挖鼻孔不良习惯的成人中。儿童因出于好奇或者鼻子痒、难受，常喜欢用手指在鼻腔内盲目地掏挖，这样易损伤鼻黏膜，并造成鼻出血。

(4)鼻腔异物：通常儿童嬉戏好玩，并喜欢将一些较小的物体，如花生仁、果核、黄豆、瓜子、小玩具等物体塞入鼻腔内，而成为鼻腔异物，小孩子自己大多数取不出来，又不敢告知家长，时间一长，未取出的异物在鼻腔内遇到水膨胀、发霉、继而引起鼻腔黏膜感染、糜烂并出血。

(5)鼻炎：儿童易发生急性或慢性鼻炎，一旦发生了这种炎症，鼻腔黏膜易充血、水肿、不时地有脓性鼻涕流出，而在脓性鼻涕的刺激下，也会使黏膜下的血管破裂发生鼻出血。

2.鼻出血时的现场急救方法：

(1)首先要保持冷静，不紧张、不哭闹，以免使出血加重，并要张大嘴呼吸。

(2)保持正常直立或者稍微向前倾的姿势，不能仰头。

(3)指压止血法：用一手拇指和食指用力地捏住鼻子，此时也可以在前额、鼻部及后颈部用冷毛巾或冷水袋冷敷，从而促进血管收缩，使鼻出血减轻。这样进行 5～10 分钟之后，大多数鼻出血会停止。

(4)鼻腔填塞止血法：当出血较多的时候，在去医院寻求救治之前，可以用卫生纸或者洁净纱布卷成粗细适宜的小卷，塞入鼻孔出血的地方，在填塞后再配合指压法止血。在填塞的时候，注意让纱布或卫生纸露出少许在鼻孔外，以方便取出，所有塞入鼻孔的纱布条或卫生纸都必须取出。

(5)要将从后鼻孔流入到口腔的血液及时地吐出，以免因血液误吸，或者下咽至咽部的血凝块阻塞呼吸道。

(6)第一次不明原因的流鼻血时，一定要告知家长，必要时由家长陪同到医院进行检查。

(7)如果鼻出血量较大，出现头晕、心慌、恶心、出冷汗等休克的表现时，应当帮助病人平卧，并将头偏向一侧，以避免误吸鼻血，在现场采取急救措施的同时，应立即拨打120急救电话请求救援。

3. 日常生活中预防鼻出血的方法：

(1)在相对干燥的季节，对曾有鼻出血历史的小孩，可以每天在鼻腔里适当涂抹红霉素眼膏等来滋润鼻腔。

(2)养成良好的饮食习惯，多喝水，多吃蔬菜，不偏食；少吃或者忌吃辛辣刺激和油炸食品，以防诱发再度出血。

(3)鼻塞的时候可以适当使用薄荷膏等药物，以促进鼻腔通畅，平时应避免用力擤鼻涕。

(4)杜绝挖鼻孔的不良习惯。

(5)尽量防止碰伤鼻部；切忌用力擤鼻；常常鼻出血者尽量避免提重物和参加剧烈的体育运动。

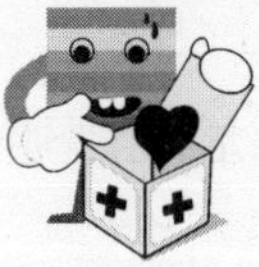

我来体验

和你的同伴们交流，看看他们是否有过鼻出血的经历，他们当时采取了哪些措施；要告诉你的同伴们如何在日常生活中预防鼻出血；上网查查还有哪些原因可以导致鼻出血。

小贴士

鼻出血的三忌：①一忌惊慌；②二忌仰卧；③三忌用棉花、纸卷乱塞。

学习紧张可致头痛——头痛的应急办法

走进急救现场

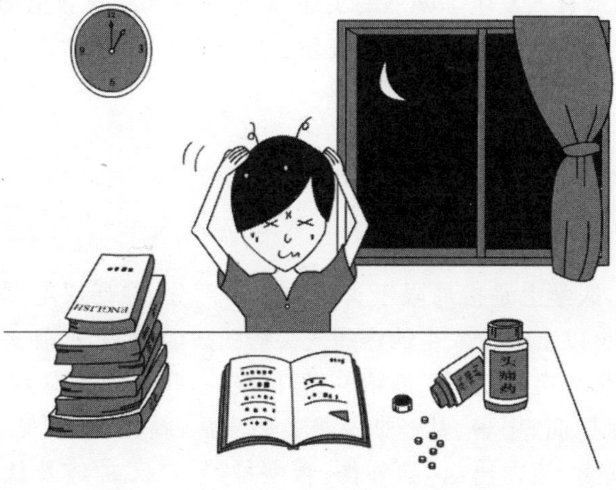

图 2-20

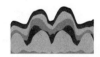

张浩每次考试都是他们班的第一名，全家人都为他感到骄傲。像往常一样，他努力备考这次期末考试，但是最近每当在看书的时候，他总感觉到头部有沉重感、压迫感、紧箍感，渐渐地头痛了起来。他满脑子都是数学公式、英语词汇、理化试验、唐诗宋词等，甚至在晚上还因为担心考试而导致睡眠质量下降。细心的妈妈发现了张浩最近学习状态较差，与张浩交谈之后才知道他是因为怕自己这次考试不能取得第一名、怕让爸爸妈妈失望……妈妈笑了，并告诉张浩：“只要你自己认真地学习，就会考出满意的成绩，并且你应该学会合理地安排自己的作息时间，学会劳逸结合与自我调节，只要你认真地学习，就算考不了第一名，我也会很高兴。”之后，他就像往常一样上课认真地听讲、课间和同学们欢乐地打球玩耍，晚上认真地复习功课，按时休息。果真，在这次期末考试中他又取得了他们班的第一名，他因此十分感谢妈妈给予他及时的帮助。如图 2-20 所示。

互动讨论

1. 日常生活中，哪些常见疾病可以导致头痛？
2. 如果有人发生了剧烈的头痛，应该采取哪些急救措施？
3. 如何预防紧张性头痛的复发？

知识加油站

头痛，医学上是指局限于头颅的上半部分，包括眉毛、耳郭上缘和枕骨隆突以上部位发生的疼痛。头痛的病因很多，如肺炎、流行性感冒等发热性疾病，农药、酒精、一氧化碳、一些药物等中毒，贫血、低血糖、高血压病、中暑、月经期及绝经期头痛，脑炎、脑膜炎、脑脓肿，偏头痛、癫痫，颅内出血，脑外伤，舌咽神经、三叉神经及枕神经痛，耳、鼻和牙等疾病均可能导致头痛。值得注意的是以上可能导致头痛的疾病中，一部分可以威胁病人的生命，且导致头痛的原因常常对于非医疗专业人员难以鉴别。所以，生活中如果遇到了不明原因的剧烈头痛并且无法缓解者，应当及时到医院诊疗，以避免病情加重和延误治疗。

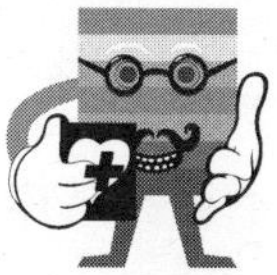

专家引路

1. 常见的头痛及病因：

(1)偏头痛：即搏动性头痛(由血管的搏动而引起的)，这一类型的头痛往往只发生在头的一侧，有时可能伴有恶心、呕吐、腹痛，发作之前眼前可有闪光、感觉异常，有时候有言语障碍、视觉异常、口唇手指麻木、面色苍白、全身乏力不适、感觉天旋地转。偏头痛可由过度疲劳、睡眠不足、精神刺激、青春期内分泌变化、环境变化等诱发。

(2)紧张性头痛：一般常见于精神压力较大、忧郁情绪、心情不畅、焦虑，睡眠不足，不良姿势如长时间低头、伏案工作、屈颈，颈椎病、颈部外伤、颈椎骨性关节病等。紧张性头痛在发作时，病人感觉头部有紧箍感、压迫感、沉重感，后颈部及肩背部有压迫感，可能伴有恶心、呕吐、畏光、闪光感、视物不清等症状。这一类型头痛主要需要病人自己调节情绪、充足休息、学会适当放松、参加各种娱乐活动、避免精神压力较大、避免不良的姿势等多可缓解，不需要特殊的治疗。

(3)眼耳鼻疾病：伴有流涕、鼻阻和鼻旁压痛的副鼻窦炎，散光、远视、老视，青光眼，乳突炎、急性中耳炎，牙痛等疾病均可以引起头痛。这类头痛常常需要到正规的医院进行治疗，一旦去除病因，头痛症状自然会缓解。

(4)低颅性头痛：盛夏时节，人体因为汗液蒸发过多而导致人体脱水；夏季食用了变质的食品，易患急性胃肠炎或者细菌性痢疾，上吐下泻，并造成脱水。人体在脱水后血容量不足，故当人在站立时，易出现头痛的症状。此时，应当立即卧床休息，但不能使用枕头，需要尽快采取降温措施，饮用淡盐水以避免脱水继续加重。

2. 在日常生活中发生头痛时，应该采取以下措施：

(1)如果是感冒伴随头痛症状，可自行购买布洛芬、对乙酰氨基酚等解热镇痛药服用，以缓解头痛症状。

(2)如果因为精神压力较大，长期伏案工作，焦虑，睡眠不足，抑郁情绪，有颈椎病的人出现了头部有紧箍感、压迫感、沉重感，后颈部及肩背部有压迫感的时候，要注意紧张性头痛。此时应当充分休息，参加各项娱乐活动等均可以缓解头痛。

(3)如果头痛是急性发作,头痛程度较剧烈、难以忍受并伴有高热、恶心、呕吐、感觉异常、肢体活动异常、言语障碍、站立不稳甚至摔倒等情况时,应当迅速送往医院诊疗。

(4)如果头痛病人突发昏迷、嗜睡、意识障碍时,应当立即拨打120急救电话以请求救援。

我来体验

上网了解更多有关头痛的知识;在班里组织讨论会,讨论关于如何合理安排作息时间、科学用脑、高效率学习;如果自己的爷爷奶奶患有高血压、糖尿病等疾病,最近出现不明原因的头痛时,一定要建议他们及时到医院去诊疗;如果爸爸妈妈因长期伏案工作导致颈椎痛,要建议他们在工作时要变换姿势,避免某个姿势长时间工作。

小贴士

紧张性头痛的预防方法:

①注意身体保暖,早晚适当地增添衣服,防止受凉感冒;②注意饮食的科学搭配,多食用水果蔬菜等富含维生素的食物,多进食易消化且富含营养的食物;③学会情绪的自我调节,避免精神压力太大,适当参加各种娱乐活动或者体育锻炼;④对于已有颈椎病、颈部外伤、颈椎骨性关节病等疾病的患者,应当及时到正规医院治疗才能缓解头痛;⑤学习和工作不能进行疲劳战,应避免劳累过度,且尽量增加自己休息和睡眠的时间,因充足的休息可缓解精神上的紧张和抑郁的情绪。

嫒嫒的脸为什么会肿——牙痛的应急措施

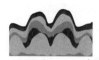

走进急救现场

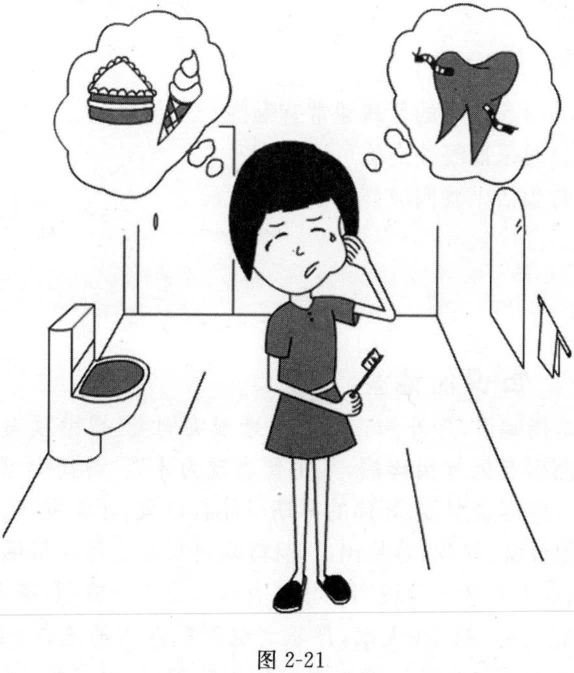

图 2-21

媛媛是一个美丽的小姑娘，和大多数的女孩儿一样，她十分喜欢吃甜点，如提拉米苏、水果慕斯、卡布基诺蛋糕、曲奇、华夫饼……可是每次吃完甜点之后，她都没有及时地刷牙。这天，在媛媛吃完了她最喜爱的卡布基诺蛋糕之后，牙齿开始痛起来了，且牙痛还伴随着右侧面部发红、肿胀。这下媛媛漂亮的小脸蛋肿得像一个菠萝包！妈妈看了十分心痛，想尽了各种各样的办法为媛媛止痛，但是止痛效果都不甚理想，最后给她服用了“对乙酰氨基酚”之后，疼痛才稍微得以缓解。第二天一大早，妈妈就带着媛媛到医院去看牙医，医生说：“媛媛应该是因为太喜欢吃甜食而得了龋齿，这一次牙痛是因为龋齿伴急性发炎”。最后，医生还告诉媛媛以后要尽量少吃甜食，并且吃了食物以后要及时地漱口或者刷牙，平时要注意口腔的清洁卫生，这样才能预防牙病。如图 2-21 所示。

互动讨论

1. 能够引起牙痛的牙病通常有哪些？
2. 牙痛时采取哪些措施可以止痛？
3. 日常生活中我们应该怎样预防牙病？

知识加油站

牙痛是指龋齿、牙外伤、牙髓炎、牙根尖周炎、智齿冠周炎、牙周炎等原因而引起的牙齿疼痛，其主要表现为牙痛，遇到冷、热、酸、甜等刺激时会使疼痛加重，牙痛的早期可伴有口臭、牙龈发痒、不适，而后出现牙龈红肿、松软、容易出血，且疼痛易反复发作。俗话说“牙痛不是病，痛起来要命”，这说明了牙痛有时候会十分剧烈，甚至可波及头部而引起头痛、眩晕、失眠，严重者会影响病人的睡眠、学习和工作。在日常生活中要常注意加强对牙齿的护理，只有有效地预防各种牙病的发生，才是预防牙痛的根本措施。

专家引路

1.常见的可引起牙痛的牙病主要有以下几种：

(1)龋齿：龋齿是由于口腔中多种因素所导致的牙组织破坏，并且龋齿易并发细菌感染，而继发牙根尖周炎、牙髓炎，甚至引起牙槽骨及颌骨的炎症，继发于龋齿的严重感染还可引起其他的全身性感染症状。龋齿早期大多无症状，而在龋洞变大变深时，可出现在吃甜、酸、冷、热等食物的时候出现疼痛。

(2)牙髓炎：多由于较深的龋齿未得到及时而有效的治疗所导致的牙髓感染，过冷过热的食物均可使这类疼痛加重。疼痛常常为自发性、阵发性加剧、且痛区有咬合痛。

(3)牙根尖周炎：多是由于牙髓炎扩散到根管口，而导致根尖周围组织发炎，常常表现为痛牙、局部压痛明显、持续性牙痛、不能啃咬食物。

(4)牙周炎：是一种已侵犯牙龈及牙周组织的慢性炎症。它的主要特点是牙周袋形成及其袋壁的炎症，且牙槽骨因为长期炎症的破坏吸收而导致牙齿逐渐地松动脱落，这也成为成年人掉牙齿的主要原因。

(5)智齿冠周炎：当智齿萌出时，为突破牙龈组织常常会引起疼痛，如果在这个时期口腔卫生不良，可引起牙冠周围组织发炎、肿胀和疼痛。

(6)牙外伤：常常发生于意外摔倒、碰伤或者吃饭时咬到沙粒等所导致的牙齿折断或者牙齿裂开。

2.牙痛有时候会非常地剧烈，如果能采取恰当的止痛方法常常可以减轻疼痛：

(1)用淡盐水或者温水漱口，并去除牙缝中的食物残渣。

(2)如果牙痛致一侧面部发红、肿胀或者皮肤温度较高时，可以用冰袋或冷毛巾在疼痛的脸部冷敷。

(3)如果疼痛严重地影响了正常睡眠、学习和工作，可以自行购买布洛芬、对乙酰氨基酚等解热镇痛药服用。

(4)如果经过以上处理后，牙痛症状仍不能缓解者或者有疼痛加重的情况，需要及时到医院牙科寻求诊断和治疗，以免延误病情。

3. 在日常生活中要尽量养成口腔护理的好习惯，因只有保持牙齿健康才能有效地预防牙病：

(1)注意口腔卫生，并养成“早晚刷牙，饭后漱口”的好习惯。

(2)掌握正确的刷牙方法，选用刷毛较软的牙刷及磨料细致的牙膏；牙刷刷头以适合口腔大小为宜；在刷牙时应当避免长距离水平拉锯式的横刷法，以避免造成牙颈部楔状缺损和牙龈萎缩，而应该采用短横刷法或者竖刷法。

(3)要多食用有助于清洁牙齿且按摩牙龈的富含纤维素的食物，例如苹果、香蕉、橘子、菠菜、韭菜、卷心菜、芹菜、海带等蔬菜水果；饮食要注意粗细搭配；尽量要少吃零食、糖果等甜食；少吃热量过高的食物，例如煎炸食品等；睡前最好不要吃糖；不吃太硬的食物；少吃过冷、过热、过酸的食物。

(4)要尽量克服咬嘴唇、咬手指、吐舌或者咬铅笔等不良习惯，因为这样会对牙齿及颌骨的正常发育产生不良的后果，应当及时纠正。

(5)如果出现了牙病，应及时到医院牙科或口腔专科医院进行诊断和治疗。

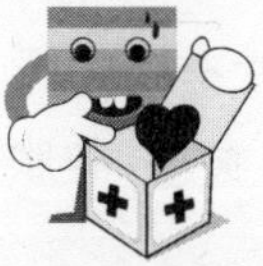

我来体验

和你的同伴们讨论，看看他们还知道哪些疾病可以导致牙痛；和你的同伴交流，看看他们有没有牙痛的经历，他们当时采取了哪些止痛措施；上网了解更多有关口腔护理的知识。

小贴士

人的一生一共有两副牙齿：

1. 乳牙：人的第一副牙齿，一共有 20 颗。从出生后第 6 个月左右开始萌出，到 3 岁的时候基本长齐。

2. 恒牙：人的第二副牙齿，一共有 28～32 颗。从 6 岁左右乳牙开始脱落，恒牙开始逐渐萌出，以取代乳牙。除了第三磨牙之外，其余的 28 颗牙齿一般在 12 岁左右全部萌出；第三磨牙（智齿）萌出的时间比较晚，大约在 18～30 岁萌出，有的可能终生不萌出或者部分萌出。

喝了冷饮也会拉肚子——腹泻的应急办法

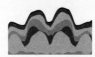

走进急救现场

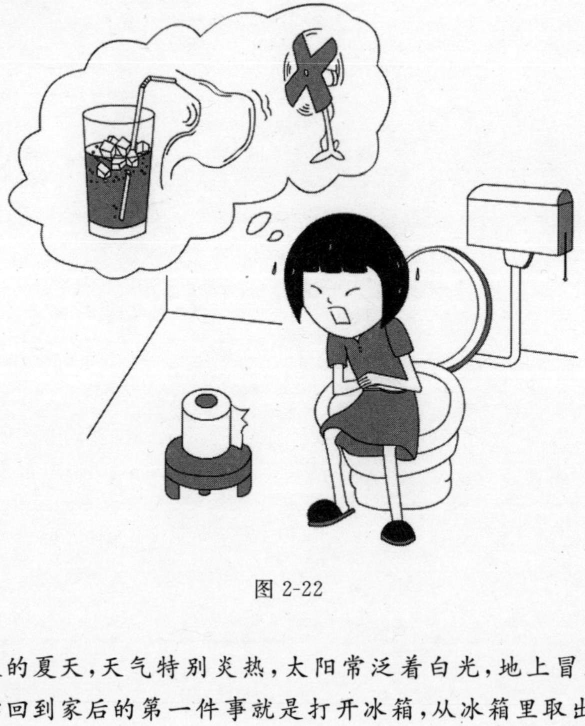

图 2-22

重庆的夏天，天气特别炎热，太阳常泛着白光，地上冒着热气。芳芳放学回到家后的第一件事就是打开冰箱，从冰箱里取出一大杯透心凉的冰冻饮料，就马上把它一口气喝完，喝完之后满足地到空调下面享受清凉。可是过了一会儿，芳芳开始感觉到肚子发胀，还不停地咕噜咕噜叫，芳芳并没有太在意，继续享受着空调带来的凉爽。可是，芳芳感到肚子越来越不舒服，并且伴随着一阵一阵绞痛，随后开始拉肚子了。在拉了几次肚子之后，芳芳蔫蔫地躺在了床上。妈妈回到家后看到床上捂着肚子的芳芳，急忙问清楚了情况，并给芳芳测了体温，发现他没有发烧。妈妈让芳芳盖好被子，喝了一些温热的淡盐水。大约一个小时之后，芳芳的肚子终于不再咕噜咕噜叫了，感觉没有那么疼了。妈妈告诉芳芳："你拉肚子是因为天气太炎热，又喝了过多的冷饮，并到空调下吹凉所引起的。"芳芳答应了妈妈以后再也不会喝冷饮后猛吹空调了。如图 2-22 所示。

互动讨论

1. 通常哪些病因可以导致腹泻？
2. 发生腹泻后应该采取哪些措施？
3. 日常生活中我们应该如何预防腹泻？
4. 在哪些情况下的腹泻必须到医院去救治？

知识加油站

腹泻俗称"拉肚子"，为日常生活中一种常见的症状，指的是大便次数明显地超过平日的排便次数，且大便变稀，水分增加，或者大便内含有黏液、未消化的食物残渣、脓血等。腹泻时还常常伴随着肛门不适、排便急迫感、大便失禁等症状。腹泻大多数是因为人们的饮食不当引起，所以在生活中，只有注意饮食的卫生才能减少腹泻的发生。

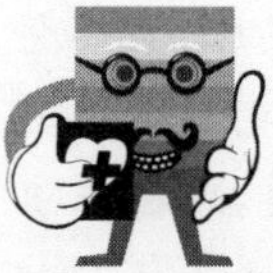

专家引路

1. 常见的引起腹泻的病因：

(1)细菌感染：通常是由于人们误食了被志贺氏菌、大肠杆菌、沙门氏菌等细菌污染的食物或饮用了被这些细菌所污染的水之后，出现的腹泻，腹泻可能会伴随着呕吐、腹痛、排便不净感、发热等症状。

(2)病毒感染：人们通过食物或其他途径(例如呼吸道)而感染了诺瓦克病毒、轮状病毒等后，出现感染性腹泻。这样的腹泻常常伴随着发热、腹痛、恶心、呕吐、全身不适等症状。

(3)食物中毒：误食了被细菌及其毒素污染的食物或未煮熟的扁豆等后，可出现食物中毒，常见表现为恶心、呕吐、发热、腹痛、腹泻等症状。

(4)饮食贪凉：夏季，人们喜欢喝冷饮和吃冷食，这样易引起胃肠道功能紊乱、肠蠕动加快而出现腹泻。

(5)消化不良：进食过多，饮食不规律，进食了不容易消化的食物，或由于胃动力不足，使食物在胃内停留的时间过长等，引起胃灼热、冒酸口水、打嗝、恶心、呕吐、腹胀、腹泻等症状。

(6)着凉：夏季天气炎热，人们常常喜欢坐在空调房内和开着空调睡觉，这样很容易使肚子受凉，致使肠蠕动加快而出现腹泻。

2. 发生腹泻时，我们应当采取哪些措施？

不同原因所导致的腹泻有不同的处理方法，如病毒性腹泻、细菌性腹泻应当到医院，在医生的指导下服用抗感染药物；消化不良应当在适当限制饮食的同时，服用一些可促进胃肠道动力的药物；饮食贪凉或身体着凉之后的腹泻应当注意保暖。但是儿童认识及判断能力有限，所以在发生腹泻时都应当及时告诉家长，并且在家长的指导下采取相应措施：

(1)注意腹部保暖。

(2)适当地喝水，如果腹泻量较大时应当喝淡盐水，而且饮水量应相应增加。

(3)发生了腹泻后要注意休息。

(4)不要私自乱服药。

(5)多吃容易消化的、清淡、高维生素、高热量、蛋白质丰富的食物,例如蒸蛋、米粥、面条等;少吃多餐;尽量避免吃粗糙的、油腻的、多渣的食物,如多纤维素蔬菜、油炸食品等。

3. 如果经过上述的自行处理之后,腹泻仍然未缓解,或者出现以下情况时,应当及时到医院救治,以避免延误治疗:腹痛、大便量多或大便次数异常多;呕吐频繁或不能进食的;伴发热的;小便量减少,且小便颜色加深;皮肤弹性差,嘴唇干裂,儿童哭泣时没有泪水;大便中带血;精神逐渐变得萎靡。

4. 如果在日常生活中不注意饮食的卫生,则易引起腹泻。腹泻的主要原因是平时说的"病从口入",所以防止"病从口入"是预防腹泻的重点。大家在日常生活中注意下列的问题,就能够减少发生腹泻的机会。

(1)注意饮水卫生:饮用水要煮沸喝,这样才能杀灭致病微生物。

(2)讲究食品卫生:食物生熟要分开,以避免交叉污染;吃剩下的食物应当及时储存在冰箱内,且储存的时间不宜过长;在食用前食物应加热,以热透为准,因这样可杀灭致病微生物;尽量少食用易带致病菌的食物,例如螃蟹、螺丝、贝壳等水海产品,在食用时也应当煮熟蒸透,例如半生吃、生吃、酒泡、醋泡或者盐腌制后直接食用都是不可取的。

(3)饮食要合理:不能暴饮暴食,平时易腹泻的人要尽量少吃油炸、油腻食品;食物的温度要适宜,一天之中不能喝过多冷饮,尤其对于儿童要有节制;平时消化功能较弱的人应忌喝冷饮。

(4)厨房及贮藏食物的地方应当注意环境清洁,消灭苍蝇、蟑螂等可能传播致病微生物的昆虫。

(5)尽量减少同腹泻病人的接触,特别是尽量避免共用餐饮用具。

(6)养成良好的卫生习惯,如饭前、便前、便后要勤洗手,如生吃瓜果要洗干净。

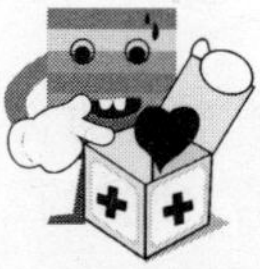

我来体验

上网了解看看还有哪些原因可以导致腹泻；将这些预防腹泻的方法介绍给你的家人和朋友；在学校组织一次关于预防腹泻的宣传活动；和你的同伴们交流，看看他们是否有过腹泻的经历，当时他们采取了哪些措施，最后将本文中提到的方法介绍给他们。

小贴士

夏季腹泻大多数和饮食的搭配不当有关，其中由冷饮和热食混吃所引起的腹泻占大多数。有的人喜欢把冰激凌与热食“冷热同吃”，温度的骤然变化可能造成胃肠道黏膜的不同程度损伤，胃肠道受到极大的刺激，导致食物的消化吸收障碍，这样就更易发生腹泻。

大便带血不容忽视——便血的应对策略

走进急救现场

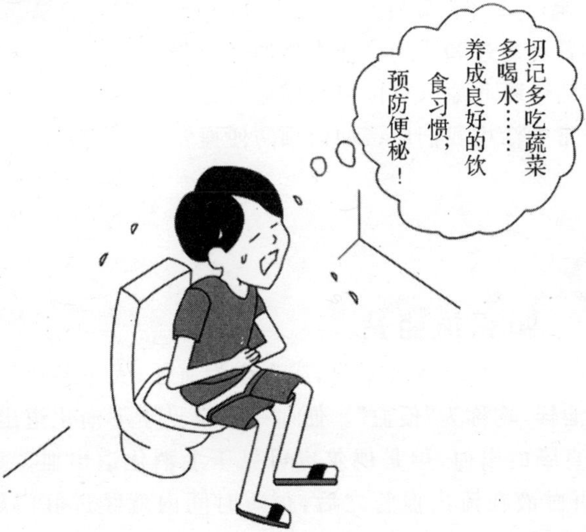
切记多吃蔬菜
多喝水……
养成良好的饮
食习惯，
预防便秘！

图 2-23

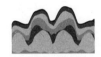

王小川是一个活泼可爱、聪明伶俐的小男孩，但是他有一个不好的习惯——不爱吃蔬菜，也不喜欢喝水。所以，他从小的时候开始就

有难言之隐——便秘。这一天，他想解大便，但是在马桶上坐了很久也没有解出大便。最后，他用了很大的力气才勉强地解决了这个问题，可后来发现手纸上沾满了鲜血，并且马桶和大便上面也有。当时小川十分紧张，他赶紧打电话告知妈妈关于便血的事情。妈妈急忙回家，把他带到附近的医院去看医生。在医生详细地询问了他平时的饮食情况和大便习惯后，说："因为小川平时喝水少，吃富含纤维素的蔬菜水果也太少，又没能够养成每天解大便的习惯，因此大便会较干燥，在用力解大便时易导致肛裂，从而出现便血的情况。所以，他以后应当多吃蔬菜水果，多喝水，并养成良好的大便习惯，只有这样才能有效预防再次肛裂和便血。"如图 2-23 所示。

互动讨论

1. 你曾经有过和小川这样类似的经历吗？
2. 生活中哪些原因可以引起便血？
3. 日常生活中我们应该如何预防便血？

知识加油站

血液从肛门排出，大便带血，或者全为血便，无论颜色呈暗红、鲜红或者柏油样，均称为"便血"。便血一般常见于下消化道出血，尤其是结肠和直肠的出血，但是偶尔也可见于上消化道出血。如为鲜血便，则说明血液在流出血管之后，很短时间内就经过肛门随大便排出，这种血便常见于直肠息肉、直肠脱垂、痔疮、肛裂。如果在大便中既有脓液又有血液，常常提示有肠炎、肠癌；如果大便呈油黑状，则是胃溃疡等上消化道出血的最常见症状之一。在短时间内连续排出黑便或者血便，会由于血液的大量丢失，使病人常感到心跳加快、头晕、口渴、面色苍白、软弱无力、皮肤湿冷等。如果出血量再增大，病人会出现晕厥、血压下降甚至休克。如果是慢性失血，易丢失体内大量的铁而引起缺铁性贫血。同时,便血也常常是肠道恶性肿瘤早期的信号,如果病人对便血缺乏警惕,则易延误疾病的诊断和治疗。

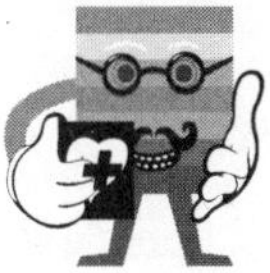

专家引路

慢性便血的原因很多,但是常见的病因有以下几种:

1. 肛裂:在排便时常有撕裂或刀割样疼痛,且排便后疼痛可持续几十分钟或者几小时不等,大便时可有滴血,也可在擦手纸时带血,且便后在粪便外表可见少量血,大多不与粪便混合。

2. 痔疮:便血常发生在排便过程中或者便后,一般没有疼痛,而便血的颜色鲜红,血液与粪便常不混合,出血量可大可小。

3. 肛门脓肿或肛门异物:肛门周围脓包破溃或者有鱼刺等异物卡在肛门口,且引起感染时可伴有疼痛和便血。

4. 直肠或结肠癌:常见于 40 岁以上的成年人,经久不愈的血便或者脓血便,大便的次数增加,腹泻与便秘可交替出现,大便常成细条状。便血者可能伴随消瘦和其他贫血的表现,有时候甚至在下腹部可以触到肿块。

5. 直肠息肉:表现为排便结束时带鲜血,量少,且鲜血在大便表面。这种息肉常长在肠壁的黏膜上,类似一个带蒂的肉疙瘩,常如黄豆或者蚕豆大小。位置较低的息肉,在排便时可脱出肛门,好像一个红色的肉球。如果息肉反复发生感染或者长期出血可以导致头发枯黄、贫血、消瘦,影响儿童的生长发育。

6. 细菌性痢疾:便血者伴有发热、腹痛,多有饮食不洁的历史,大便可有少量鲜血,且伴有大量黏液或脓汁。

7. 急性坏死性肠炎:便血特点是腥臭味、洗肉水样,伴有发烧、呕吐、腹痛、腹泻等症状。

提别提醒:对于非医疗人员难以鉴别便血的病因,所以,发现便血都应当及时到医院救治,以免延误治疗。

我来体验

上网查找资料看看还有哪些疾病可以导致便血;如果你的家人或朋友中有人便血,要建议他们及时到医院诊断和治疗,以免延误病情;将这些预防便血的方法介绍给你的家人和朋友。

小贴士

预防便血小贴士:

1. 多食用富含纤维的菠菜、油菜、青菜、马铃薯、西红柿、黄瓜、萝卜、苹果、梨、杏、杨梅、柑、山楂、大米、小麦、玉米、大豆、蚕豆、青豆、赤豆、绿豆等;忌食粗糙、多渣、辛热、油腻的食品;忌烟酒、咖啡。

2. 养成定时排便的习惯,保持大便通畅,在排便时不要蹲马桶时间过长,大便以稀糊状为佳。

3. 尽量避免增加腹压的姿势,如久坐、久站、劳累过度、长时间行走,应当加强锻炼。

4. 注意肛门的卫生,大便之后要清洗肛门。

小便为什么会变红色——警惕血尿

走进急救现场

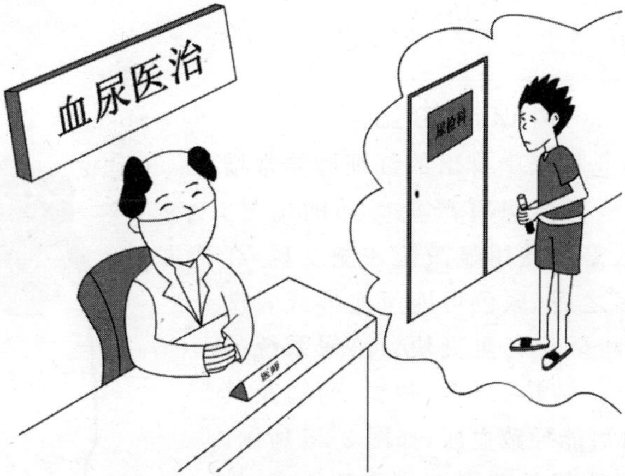

图 2-24

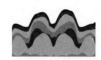

明明最近十分烦恼，好几次小便都发现了小便颜色是淡红色的，但是其他小伙伴的小便都是淡黄色的，为什么只有自己的是红色的呢？明明十分担心，但是又不敢给爸爸妈妈讲，他害怕是因为自己做错了事导致小便变成了淡红色。可是这件事情最后还是被细心的妈妈发现了，因为妈妈发觉明明最近学习上总有些心不在焉，并且每次解小便的时候总是躲着他们。在妈妈发现之后赶紧带明明去医院看医生。医生经过检查之后告诉明明和妈妈:“明明患上了急性肾小球肾炎,需立即住院治疗”。经过一段时间的住院治疗之后,明明的小便颜色变成了淡黄色。出院时医生告诉他们:“肾小球肾炎易复发,所以如果再发现小便颜色变红,应当及时到医院来治疗”。如图 2-24 所示。

互动讨论

1. 哪些疾病可能伴有血尿的症状?
2. 发现血尿后我们应该怎么办?

知识加油站

血尿是指尿中排出的红细胞异常增多,可能是身体患有严重疾病的信号。有些血尿需要使用显微镜才能发现,红细胞增多之后,尿色可能呈血样或者洗肉水样,甚至含有血凝块。泌尿系统的炎症、外伤、结核、结石、肿瘤、药物及其他疾病都可能导致血尿,如图 2-25 所示。血尿还可能伴随着腰部或腹部绞痛、排尿疼痛、排尿不净感、发热、排尿急迫感、眼睑或全身水肿等症状。血尿常提示身体处于疾病的状态,甚至有时病因会非常严重,所以在生活中一旦发现了血尿都应当及时到医院诊治。

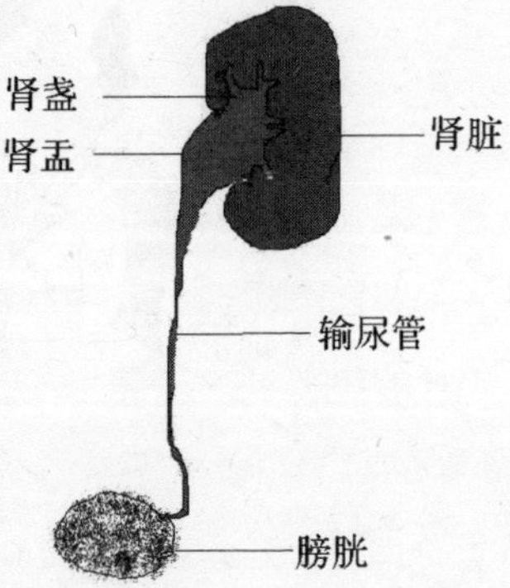

图 2-25

专家引路

儿童血尿常见于以下疾病：

1. 急性肾小球肾炎：这类疾病于发病前1～4周可能有过感冒或皮肤化脓感染，血尿程度可轻可重，可伴有脸部或全身水肿，严重者可能出现尿量减少，血压升高甚至形成高血压危象。

2. 肾、输尿管结石：尿液颜色常常是血样或者洗肉水样，可伴随腰部或腹部阵发性绞痛，且疼痛难忍、大量出汗、恶心、呕吐。

3. 狼疮性肾炎：这一类型血尿可轻可重，血尿可伴随关节痛、水肿、发热、皮肤红斑、尿液因富含蛋白质而出现泡沫，较为严重者可出现尿量减少。

4. 肾盂肾炎：轻者可只有排尿不净感、排尿次数增多、排尿急迫感、排尿疼痛；较为严重者可出现恶心、呕吐、高热、寒战、大量出汗、腰痛，并且伴有血尿。

5. 遗传性慢性肾炎：是一种遗传病，多在感冒以后出现血样或者洗肉水样血尿，大多数伴随听力下降甚至耳聋，可能出现水肿甚至尿量减少等。

6. 原发性良性血尿：血尿可轻可重，常反复发生，没有其他的症状，原发性良性血尿目前并没有可靠的治疗方法，注意休息，多喝水。

7. 过敏性紫癜：血尿可轻可重，可能伴有皮肤出血点、腹泻、腹痛、血便、关节肿痛等症状。

8. 泌尿道损伤：从高处跌下或摔倒时骑跨在硬物上、打架、交通事故等可能损伤尿道而出现血尿，常表现为外伤后有鲜血从尿道口流出，会阴部疼痛且疼痛在小便时加重、尿外漏，较严重者多无法解出小便。外伤性血尿病因有些十分严重，所以应当及时送医院救治。

特别提醒：血尿的病因复杂，有些病情很严重，所以一旦发现了血尿，均应尽早去医院检查确诊，并进行彻底治疗。

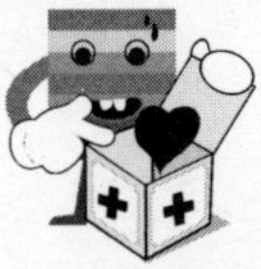

我来体验

上网了解看看还有哪些疾病可伴有血尿的症状；如果你的家人有血尿的症状，一定要劝他们及时到医院诊断和治疗。

小贴士

血尿的分类：

假性血尿：有些药物，例如利福平、氨基比林、苯妥因钠可以引起红色尿。

肉眼血尿：如果在 1000 毫升尿液之中有 1 毫升血液，就会使尿色在肉眼下呈血色或洗肉水色。

镜下血尿：肉眼观察尿色正常，但是尿液通过离心沉淀之后，在显微镜下可观察到每高倍视野中红细胞数目超过 3 个。

一分消防知识，十分安全保障——家庭火灾常识

走进急救现场

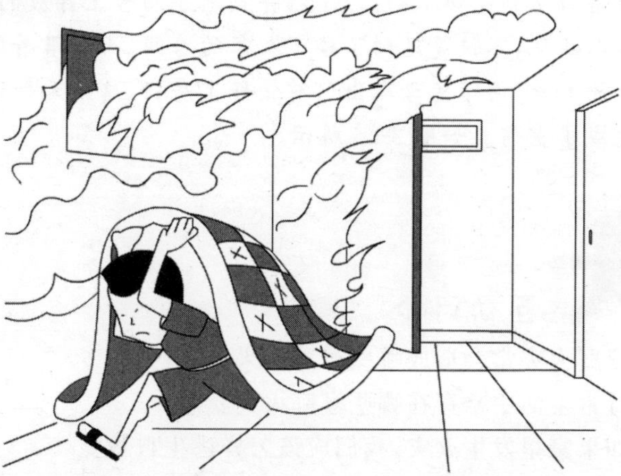

图 2-26

儿童对于火和光有着深深的好奇心，喜欢趁大人不注意的时候玩火，因此，在玩耍的过程中很容易引起火灾事故，在事故发生时，儿童大多会受惊跑开，并且不敢告诉家长，从而使小火苗变成了大火灾。更不幸的是有些儿童在火海里无法及时逃生，酿成大祸。

家庭火灾案例1:2012年2月24日上午10点左右,合肥市某小区16楼的一个阳台起火,当时火势较大,迅速引燃了阳台上堆放的塑料瓶、棉絮、纸盒等物。在小区保安赶到后,协助16楼住户将阳台上的大火扑灭,幸运的是并没有造成人员伤亡。事后根据16楼的住户魏女士描述:“早上我和丈夫都不在家,可能是由于8岁的女儿在阳台上玩火而引发了火灾”。

家庭火灾案例2:2012年2月25日中午,陕西商州区一名5岁的女孩玩火而引燃房间,使房屋中堆积的杂物倒塌,并将女孩压在了下面。辖区消防部门在接到报警之后立即赶赴现场,在浓烟中救出了这名被困的女孩。

家庭火灾案例3:江西南昌一个9岁小男孩因为父母外出,自己一个人在家感觉无聊,于是到阳台上折纸飞机玩耍。但他还是觉得不过瘾,就找来了爸爸的打火机点燃纸飞机,并朝阳台下飞去,着火的纸飞机恰好落到了楼下的阳台上,并点燃了阳台上存放的旧书本。火势迅速而凶猛,不仅蔓延到了楼下人家的房间,而且沿着阳台烧到了小男孩的家里,由于父母在出门前锁好了房门,这个无处逃生的小男孩被烧成了重伤。如图2-26所示。

互动讨论

1. 家庭火灾常会造成哪些严重后果?
2. 日常生活中常存在哪些家庭火灾隐患?
3. 如果家里发生火灾,我们应该怎样逃生自救?
4. 为了预防家庭火灾,我们还需要了解哪些防火安全常识?

知识加油站

火光虽有美丽璀璨的外观,但是一旦星星之火蔓延成大火,就会无情地烧毁我们的家园,甚至吞噬我们的生命。火灾发生的后果无法想象，因此，预防火灾成为重点。儿童出于好奇好动的天性，加上缺乏相应的安全常识，经常无意识中就成为了引发家庭火灾的“凶手”，火灾反过来也会对缺乏逃生自救能力的儿童造成严重的伤害。因此，我们应该首先了解家里存在哪些火灾隐患，主动预防家庭火灾，同时，更要了解在家庭火灾发生时，我们应当如何逃生自救。

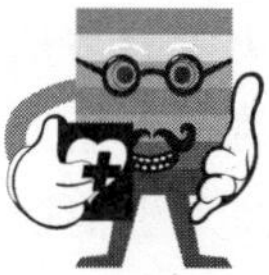

专家引路

1. 在日常生活中可能存在很多可以引起家庭火灾的隐患，但是主要的火灾隐患包括以下几方面：

(1)部分人们缺乏安全用电常识，乱接乱拉电线时对电线的种类、截面选择不当，电线的布置、使用的不合理都可导致电线起火而引发家庭火灾。

(2)插头或开关安装不当或者年久失修，或由于导线表面的绝缘胶皮破损，易引起短路，并在打开电源开关时引发火灾。

(3)长时间地使用大功率电器，易导致电线超负荷，使电线温度过高而引发火灾，这一类型的火灾事故尤其易发生在温度较高的夏季。

(4)发生短路时保险丝熔断，若此时灼热的金属颗粒掉落，且下面有易燃物就易引发火灾；家用电器进水受潮，易产生漏电打火，从而引发火灾。

(5)违反操作规程使用家用电器，易导致家用电器出现故障起火。

(6)家庭使用的天然气、煤气等可燃性气体如有泄漏，当其与空气混合且达到发生爆炸的极限时，此时如果打开电器开关，就容易引起火灾事故甚至爆炸。

(7)家用电器的本身质量低劣，隔热、绝缘、散热效果差引起火灾。

(8)夏季使用蚊香、灭蚊器等，由于蚊香摆放不当或者点火生烟的时候无人照管招致火灾；冬季在家里安装火炉、火盆等，因疏忽大意而造成火灾；停电时使用蜡烛照明，因粗心大意导致家庭火灾；在家里做饭热油时，因油锅过热起火后处理不当，易导致火灾。

2. 火灾逃生自救常识：

(1)要掌握家庭火灾的自救逃生方法，在发生火灾时，应当尽量保持镇静，不要过分地慌张、更不要盲目行动，冷静地选择正确的逃生方法。

(2)要熟悉家里每个房间门窗的方向位置，因为发生火灾时浓烟可能遮挡住我们的视线，导致我们不能快速地找到正确的逃生通道和线路；在遇到火灾时千万不能乘坐普通电梯，可以选择乘坐消防电梯。

(3)火灾发生时要迅速地逃生，不要贪恋财物，以避免因火势扩大而丧失逃生的时机。要当机立断，快速披上浸湿的被褥、衣物等朝安全出口方向跑去。

(4)火灾发生时，浓烟大多数聚集在上部空间，并且烟雾具有温度较高、毒性较大的特点，因而在穿过浓烟逃生时，应当尽量使身体贴近地面或者匍匐前进，并且用湿毛巾捂住口鼻。

(5)身上着火时，千万不能奔跑，可选择就地打滚或者用厚重的被褥、衣服压灭火苗，或用水浇灭火苗。

(6)室外着火，门已经开始发烫时，千万不能开门，以防止大火窜入室内，应当用浸湿的被褥、衣物等堵塞门窗缝隙，并泼水降温。

(7)若所有的逃生线路都被大火封锁，应立即退回室内，并用打手电筒、敲打脸盆、挥舞衣物、呼叫等方式向窗户外发送求救信号，等待救援。

(8)火灾时千万不能盲目跳楼，那样非死即伤。应当利用阳台、疏散楼梯、水管等逃生自救；如果居住在低楼层，也可以用绳子或者把床单、被套撕成条状来连成绳索，紧拴在铁栏杆、窗框等固定物上，用毛巾、布条等保护手心，并顺绳滑下到底楼或到未着火的楼层脱离险境。

3. 家庭防火安全常识：

(1)要努力学习并掌握防火知识，从已经发生的火灾事故中汲取教训，并树立防火意识。

(2)熟记安全通道、消防电梯、安全出口的具体位置。

(3)单独在家时不要独自使用自己不熟悉的家用电器。

(4)不动火不玩火,不要碰厨房里的电源开关。

(5)如果发现家里燃气泄漏,首先应立即开窗通风,千万不能在此时打开电器的开关或者使用明火,应当立即到室外通风且安全的地方打电话告知家长。

(6)燃放烟花爆竹时应到空旷的地方,儿童在燃放时应当有成人陪同。

(7)使用蜡烛、蚊香时,应当放在宽敞的地方,不能靠近床沿、窗帘、蚊帐等易燃物品。

(8)不要在有火的地方喷装有易燃溶剂的按压式喷雾罐,如空气清新剂、花露水、香水、酒精、发胶等。

(9)不要把自己的自行车、书籍、废旧玩具等堆放在楼道里,年龄较大的儿童应当学习掌握使用灭火器材的方法,以便于在发生火灾时及时参与灭火。

(10)发生火灾之后,不要惊慌,应及时拨打 119 火警电话,同时向消防人员清楚地交代家庭详细地址及起火物品,然后离开火场,到达主要路口引导消防车来灭火。

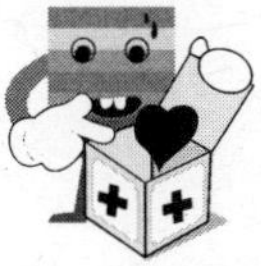

我来体验

和你的同伴们讨论,看看他们还知道哪些关于家庭火灾的事故,并从中吸取教训;在你们班组织一次以“家庭防火”为主题的演讲比赛,提高大家的防火意识;将这些家庭防火的常识介绍给你的家人;组织同学们一起学习有关家庭防火知识和火灾时的逃生自救方法。

小贴士

正确使用干粉灭火器的方法：

①使用前，先把瓶身上下颠倒几次，以使筒内的干粉松动；②在灭火时，手提或者肩扛灭火器迅速奔赴火场，在距离燃烧处 5 米左右，将灭火器放下。如果在室外，应当选择站在上风的方向喷射；③将灭火器开启，左手握住喷嘴，用喷嘴对准火焰的根部，并用右手拔掉保险销，同时压下握把 1～4 秒，干粉就会喷出灭火；④喷射时，应当对准火焰根部并由近而远，左右扫射，直到把火焰全部扑灭。

与电流的亲密接触——电击的急救

走进急救现场

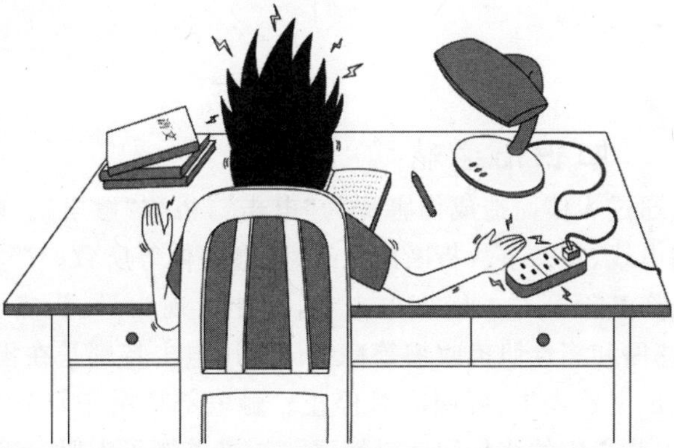

图 2-27

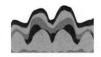

小明和小强是好朋友，他们在放学之后经常在一起玩耍和做功课。五一劳动节下午放学之后，他们俩约好了到小明家做作业。在书桌上放着一个通着电的插座，刚洗了手准备开始做家庭作业的小强一不小心摸到了插座，突然他感到浑身一阵发麻，手掌一阵灼痛，接着就昏倒在地上。小明赶紧切断了插座电源并拨打了120急救电话，很快小强被送往医院。经过医生的全力抢救之后小强脱离了生命危险，除了手掌被烧伤外，其余并没有大碍。这样的电击事故还发生在2001年7月25日晚7时50分，张先生到父母的住处看望两位老人。进屋之后，他发现父亲和母亲竟然双双倒在卫生间且早已身亡。经过现场勘察，赵母的右手指有电击伤，经分析认为，赵母可能在洗澡时遭到电击，而老父闻讯搭救，但不幸也触电身亡。如图2-27所示。

互动讨论

1. 触电可能会导致哪些严重后果？
2. 在日常生活中我们应该如何安全用电？
3. 发现有家庭成员遭电击后应该采取哪些急救措施？

知识加油站

电流通过人体而造成伤害称为“电击”，俗称“触电”。电击可由触及家用电线、意外事故折断的电线、带电物体等所致。严重程度可从轻度烧伤甚至死亡。轻度电击者，可能出现头晕、头痛、惊恐、心慌、面色苍白和痛性肌肉收缩等症状。高压电击特别是在雷击时，常常导致意识突然丧失、呼吸心跳停止。触电部位由于释放出大量电能，局部皮肤组织的烧伤程度最严重。如果点燃了衣服，可造成与触电部位无关的大面积烧伤。由于触电之后大肌肉群强烈收缩也可能会引起骨折。电击有时候还可能导致严重的后遗症和并发症，如耳聋、视力受损、心脏病、胃肠穿孔、肾病等。

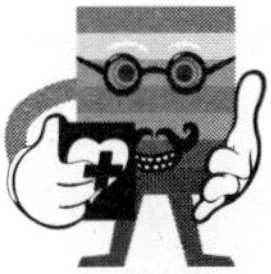

专家引路

1. 在日常生活中存在易触电的下列几种情况：

(1)临时急用线路架设得过低，电力线与电话线共用了一根线杆，时间长了就缠绕在一起，当刮风下雨时接电话触电。

(2)如果日常照明所用的电灯开关、灯头被损坏，插座盖子破损，变压器、电动机等电气设备未检修，铁壳上未装接地线等，易使接触者触电。

(3)电源进线、电力设备不装单独的开关和保险丝、临时线路，因此，不能在发生事故的时候立即切断电源。

(4)检修或者安装电灯、电器时未切断电源，抢救触电者时未使用绝缘材料挑开电线等。

(5)日常生活中的一些意外事故，例如，放风筝时线缠绕在电线上，大风把电线刮落刮断等。

(6)家用电器因受潮导电，这样易导致使用者触电，家用电线因年久老化，表面绝缘层破损而导致使用者触电。

2. 遭受电击之后的现场急救措施包括脱离电源、立即进行现场心肺复苏、及时地送往医院治疗烧伤和其他伤害等：

(1)如果电源开关就在附近，则应迅速切断电源，或者用绝缘物(橡胶制品、书本、木质、塑料、棉麻、皮带、瓷器等)迅速将电线、电器同伤员分离。施救者切忌直接接触触电者，以防止因自身触电而直接影响抢救工作的进行。

(2)当伤员在脱离电源之后，应当立即检查伤员的全身情况，特别是心跳和呼吸。如果触电者神志尚清醒，且有自主呼吸和心跳，伤员应当就地平卧，并严密观察，暂时避免站立或者走动，防止继发休克。

(3)如果伤员的呼吸心跳都停止了，应立即实施现场心肺复苏，同时应拨打120急救电话以请求救援。

(4)还应注意伤员是否有身体其他部位的损伤，例如，伤员触电之后弹离电源或者自高空跌下，常常可并发血气胸、颅脑外伤、内脏破裂、四肢和骨盆骨折等。如果有外伤、灼伤均需要采取相应的措施。

（5）现场抢救中，应尽量避免随意地移动伤员，若需要移动伤员或者将其转送其他医院时，要使伤员平躺在硬担架上或者背部垫木板继续抢救，在专业的急救人员没有接替前抢救不能中止。

3. 日常生活、学习和工作中，意外电击常常发生在违反使用电操作规程或者缺乏安全用电常识者之中，所以，让青少年、儿童了解并掌握有关安全用电的知识，对于预防电击是至关重要的。

（1）因为青少年常常不具备安全用电的相关知识和能力，而用电的相关操作问题，应当由家长完成，以避免发生触电；平时要学习并掌握有关安全用电的知识；当家用电器有故障时，要及时地劝告父母修理，千万不可以带电操作。

（2）在家时，不能用湿手去开灯、关灯或者接触其他的电开关。因为墙壁上的插座都是通电的，所以千万不能用手指、钢笔、小刀等触、插、捅，以避免触电；当墙壁上的插座安装在较低位置时，儿童应当远离电源、插座、插头、开关，不要随意地拆卸或者安装电器、插座、插头等；不能在电闸、电器边玩耍，也不可以随意动电闸，以避免发生短路、漏电等事故。

（3）当手上沾水或出汗时，不能接触插座及使用其他带电电器；禁止站在潮湿的地面上触碰带电物体，或者用湿布来擦拭带电的家用电器；电炉不能靠近电线，以避免电线被烤焦而因此埋下隐患；电熨斗、灯泡、取暖器等禁止靠近易燃物；当电线损坏或者断落时，应当及时地断开电源，然后尽快修理。

（4）禁止在电线上晒衣服；当在室外玩耍时，万万不能攀爬电线杆，也不能在电线杆附近放风筝；野外、路上或者大风天气遇到了落到地上的电线，必须要绕行，因为那有可能是带着高压强电流的电线，并及时向有关部门报告，以便他们及时采取相应的抢修措施，如图 2-28 所示。

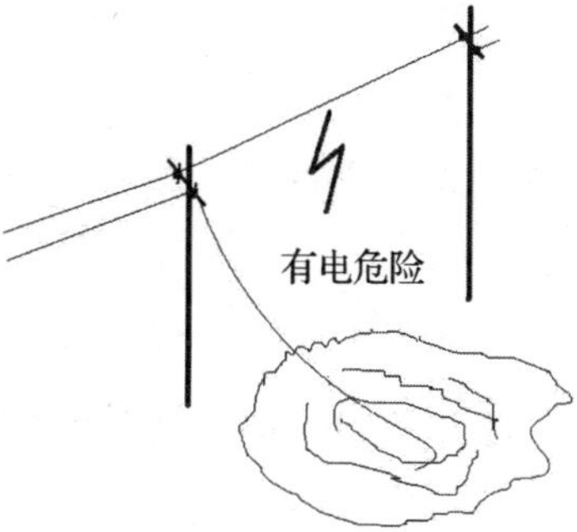

图 2-28

我来体验

和你的同伴们讨论，触电可以导致哪些严重的后果；和你的同伴们交流，看看他们还知道哪些有关电击的事故，你从中吸取了哪些教训；在学校组织活动，向全校同学宣传有关安全用电的知识；将这些安全用电的知识介绍给你的家人。

小贴士

电的探索简史：

1732 年，美国科学家富兰克林认为电是一种没有重量的流体，存在于所有物体中。1752 年，他将系上钥匙的风筝用金属线放到云层中，金属线将空中的闪电引到手指与钥匙之间，证明了空中的闪电与地面上的电是同一回事。后来他根据这个原理，发明了避雷针。1799 年，意大利科学家伏特以含食盐水的湿抹布，夹在银和锌的圆形板中间，堆积成圆柱状，制造出世界上最早的电池——伏特电池。1821 年英国人法拉第发明了使用电流将物体运动的装置，它却是今天世界上使用的所有电动机的祖先。后来他又发现了电磁感应定律，这也是他的一项最伟大的贡献。1866 年德国人西门子制成世界上第一台工业用电发电机。

天公打雷亦危险——预防雷电袭击策略

走进急救现场

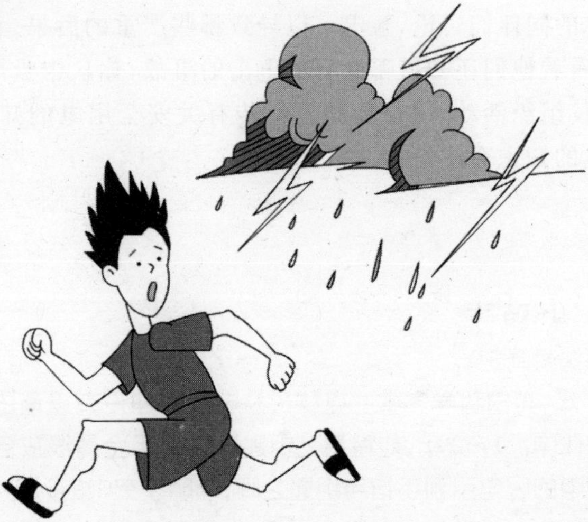

图 2-29

雷击导致人员的伤亡，主要发生于室外空旷的地方，但在室内也可出现雷击伤人事故。

案例 1：1996 年 8 月 8 日 16 时，广东省河源市一名 16 岁男孩在家看电视，因电视信号差，又逢自己喜欢的节目，男孩就到楼顶摆弄天线，这时一声雷响，该男孩不幸身亡。

案例 2：2005 年 5 月 29 日 6 点多钟，辽宁一村民一家 4 口正酣睡，一个球雷从窗户进入室内，紧接着发生爆炸，导致房子起火燃烧，4 岁的女儿、9 岁的儿子和妻子在雷击中身亡。这种结果是因为大多数的球雷是沿建筑物的烟囱、窗户、门进入室内，于室内停留数秒后就引起爆炸。

案例 3：2003 年 8 月 9 日晚，辽宁新民县 4 名村妇围坐于炕上看电视，雷电由室外的天线引入，造成机毁人伤。这是因为避雷针虽然可以保护建筑物，但其对沿架空电线、电话线等侵入的雷电波却无这种功能。

案例 4：2003 年 6 月 5 日下午，北京某派出所的干警办公室遭雷击，此刻正在打电话的副队长被雷击倒，室内凡是触摸到金属物的人均被触了一下电。因为雷电可以沿着建筑物中裸露的金属物，如水管、暖气管、煤气管等传导。如图 2-29 所示。

互动讨论

1. 雷电对人体常有哪些危害？
2. 雷雨天气在室外应该如何预防雷击？
3. 雷雨天气在室内还应采取哪些预防雷击的措施？

知识加油站

雷电是伴有闪电、雷鸣的一种自然放电现象。雷电袭击十分迅猛，这使人们在没听到雷声之前就已经触电而来不及躲避。更有甚者在瞬间就遭雷击，引起建筑物、仓库、油库等着火或爆炸，造成物资和人员巨大的伤亡和损失。雷电对人体的直接伤害有超压作用、动力作用及高温作用。当人遭雷击的瞬间，电流将迅速通过人体，严重者可导致心跳、呼吸停止，从而脑组织缺氧而死亡。还有就是雷击时产生的火花，也会造成不同程度皮肤烧灼伤。目前，虽然人们对于雷电的认识有所提高，并采取了一定的防雷措施，但因为雷电涉及许多不确定因素，所以每年仍有很多人被雷电袭击。因此，掌握相关安全防雷的知识，并采取防雷电措施，对于预防雷击至关重要，如图 2-30 所示。

雷电危险

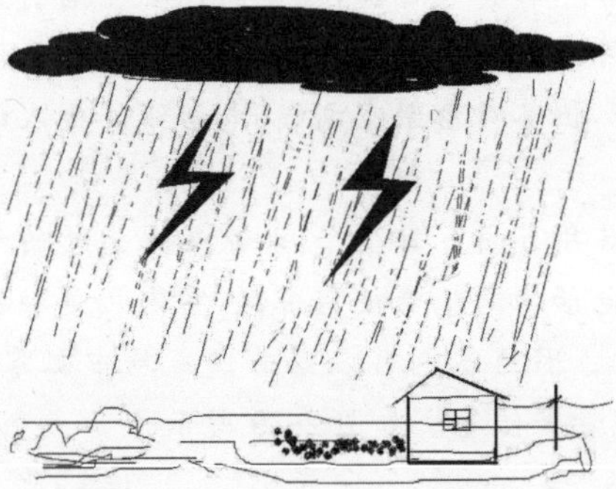

图 2-30

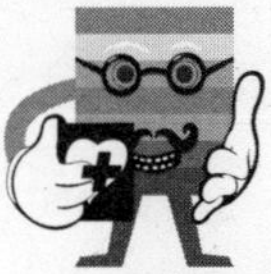

专家引路

雷雨天气的安全防雷常识：

1. 雷雨天，切忌到大树或者古老的建筑物下避雨，不要停在高楼的平台上，绝对不要将金属物握于手中；在户外空旷处，不要进入孤立的棚屋、岗亭等；远离建筑物表面的水管、煤气管等金属物；更不要接近一切电力设备，比如高压电线、变压器等。

2. 雷雨闪电时，切忌使用电话，同时关闭手机，因为电话线和手机的电磁波会引来雷电伤人。

3. 雷雨闪电时，切忌使用电视机、游戏机等电器，应该请父母拔掉一切电源，避免雷电伤人或毁坏电器；更不要在电器旁边玩耍；不要站在电灯下，不要冲凉洗澡。

4.雷雨天气切忌把晾晒衣服的铁丝拉接到窗户或门上。

5.雷雨天气尽量待于室内，尽量不要开门、开窗，从而防止雷电进入室内；必须外出时，最好穿胶鞋、披雨衣，可以对雷电起到绝缘作用；不能佩戴金属饰品。

6.乘坐汽车时遇到打雷闪电，切忌将头、手伸出窗外。

7.不要穿着衣物在雷雨下走动，尽量不要大跨步的跑动，对于突如其来的雷电，切忌与人拉在一起，应该立即下蹲、双脚并拢、以减少跨步时电压带来的危害，同时应该双手抱膝，胸口紧贴着膝盖，应尽量低下头来保护最容易遭雷击的头部。

8.雷雨天气切忌在空旷的地方打伞，高举球拍、球杆、锄头等物体；不宜进行球类运动，更不宜在水边停留。

9.闪电打雷时，如在户外看到高压线遭雷击断裂了，此时应该提高警惕，因为高压线断电附近存在着跨步电压，身处附近的人此刻千万不要跑动，应双脚并拢，跳离现场。

我来体验

夏季要充分了解天气预报，雷雨天气来临时要帮助父母做好防雷措施；和你的同伴们交流，看看他们还知道哪些有关雷电袭击的事件，并从中吸取教训；上网了解雷电还有哪些危害。

小贴士

雷是因为大气中的云体之间、云地之间的正负电荷相互摩擦产生剧烈的放电，产生高温，使大气急剧的膨胀、产生震耳欲聋的巨响声，这就是电闪雷鸣产生原理。当大气层中的电荷不断在云层集结，如果电荷量足够强大就会发生闪电。当闪电横穿天空，能很快使沿途的空气变热。变热的空气迅速膨胀，并发生像爆炸那样猛烈地向四周冲击，这样就引起巨大的声波，这种声波在我们听来就是雷声。由于声速远较光速慢，所以总是先看到闪电然后再听到雷声。

被困电梯淡定写作业——被困电梯的应急策略

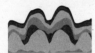

走进急救现场

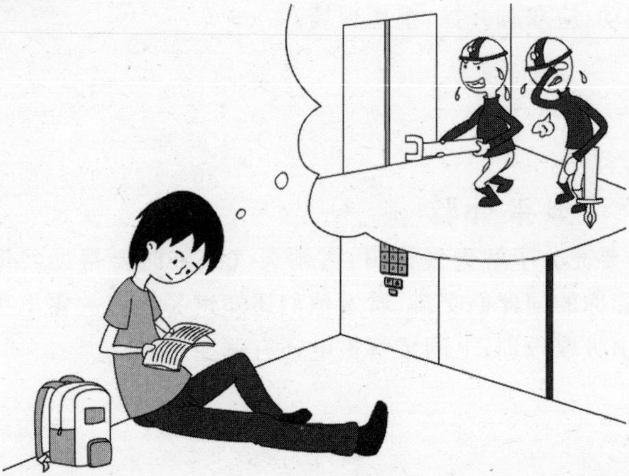

图 2-31

2012 年 4 月 19 日 21 时 28 分，厦门一大厦内的电梯发生故障，一初中男生被困于电梯内。接到群众报警的消防队员迅速赶到大厦。此刻，电梯停在三楼的位置，男生已被困在电梯里半个小时了。消防队员担心被困的男生发生意外，一边联系电梯维修人员到场，一边用营救被困人员的“三角钥匙”对电梯实施破拆救人。在消防队员几经尝试后，发现电梯门已经老化，专用的“三角钥匙”也无法将电梯门打开。随后，电梯维修人员赶到事发现场，在维修人员的密切配合下，消防官兵兵分两路，一路进入四楼，从电梯顶部进入电梯门，一路留在三楼配合开门。10 分钟后，电梯门被打开了。令他们万分没有想到的是，被困的男生正席地而坐专心地写作业。事后据了解，被困男生是大厦内的住户，晚自习回家，电梯到三楼就自动停住不走了，男生敲门并大声呼喊，也无人知道，该男生没有带手机，无奈之下，就索性在电梯里写起作业，如果不是楼上的住户使用电梯，被困男生不知道何时才会被发现。如图 2-31 所示。

互动讨论

1. 你是否也有过被困电梯的经历，当时采取了哪些措施？
2. 这位初中男生的做法正确吗？他还可以采取哪些措施？

知识加油站

造成电梯故障的原因是多方面的，一方面是人为的，另一方面是电梯的系统故障造成的，但每个电梯里都有自救功能，当电梯出现系统故障，会自动启动自救功能，缓慢地下降直至安全着落，一般情况下不会对人身造成伤害。

专家引路

遭遇被困电梯时应采取以下策略：

1. 保持镇定，如果多人被困，应该互相安慰，告诉惊慌失措的人，

"电梯槽里有防坠安全装置，会牢牢地夹住电梯两旁的钢轨"。

2.利用电梯里的红色警铃、对讲机或手机求援。如果无警铃、对讲机，手机又没信号，可以拍门叫喊，也可脱下鞋子敲打。

3.如果不能立刻找到电梯维修员，应立刻拨打119报警，请求消防队员的援助。

4.如果外面没有专业营救人员，千万不可强行推开电梯内门或自行爬出电梯，以免发生意外。

5.电梯天花板如若有紧急出口，也不要爬出去，因为出口板一旦打开了，安全开关就会使电梯刹住不动；但如果出口板意外地关上，电梯可能会突然开动令人失去平衡，在漆黑的电梯槽内，可能被电梯的缆绳绊倒或因为踩到油垢滑倒从电梯顶上坠落。

6.如果在深夜或周末下午被困于商业大厦的电梯内，有时几小时或几天也没人走近电梯。这种情况下，最安全的办法就是保持镇定，注意听外面的动静，待机求救，如果有人经过，应该设法引起注意。

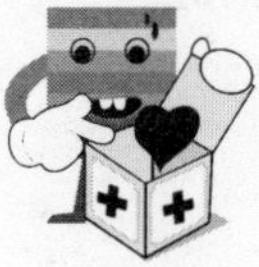

我来体验

上网了解电梯的基本结构；了解更多有关电梯被困的事故，并从中吸取教训；将这些被困电梯的应急策略介绍给你的朋友和家人。

小贴士

遇到电梯急坠应该如何应对：

1.不论电梯在几楼，都应该打开每层楼的开关，当紧急电源启动时，电梯可马上停止下坠。

2.如果电梯内有扶手，应该用手紧紧握扶手，这样可以固定位置以防止重心不稳摔伤。

3.应弯屈膝盖，因为膝关节韧带富含弹性组织，可以借助膝盖弯屈来缓冲重力冲击。

我是家里的守护神——遭遇入室盗窃的应对策略

走进急救现场

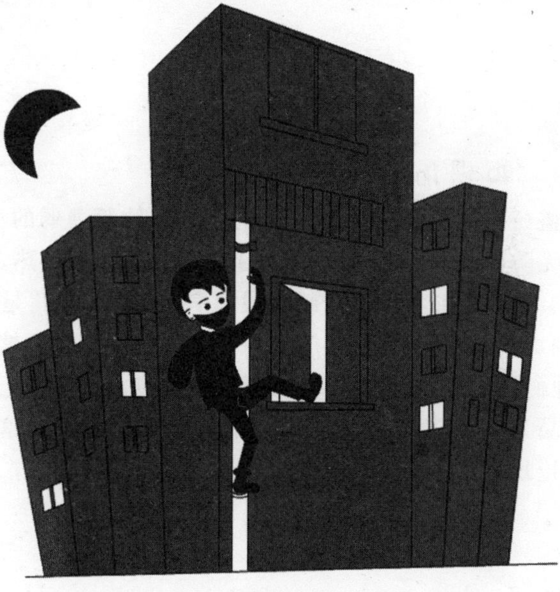

图 2-32

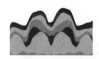

某市一小区一名男子借助 13 号楼一楼与二楼的防盗网，麻利地

攀爬进入三楼住户的客厅，而后他便在屋内搜找值钱物品。他四处寻找之后并没有获得“战果”，于是他大胆地闯进主人卧室，将正在充电的手机揣进了腰包。后翻箱倒柜地搜找财物的声音惊醒了房屋主人。这名男子吓得惊慌失措，连忙按原路爬出窗台，准备踮脚爬到二楼的防盗网上，却不慎一脚踩空从三楼坠落，导致这名男子的肩关节脱位、肱骨骨折。他在水泥地上不停地哭嚎，接到报警的民警赶到后将这名男子带走。最终，这名男子因为入室盗窃受到了法律的制裁。如图 2-32 所示。

互动讨论

1. 发现小偷入室盗窃与抢劫时，我们应该采取哪些应急措施？
2. 入室盗窃、抢劫的案件在哪些情况下容易发生？

知识加油站

入室盗窃抢劫案件易发生在开放式小区；物管薄弱的小区；老式防盗门或无防盗网窗的住户；没有监控的地方；天气炎热，门窗大开的夏季；白天无人在家和夜里睡觉没有关好门窗，尤其是厨房的窗户；有特别贵重的物品、保险箱等家中。盗贼往往携带便携的作案工具，但是他们作案不以伤人为目的，而是以钱包、手机、笔记本等便于携带的物品为主，但要是主人穷追不舍使其无法脱身时，这往往可演变为入室抢劫或杀人等恶性案件。

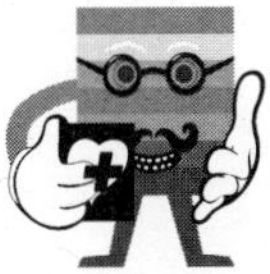

专家引路

1. 儿童单独在家时应该锁好房门，在未得到家长的许可下，无论什么理由都不得接待任何客人，尤其是陌生人。

2. 不要和陌生人说话，不要受街头骗子的蛊惑，更不要为贪图小便宜将陌生人带回家。

3. 增强防范意识，保护好私人信息，切忌在公众场合暴露私人信息，更不要炫耀和攀比家庭财富。

4. 遭遇入室盗窃时应该沉着应对，原则上如果能力许可可将盗贼制服，再报警或者呼叫求助。但是如果青少年儿童独自在家，遭遇入室盗窃的情况，考虑到儿童基本没有自我保护能力，所以必须以保证人身安全为前提，千万不能一时冲动，惊慌失措，造成不必要的人员伤害。向父母求援、拨打 110 报警也必须在确保人身安全的前提下进行。

5. 如家中遭遇盗窃，但是盗贼已离去，应该立刻拨打 110 报警，不要翻动现场，这样有助于警察寻找作案的线索和抓获盗贼。

6. 遭遇入室抢劫，应适时放弃财物，以确保人身安全，同时应想办法找时机逃生，并且记住抢劫犯的人数、外貌特征，处于安全状态后再拨打 110 报警电话。

7. 如何拨打 110 报警：座机直接拨打 110，手机拨 110 后按通话键，接通后交代清楚案发地点、案发时间及作案人数等。

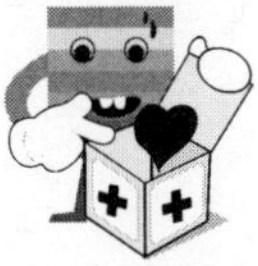

我来体验

你还知道哪些有关入室抢劫或盗窃的案件，将这些故事讲给你的同伴们；在班里组织活动，同学们互换角色扮演入室盗窃的盗贼和房屋主人，看看同学们会采取哪些应急措施；将以上遭遇入室抢劫或盗窃后的应急方法介绍给你的同伴们。

小贴士

我国《刑法》对审理盗窃案件规定如下：

盗窃公私财物，数额较大，或多次盗窃、入户盗窃、携带凶器盗窃、扒窃的，处以三年以下有期徒刑、拘役或管制，或者单处罚金；数额巨大或有其他严重情节的，处以 3 年以上 10 年以下有期徒刑，并处以罚金；数额特别巨大或有其他特别严重情节的，处以 10 年以上有期徒刑或无期徒刑，并处以罚金或没收财产；盗窃金融机构数额特别巨大者，或者盗窃珍贵文物情节严重的，处以无期徒刑或者死刑，并处没收财产。

电工转眼变小偷——不要让陌生人进屋

走进急救现场

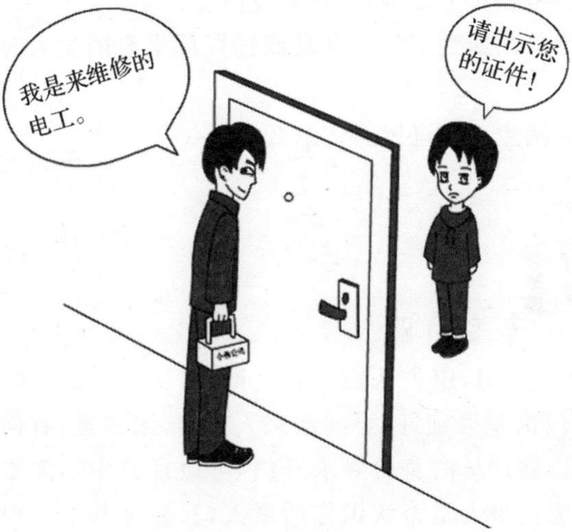

图 2-33

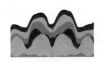

2012 年 1 月 20 日下午 15 时许，家住温州市一小男孩儿独自在家时突遇停电。当时这名男孩儿正在玩电脑游戏，突然的停电让他非常烦躁。此刻忽然听到有人敲门，于是男孩儿问是谁，外面的人回答说是小区的电工，要进屋查看一下。男孩儿玩游戏心切，完全忘了平时老师家长的反复叮嘱“不要让陌生人进门”。他开门后让这名“电工”进了家里，该“电工”在每个房间里装模作样地检查了一会儿，并告诉男孩儿为了安全起见，需要把家里所有的电器插头拔掉。结果在男孩儿拔插头之际该“电工”溜之大吉。等父母回家后才发现卧室梳妆台上的手表、耳环都不见了，问男孩儿才知道下午有位“电工”进了屋，父母紧接着报了警。后来据警察说，最近在该小区已发生十多起这样的案件，盗贼都是先拉掉电源，造成停电的假象，然后冒充电工上门服务，趁机盗窃。如图 2-33 所示。

互动讨论

1. 在日常生活中为什么要预防陌生人进屋？

2. 遇到推销员上门推销，我们应该怎么办？

3. 如果外出回到家门口发现或怀疑屋里有陌生人时，我们应该怎么办？

4. 如果陌生人闯进屋里该怎么办？

专家引路

1. 有人敲门时，应先从猫眼看是谁，如果是不认识的，千万不要开门，检查门窗是否锁好；要问清来人是谁，来找谁，有何事；如果有人以推销员、修理员的身份要求开门，可以说家中不需要这些服务，让其离开；无论来人是否认识你的家人，只要你并不认识该人，千万不要告诉他任何你们家的事情，更加不可让他进门，告诉来人有事可以留言；若有人以同事、朋友或远方亲戚的身份要求开门，更不能轻信；即便是你认识的人，如果自己单独在家，应该先打电话向家长询问，得到家长的认可才可开门。

2. 如果你家住在高层住宅，有陌生人通过对讲电话要求你开门，无论对方把借口说得多么像样也不要开门。

3. 如果外出回到家门时，怀疑屋里有陌生人，并听到有搬动物件的声音或者看到门锁被毁、大门半掩，千万不要贸然进屋，应该立刻到邻居家打电话报警或通知小区保安。

4. 遇到陌生人不肯离去或者坚持进屋的情况，可以声称要拨打电话报警，或到阳台、窗口大声呼喊，向邻居、行人求救，以震慑迫使其离去。

5. 如果进屋后，发现屋里有陌生人，应该悄悄退出门外，到安全地方打电话报警或者通知保安；如果已被陌生人发现，应该机智应对，不要逞一时之能，尽量保证人身安全，记住陌生人的外表特征，等其离开后马上报警或通知保安。

6. 如果半夜醒来发现屋里有陌生人，应该保持镇定，小心应对，在确保自己的人身安全的前提下拨打报警电话，必要时放弃财物。

7. 如有陌生人打来电话询问父母情况，应该先问来电话的人是谁，有何事；如果你不认识来电话的人，切忌告诉他任何事；如果来电话的人问你父母的单位地址、手机号码等信息，不要告诉他，可以请来电话的人留下姓名、单位、电话号码及其他信息；对于陌生人打来的电话，最好不要让对方知道只有你一人在家。

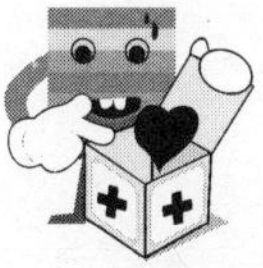

我来体验

在班里组织班会讨论，我们应该怎样预防陌生人进屋；让同伴们扮演上门的推销员，看你能不能很好地拒绝这样的“推销员”；上网了解看看还有哪些关于陌生人上门盗窃的案件，并从中吸取教训；将这些居家安全常识介绍给你的同伴。

小贴士

最常见的陌生人便是推销员，考虑到儿童的安全，如遇到上门推销应该这样应对：①陌生人上门推销绝不开门，应婉言谢绝，不与其多话；②发现推销者的形迹可疑，应该记下他的外表特征，待其离开后立即报警；③如果推销者以借用卫生间或者喝水等任何借口试图进门，应坚决拒绝；④如有推销者纠缠不休，应该马上打电话请保安或打电话报警。

校园篇

本篇主要包括青少年如何远离烟酒、校园暴力和预防校园赌博，如何合理安全使用网络。由于青少年在心理上尚未成熟，容易受到各种心理问题的困扰，本篇对校园恋爱中的情感和人身伤害的防范也作了重要介绍。同时，介绍了地震、火灾、食物中毒、校园运动伤的应急急救避险措施。

都是“爱你”惹的祸——校园暴力的应对策略

走进应急现场

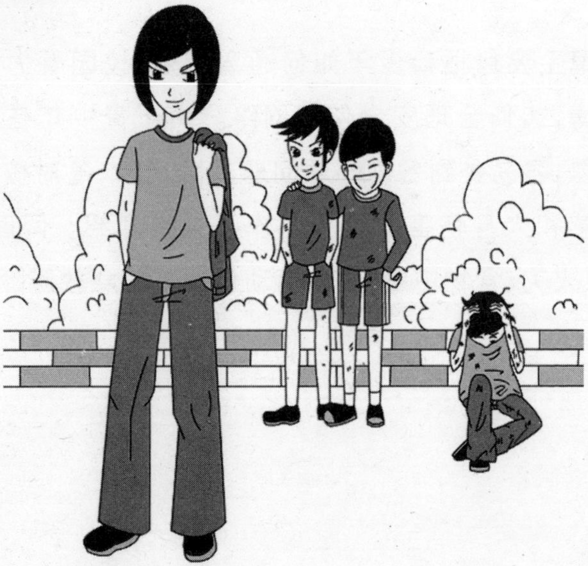

图 3-1

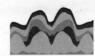

小阳是家里的独子，从小受到全家人的宠爱。小阳平时在家一直都是说什么就是什么，要什么有什么，是家里的“小太阳”、“小皇

帝”。这样无条件的爱让小阳自尊心、好胜心变得极其的强，由不得别人对他说一个“不”字。有一天，小阳因为一点小事，被班里一位平时性格内向的同学惹怒了，他便带着自己的几个“小哥们儿”，在放学路上堵截那位同学，并对其进行殴打，致使该同学身受重伤被送进了医院。后来，小阳也因此事受到了学校的处罚。如图 3-1 所示

互动讨论

1. 小阳的行为是否属于校园暴力？
2. 为什么校园暴力事件近来总是频频发生？
3. 哪些同学容易卷入校园暴力事件中？
4. 校园暴力事件会造成哪些严重后果？
5. 如果遇到校园暴力事件我们应该采取哪些措施？

知识加油站

校园暴力，是特指发生在学校及其周边地区，由在校或校外人员针对学生生理或心理实施的，并能够达到一定伤害程度的侵害行为。发生在中小学生之间的通常称为“校园欺凌”，“校园欺凌”表面上虽然没有校园暴力那么可怕，但其隐藏一个复杂的互动状态，欺负的同学和被欺负的同学都会造成一定的心理上的问题，在一定程度上会影响他们的身心健康，甚至是人格发展。

专家引路

1. 上述故事中，小阳的行为对同学造成严重身体伤害，称为“校园暴力行为”。在我国，在校学生从小学到大学的校园暴力事件有：

一是同学与同学拉帮结派，向其他人占小便宜、索要钱物或仅仅是意气相争；二是高年级同学对低年级同学以大欺小、以众欺寡，有些纯粹是寻开心；三是校外人员对校内人员的暴力。不管校园暴力以何种形式出现，如果任其发展，都有可能成为性质更为恶劣的刑事案件，如敲诈、勒索、抢劫、杀人等。

2. 校园暴力频频发生，其原因主要有以下几个方面：

(1)个人因素：青少年处于性格形成阶段，对待事件、事物的看法不够冷静和全面，并且易受到外界环境的干扰，部分青少年有个性冲动、好胜心强、自尊心强、情绪化、易怒、自我约束力弱等特点，因此就容易发生冲突、报复等对他人的攻击性行为，往往很随性，不顾后果。

(2)家庭因素：家庭教育对孩子的性格形成有极大的影响，不管是溺爱，还是信“打是亲，骂是爱”的家庭教育，都不利于孩子人格的培养。过度溺爱孩子，久而久之让孩子养成“以自我为中心”的思想，“我说了算，我说的才是对的”，不懂换位思考，不会关爱他人，更不能接受他人的意见；而另一种是传统家长的教育方式，容易让孩子自卑、不敢与外界交流、看待问题比较偏激等。另外，在家庭暴力环境中成长的孩子，较其他的孩子更容易卷入校园暴力事件中。

(3)学校因素：目前，学校注重知识教育，而忽视了学生综合能力的培养，对校园暴力事件的预防重视不够；教师在学生心中的形象不再是传统意义的威严，如果学生向老师或校领导报告被别人欺负或威胁这样的事情，就被认为是懦弱，因此，他们会通过暴力方式来解决问题；学校对校外人员对学生实施的暴力行为的防范工作不够到位，采取的措施尚不能起到想要的防治效果。

(4)社会因素：现代社会是信息化时代，各种含有暴力因素的影视、书刊、网络信息、游戏等充斥着青少年日常学习和生活，如007、蝙蝠侠等宣扬的个人主义、黑社会宣传暴力才能解决问题的“暴力文化”、网络各种不健康的信息等，这些极易受青少年的追捧、模仿；还有公安部门对青少年暴力事件的执法困难，惩治力度不够，这也是校园暴力频发的原因之一。

3. 校园暴力事件中，有施暴者及受害者两种当事人。平日里好斗、虚荣心强、崇拜个人英雄主义、看待问题偏激、家庭不和谐、迷恋暴力和色情网站、对小动物没有怜爱之心及法律意识淡薄的同学，容易参与到校园暴力事件中，身份往往是施暴者；相反，平日胆小怕事、性格内向、自卑、贪图小便宜的同学则容易成为校园暴力的受害者。

4. 在校园暴力事件中，因为参与者大多是尚未成年的孩子，不管是施暴者、受害者还是旁观者，都会受到不同形式、不同程度的影响。"施暴者"侵犯或欺负别人，会表现以自我为中心，对同学缺同情心等，而"旁观者"因为无法对受害者提供帮助而感到内疚、不安等，"受伤者"会受到身体和心理两方面伤害；其次，对班集体、学校整体形象也会产生不良影响；再有，有些校园暴力事件甚至可能发展成为刑事案件，对社会治安和稳定不利。

5. 为了预防校园暴力事件发生，需要我们多方面共同努力，首先，学校和家长对孩子的教育不可缺少，应从小抓起，培养青少年健全的人格，告知他们校园暴力的危害及应对方式：不要轻易相信陌生人、不要贪图小便宜、不要胆小怕事、遇事应沉着冷静、不要以暴制暴；根据遭受暴力事件的性质的不同，采取不同的应对方式：小则可以自行与施暴者沟通、可告知父母或老师协助处理，大则可以寻求公安部门的帮助，特别是遇到校外人员对青少年实施暴力时。其次，对于已经发生的校园暴力事件，学校及家长一定要在第一时间找出问题的根源，看清事件的本质，从维护校园稳定的角度去解决问题，要具体问题具体分析，预防类似的事件再度发生。最后，政府及社会应尽全力去保障校园及校园周边环境的安全，完善相关法律法规，保护祖国未来的花朵。

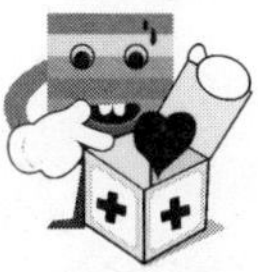

我来体验

让我们来设置一些场景，关于遇到不同校园暴力事件时我们应该如何应对：比如，你在放学路上遇到学校"老大"向你勒索钱财或玩具、遇到校外的"流氓"大哥的堵截恐吓等等，你想好要如何应对了吗？

小贴士

据浙江省 2004 年针对全省中小学生校园暴力行为状况调查显示：有 49.2％的同学承认曾经对其他同学有过不同程度的暴力行为，87.3％的同学承认曾遭受过不同程度的暴力行为。在校园暴力事件中，遭受到身体和言语攻击的人数最多，均超过总调查人数的 70％以上。其中，受到教师体罚的受害者占总调查人数的 37％，遭受到性侵害的受害者人数占 17％，遭受到欺负行为的受害者占 18％，被破坏行为的受害者占 26％。

烟酒的沉醉与迷惑——校园酗酒、吸烟的应对策略

走进应急现场

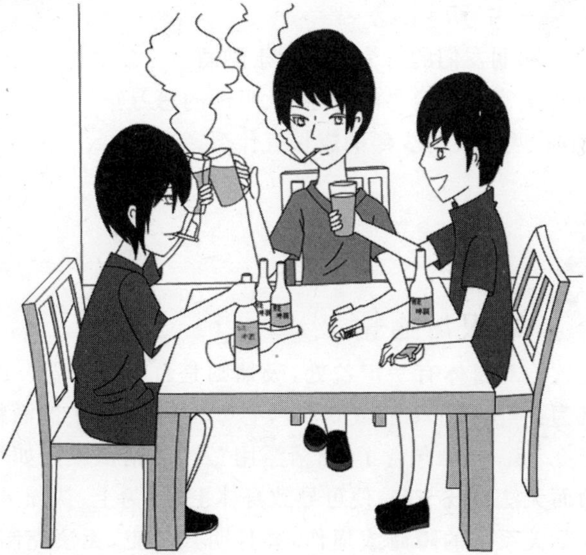

图 3-2

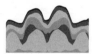

“嗨，今天这么好的日子，咱哥几个不出去庆祝一番，怎么对得住自己啊！”

这天是该学期的最后一天，全校同学基本上都期末考试完了，开始放松了起来。于是，小阳的朋友电话相约他，要“庆祝”一下考试的结束——暑假的到来。饭局是不可缺少的，酒、烟也是必备品。席间，你一言、我一语、你一拳、我一劝，顿时烟雾缭绕、嗨声四起。一晚下来，每个人都步态不稳、胡言乱语、神志不清了。算一算，这一晚的饭局，花费了不少资源：啤酒、白酒、香烟，一个都没落下。这样的饭局常会因为一件“值得庆祝”的事而产生，频率可真是不低。而事后存在诸多的问题：无法保障各自回家的安全、随之出现的身体不适、接连几天没有学习该有的状态……一次“畅聊、豪饮”之后，整个人都萎靡不振，想要拒绝，却始终还是不能。如图 3-2 所示。

互动讨论

1. 小阳和朋友们的行为是否属于酗酒？
2. 为什么青少年容易染上酗酒、吸烟的恶习？
3. 酗酒、吸烟对青少年的成长有什么影响？

知识加油站

少量饮酒对身体有一定益处，吸烟则是百害无一益。医学界将酗酒定义为：一次喝了 5 瓶或 5 瓶以上啤酒，或血液中的酒精含量达到或高于 0.08。酗酒包含了“酒精滥用”及“酒精依赖”：如果一个人过度饮酒而无法自我节制，便可导致身体上、行为上、认知上、社会功能上或人际关系上的障碍或损伤，并且明知故犯，无法克制，这就已达到了“酒精滥用”的程度；若这种情况进一步恶化，把饮酒看得比其他任何事都重要，必须花许多时间和精力去喝酒或者戒酒，必须喝酒才感到舒服（心理依赖），或者必须增加酒精摄取量才能达到预期的效果（耐受性），或者产生酒精戒断综合症，这些均已达到“酒精依赖”的程度。

专家引路

1. 小阳及朋友们的大量饮酒，对身体和大脑会造成很大的伤害，并且不定时的饮酒行为已经达到酗酒的程度，饮酒的同时，还大量吸烟，伤害更加重。目前，我国尚且缺乏针对青少年酗酒、吸烟的行为规范。关于饮酒，某省曾针对大学生调查显示，学生中有饮酒史的高达82%，其中男生占89%、女生占75%，且饮用含高酒精量的白酒者占23%，“小酒民”的数量也不断增长，全国6～12岁的儿童中有8000万人曾经喝过啤酒、香槟酒，甚至白酒。关于吸烟，据世界卫生组织的估计，中国20岁以下的青少年中有2亿人吸烟，至少有5000万人将死于与吸烟有关的疾病。另外，卫生部在一项调查中发现，大学中男生吸烟的比率高达46%，大学生已成了烟民的重要组成部分，而且吸烟人数随年级的升高而增加，潜在的烟民开始使吸烟的年龄也大大提前。

2. 青少年沾染酗酒、吸烟等恶习与许多因素有关。青少年年纪小，阅历少，心理尚不成熟，面对学习及就业方面压力时，不能理性的处理，借助烟酒宣泄的大有人在；感情受到挫败时，无法自拔，自甘颓废，嗜烟酒无度；生活无聊时或者庆祝时，因为朋友义气、怂恿而大量饮酒、吸烟，这有明显的群落效应；影视剧作品中某些人物形象的塑造往往与烟酒相关，青少年的盲目崇拜、模仿，以追求自我形象的完美化。另外，有研究表明：酗酒无度达到酒精依赖程度的，70%与遗传相关，同时，受到上述因素、传统文化、家庭环境及周围环境的影响。

3. 青少年正处于生长发育时期，各项生理系统、器官都尚未发育成熟，对外界环境中有害因素的抵抗力较成人要弱。首先，烟酒会造成身体不同程度及不同部位的伤害，两者都会让人精力不集中，出现头痛、头昏、睡眠质量下降的现象，学习及工作受到影响。长期下来，骨质疏松、心血管疾病、性功能障碍等相关疾病的发病率，较一般人群会有所增加。酒精会大大加重肝脏的负担，可导致肝硬化等不可逆转的病变;香烟则有明显的损害肺脏功能、诱发癌症,易感染病菌、会降低服用药物的效果,失明失聪的可能性较一般人有所增加,这些仅仅只是烟酒对身体伤害的小部分。另外,吸烟对周围的人,如家人、朋友的伤害,甚至多于对吸烟者自身的伤害。再者,烟酒会让人精神恍惚、睡眠质量下降,导致青少年不能完成学业。饮酒易使人情绪失控,到处惹事,而饮酒后发生车祸、失足、争吵、斗殴等悲剧事件的报道亦不少见。烟酒伤害身体、殃及周围人、荒废学业、惹是生非,所以,学生更应当远离烟酒。

4.如今的青少年酗酒、吸烟的情况不容乐观,所以,让青少年远离烟酒已刻不容缓。

(1)个人角度:应该了解吸烟的危害,培养不沾烟、不吸烟的良好习惯;树立正确人生观、价值观,培养良好生活习惯和心态,提高面对挫折及情感失意的能力;应当适当社交,交际应看对象、交往选方式、不因任何外界不良因素而吸烟、酗酒,特别是哥们义气,应保持上进心理。

(2)学校角度:应加强宿舍管理,对于酗酒闹事、随意吸烟等违规行为要进行相应处理,需要对学生在心理上加以疏导,明确学生产生这些行为的本质原因,对其疏导。否则,强硬的惩罚措施会引起学生的叛逆和反感,不能达到正确引导学生的目的;学校领导、老师更应以身作则,不吸烟、不酗酒。

(3)社会角度:相关法律法规应限制青少年对烟酒的消费,逐渐形成"青少年应该远离香烟、酒精"的舆论导向。

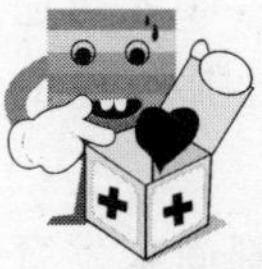

我来体验

如果你和同伴们要准备一场关于禁止酗酒、吸烟的宣传活动,你会采用什么样的形式?你会宣传哪些酗酒、吸烟与青少年身心健康息息相关的知识点?我们期待你的表现!

小贴士

国家教委《关于禁止高等学校学生酗酒的通知》相关规定：

1. 禁止高校学生酗酒。对酗酒和酒后肇事者，要视情节的轻重给予批评教育或纪律处分；对于触犯法律的，交由公安、司法部门依法处置。

2. 高等学校校园内的食堂、餐馆、饮食等摊点，一律不得出售啤酒外的各种酒。如有违反者，要给予经济和行政上的处罚。节假日、学生毕业、结业时的聚餐活动，一律不得饮用啤酒以外的各种酒，在饮用啤酒和其他饮料时也应适度，如图 3-3 所示。

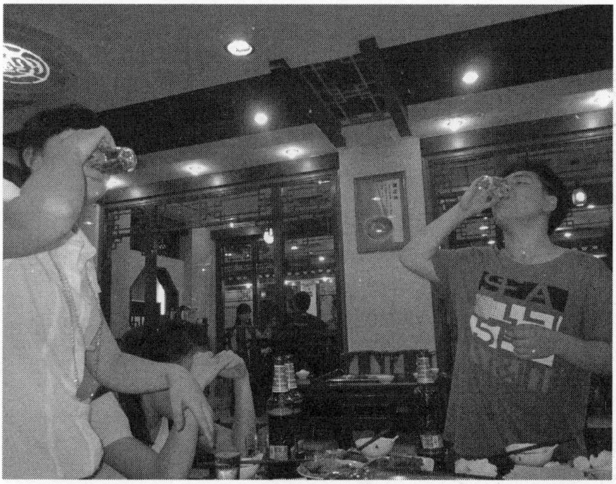

图 3-3

谁扰乱了我的"魔兽世界"——网络成瘾的应对策略

走进应急现场

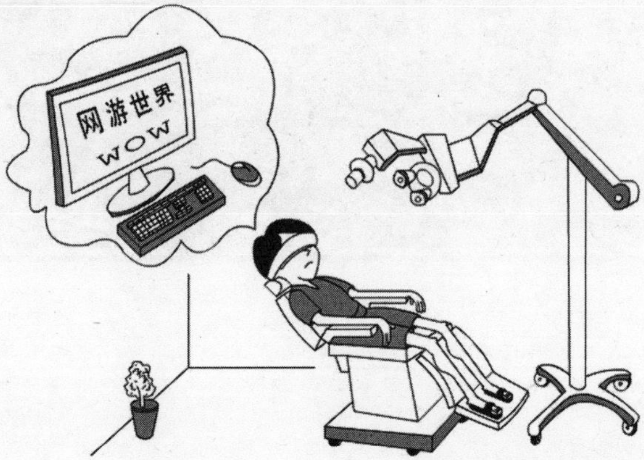

图 3-4

某天，焦急的李妈妈在大街小巷的各个网吧、网络会所之间穿梭，为了寻找已经7天6夜都没有回家的孩子李阳。一天下来，精疲力竭的她依然没有找到李阳，突然，瘫坐在家的李妈妈接到了街道办事处的电话，说他们在县人民医院找到了她的孩子，需要她马上到医院为李阳办理住院手续，由于李阳太长时间目不转睛地盯着电脑屏幕，沉浸于他的“魔兽世界”里，造成其眼睛视网膜脱落，需要急诊手术，进行视网膜修补，否则李阳会有失明的危险。如图 3-4 所示。

互动讨论

1. 李阳为什么会迷恋于他的“魔兽世界”，他到底怎么了？
2. 怎样识别你或者你的朋友已经“网络成瘾”了？
3. 迷恋于网络世界会有哪些危险？
4. 青少年如何应对网络成瘾？
5. 如果你身边的朋友迷恋上了网络游戏，你会怎么做？

知识加油站

网络成瘾，也称“网络成瘾综合征”，是指个体由于反复过度使用网络导致的一种精神行为性障碍，主要表现为对使用网络产生强烈的欲望，突然停止或者减少使用时，容易出现焦躁、睡眠障碍、注意力不集中等精神心理症状及生理不适。依照《网络成瘾诊断标准》，网络成瘾综合征分为计算机网络游戏成瘾、网络交友成瘾、网络色情成瘾、网络交易成瘾、网络信息收集成瘾等五类。

专家引路

1. 网络成瘾主要有以下表现：

(1)对网络的使用有非常强烈的渴求，为了满足这种渴望，上网时间将超过 6 小时，且不断增加，另外，还表现为专注于某一项内容，如网络游戏、色情网站、聊天等等，没有节制且毫不自知，上网逐渐成为其生活的重中之重。但需特别注意:上网时间长不等于网络成瘾。

(2)减少上网时间或者停止上网,则会出现坐立不安、脾气暴躁、注意力不集中、记忆力衰退、失眠、对网络以外的任何事物都没有兴趣等精神心理病症和生理不适,无法停止对网络世界的渴望。

(3)与外界(包括家人、朋友、社会等)的沟通越来越少,逐渐失去朋友,从而变得孤僻、胆小、冷漠、拘谨、缺乏上进心,不能勇敢面对现实生活中的各种挑战,逐渐出现学习、工作以及社会交往能力的减弱或缺失。

(4)在家人、朋友、老师等的帮助下,能够暂时戒除网瘾一段时间,但很容易再次陷入其中,且其程度较以往更为严重。

2.网络成瘾主要存在以下严重危害:

(1)身体方面:绝大多数的上网者,会长期全神贯注地对着电脑屏幕,眼睛得不到有效休息,并且距离屏幕越来越近,这将导致视力急剧下降;而身体也由于长时间坐在电脑屏幕前得不到活动,同时因为沉迷电脑而废寝忘食,甚至夜不归宿,进而造成四肢乏力、免疫力下降、生物钟紊乱,直至身体垮掉。长时间沉溺于极端刺激和紧张的超级游戏中,精神过度集中,大脑也长期处于兴奋状态,引起肾上腺素分泌异常,导致血压升高,进而使自主神经功能紊乱,此外,还会诱发胃肠神经官能症、心血管疾病、紧张性头痛等病症。

(2)心理方面:长时间进行网上交友聊天,沉溺网络游戏,浏览不健康的暴力、色情等内容,使青少年沉溺在虚幻世界,而不愿面对现实生活,容易造成脾气暴躁、心理焦虑、性格扭曲,对其他事物没有兴趣;进而诱发青少年逃避责任、性格大变,甚至发生逃学、欺诈、盗窃、赌博、攻击性行为以及其他犯罪行为等,造成心理异常及道德底线的沦陷,此外,在现实生活中也可能因为网络成瘾而伤害亲朋好友。

(3)社会适应方面:由于长期沉溺于网络,缩减了其他形式的娱乐及社交活动的时间,单一重复的上网,导致青少年对学业及前途感到悲观,自我评价低、情绪低落、成就感丢失、做事情没有兴趣,同时愉快感下降,与人交流过少,乃至害怕与人交往,从而脱离社会大环境,更甚者会出现严重的社会适应障碍。

(4)社会影响方面:网络成瘾可以引起一个人人格的改变,为了满足其上网的强烈愿望，常因为时间、金钱等原因与周围环境（家庭、朋友、工作等）发生冲突，这不仅影响个人，还会对周围的人产生伤害。

3.应对网络成瘾的策略：

如何应对网络成瘾，需从预防和治疗两方面着手。首先，在日常生活中，应培养尽可能多的、健康的兴趣爱好，静有集邮、下棋、听音乐等，动有跳舞、旅游、各种球类运动等，在使自己心智成熟的同时，也提高了身体素质；其次，要多和同龄人、家人沟通，并学会分担责任、分享快乐。集体运动如篮球、足球不失为首选，既可以锻炼体魄，也可增加彼此的交流，不仅提高了技能，同时也增强了沟通组织协调能力。当一个人能分清是非对错，其生活的重心不被某一种事物所牵制，可以客观、理智地看待周围事物的时候，他也就不容易陷入网络不能自拔。

如果一个人意识到自己对网络上瘾，想要彻底地改变自己、解救自己，那么最好做好“八年抗战”的心理准备，因为这对其家人或自身来说，都将是一个漫长而煎熬的过程。首先，要自救，要树立强大到能够减少对网络痴迷的信心，发自内心地想要改变现状，时刻不忘提醒自己（如：睡前默念、制作便利贴等）过度上网的危害，及其产生的不良后果，并经常鼓励自己、肯定自己，要相信自己能够改变；其次，要对自己的日常生活进行规划，从而使紊乱的生活回到“正轨”，这可以通过安排各式各样的业余活动来实现，如打球、跑步、学习新技能等，不仅减少了上网时间、转移了注意力，同时也充实了自己的生活，使其变得更有意义；最后，邀请朋友或家人监督自己也是非常重要的。但如果经过自身的各种努力，依然不能“戒掉”网瘾，这时就可以寻求专业人员的帮助。这里需要提醒的是：不要相信广告里写的天花乱坠的各类“网瘾戒断机构”，而是通过正规渠道，寻求心理咨询师或医生的帮助。

一旦发现你周围的同学、朋友染上了网瘾，一定要告知他网络成瘾对他本人和家人的伤害，并尽可能地帮助其走出泥淖！

我来体验

请在班里组织一场有声有色的辩论赛，让大家共同参与，辩论内容就是关于使用网络的安全与利弊，你觉得怎么样呢？

小贴士

据《中国青少年网瘾报告》显示，随着年龄的增长，上网成瘾的比例呈逐渐下降的趋势，30～35 岁的人上网成瘾比例最低，为 12%；值得注意的是，初中生上网成瘾比例最高，为 23.2%；大学生上网成瘾比例为 14%；研究生为 13%。上网成瘾的人平均年龄是 15 岁，90%以上都是青少年，主要诱因则是不健康的网络游戏。此外，据北京公安部门的统计显示，青少年犯罪中 76%的人都是上网成瘾患者。由此可见，上网成瘾不仅是个人问题，更是社会公共问题。

迷失的自我——青少年心理危机的应对策略

走进应急现场

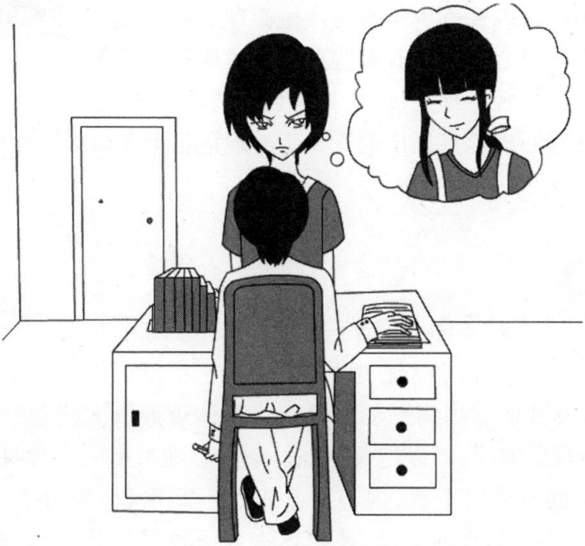

图 3-5

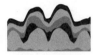

2012 年 1 月，在广州某小区内，一中学生从 25 层高的家中跳楼身亡。事发的前一晚，小阳写作业直到凌晨 3 点，调查分析发现，跳

楼原因与学习压力有关。这天,在另一所学校的某老师办公室内,小晨强烈要求调整班级或者调换座位,经过多番询问,得知他提出这样要求的原因是:他喜欢上了同桌的女生,但因其不善言词且羞于表达,因而不敢跟同桌说话交流,他因此被弄得整日心神不宁、焦虑、抑郁。此外,在一所高校,在学校期间表现不错的小赵,本以为自己可以在毕业之际找到一份不错的工作,但投了无数份简历,参加了各式各样的招聘会、笔试、面试之后,他仍然没有找到满意的工作,他开始变得焦虑、烦躁,不相信自己,甚至对未来也产生了怀疑……他们都迷失了自我,你呢? 如图 3-5 所示。

互动讨论

1. 为什么现代青少年容易产生心理危机,其原因在哪里?
2. 青少年心理危机有哪些形式? 具体表现是什么?
3. 如果出现心理危机,应如何自我调整?
4. 临床心理学家提出的青少年心理危机干预的原则有哪些?

知识加油站

心理危机,是指个人心理状态失衡、精神面貌失常,进而产生心理障碍以及其他心理问题的情况。当个体遭遇重大问题或变故时,他会感到难以解决、难以把握,这时,个人心理平衡就会被打破,其正常的生活也会受到干扰,内心的紧张感不断堆积,继而出现无所适从,甚至行为和思维的紊乱,使机体进入一种失衡状态,即心理危机状态。心理危机干预,则是指在心理学理论的指导下,对存在心理危机的个体或群体采取的一种短期帮助行为,其目的是及时地对经历心理危机、处于困境或遭受挫折,以及将要发生危险的对象提供帮助和支持,使之恢复心理平衡。

专家引路

1.青少年时期是个体从幼稚走向成熟的过渡时期，是一个充满活力、朝气蓬勃的时期，是一个逐步走向社会的时期，也是一个变化巨大，同时面临多种危机的时期。处于这个时期的孩子，因其特殊性容易出现心理危机：他们正处于心理脆弱期，焦虑、烦躁、抑郁等情绪滋生，往往不能正确处理；同样面对同一件事情，他们心理波动大，可能出现不同的情绪体验，这种体验强烈且不可怀疑；在出现对孩子影响较大的事件（如父母离异）时，家长没有从孩子的角度理解并加以引导，而是一味按照家长的思维、要求及处理方式来对待孩子，不论是出于疼爱，还是过分要求独立，这对孩子的成长都是不利的；而学校只重视培养“高分”人才，太过强调知识的重要性，依据分数高低把学生分成三六九等，忽视了每个孩子的个性及特长，这都对孩子的全面发展产生了阻碍。

2.青少年的心理危机在种类、表现形式等方面都异于成人，有其独特性，主要表现在以下几方面：

（1）自我意识方面：青少年时期是逐步形成意识形态的阶段，这一过程中，青少年往往不能全面认识自己及正确评价自己，他们的自我意识缺乏稳定性，很容易受到外界的干扰，自信心的建立会受到阻碍，使其内心缺乏快乐感，最终影响其他心理状态的发展。

（2）学习压力：中国的大众教育强调青少年的唯一任务就是学习，只要书读得好，其他一切都无所谓。来自家庭的压力以及学校各种规章制度的限制，让学生局限在“知识”的海洋里喘不过气来。名目繁多的考试、学习成绩的不适当排名比较以及升学压力让学习成为一项艰巨的任务，学生完全体会不到学习的快乐，而对学校生活产生了厌倦和麻木心理。

（3）人际交往障碍：随着青少年年龄的增大，独立意识的强化，与社会的交往也越来越广泛，他们对独立的渴望也变得愈发强烈。社会交往以及发展亲密的伙伴关系成为青少年的一种精神需求。一些青少年由于不能客观公正地认识自己，同时过分注意他人的评价，因此容易受到伤害，此外他们的虚荣心较强，害怕丢面子，因而不能恰当地处理人际关系。在与异性建立关系时也可能遭遇障碍，主要表现在，见到异性时表情不自然、脸红、怕与对方的目光对视或害怕被别人关注，于是逃避，拒绝与别人的交往，焦虑，乃至痛苦到不能自拔。

(4)性的烦恼和性困惑：青少年时期是性生理及性心理逐渐发育成熟的阶段，在这一阶段，由于自身性发育及性成熟的生理变化、性的生理需求与中国传统文化和社会规范之间存在冲突，使得这一自然的生理现象在青少年眼中变得神秘莫测，因而也就容易产生性困惑和性烦恼。中国传统文化中的性禁忌，让代表各种身份的长辈在青少年面前表现为"谈性色变"，他们不愿将有关知识传授给青少年。男孩对手淫、遗精、性梦等没有正确认识，女孩对月经、性幻想、自己身体变化的消极认知和评价，他们偷看黄色录像，早恋、过早进行性行为等，这些都是青少年时期比较突出的心理行为问题。

(5)人生抉择烦恼：结束了青少年时期，大多数人就要成为一名真正的社会人，在社会中扮演一定角色，在这一角色转变过程中，会有担心、迷茫，也会遇到各式各样的挫折、打击。在这一过程中，一些人变得焦虑、抑郁、不相信自己、他们看不到未来，进而产生自暴自弃等行为。

3. 针对青少年的不同心理危机问题，我们应该从个人素质、家庭引导、学校教育、社会改革等多方面进行综合管理。

(1)个人方面：青少年需要有意识地提高自己面对生活中各类事件时控制自己情绪的能力。与父母、朋友、老师的沟通在个人成长里显得尤为重要，能主动去提问、学习，用适当的方式宣泄心中的情绪，同时也要懂得分享快乐和分担责任。

(2)学校教育方面：学校教育不仅要重视课本知识的学习，同时也要关注青少年综合能力的发展，可以通过开展个人特长班的方式，鼓励孩子个性的发挥，也可以开展多种社会实践活动，让学生在实践中领悟真知，老师也不再死板教学，对传统文化中比较敏感，但又必要的话题不再避讳，要对青少年进行正确引导。

(3)社会方面：我国目前正处于社会转型阶段，旧的价值观念体系正在逐渐瓦解，新的价值观念体系尚未确立，很多未成年人都处于不确定状态，再加上整个社会的功利与浮躁，让未成年人本能地感觉到焦躁不安、无所适从。家庭和学校要从多方面引导未成年人以积极的心态迎接各种挑战。

4.若经过上述努力，仍不能解决问题，那么就需要寻求专业心理咨询师的帮助了。国外临床心理学家提出的青少年心理危机干预原则是：

(1)精神支持：适当鼓励青少年，赞同他们的决定，给他们精神上的支持和激励，表明你对他充满信心，使其坚信他有处理危机的能力。

(2)提供宣泄的机会：需要向青少年提供宣泄的途径和机会，这有助于疏导可能造成自我毁灭的情感，如恐惧、愤怒、憎恨等不良情绪。

(3)给予希望和乐观精神：要选择恰当的时机让青少年看到希望，从而使他们对前途充满信心，首先，鼓励精神沮丧的他们诉说内心的真实情感，然后再给予希望。

(4)有选择的倾听：可以与他们面对面交流，要学会倾听，如可以忽略他的闲聊部分，但当其开始谈及情感时，你就应该有所反应了。

(5)劝告、直接建议和限制：对那些思维混乱或陷入困境情绪的心理危机者，要根据实际情况提出建议和劝告，要尽可能防止和限制不利情况的发生。

针对青少年某方面心理危机干预的具体策略，应该根据其具体情况而定，要全面系统地做好青少年心理健康教育工作，及时调解他们出现的心理危机。

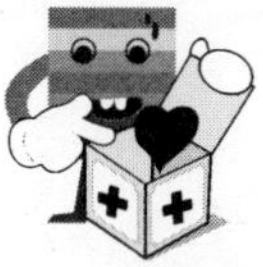

我来体验

你烦恼吗？你郁闷吗？你痛苦吗？你失望吗？你焦虑吗？你恐惧吗？你自卑吗？学校中的你，快乐吗？你想要摆脱现在的生活吗？将你内心的困惑、烦恼、失望向你的朋友或家人倾诉。

小贴士

联合国儿童基金会公布的世界儿童状况报告显示，全球20%的青少年都患有不同程度的精神疾病。近二十年来，导致青少年精神问题增加的主要原因是家庭破裂和父母失业率的上升，抑郁是青少年中最常见的精神问题。同时，另一项调查也发现，80%左右的中小学生心理是健康的，存在异常心理问题倾向的学生比例为：小学生16.4%、初中生14.2%、高中生14.8%，而有严重心理问题的比例则不超过5%。

哪是最后一场赌局——校园赌博的应对策略

走进应急现场

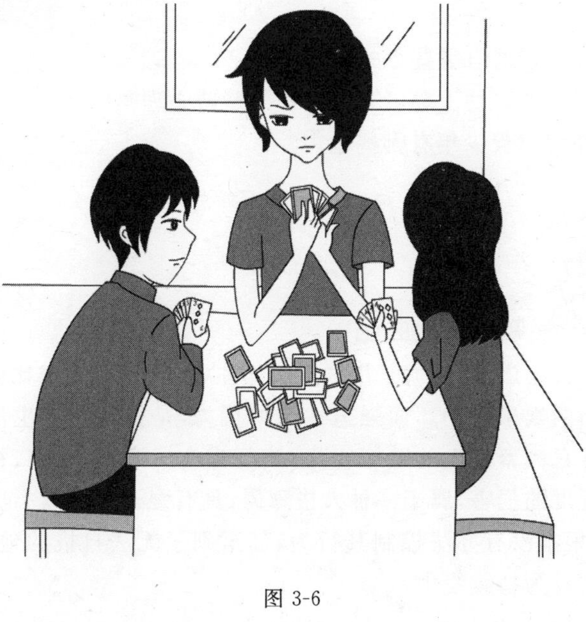

图 3-6

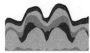

17 岁的少年小东小学没有毕业就离开父母，只身到外地求学，由于长期缺乏父母管教，小东没有抵抗住社会上的各种诱惑，经常同

一帮游手好闲的“哥们儿”混在一起，因而养成了好吃懒做、贪图享受的坏习惯。更要命的是，小东还沾染上了赌博的恶习。开始是与“哥们儿”小赌小闹，到后面就越玩越大，开始习惯性地打牌，也开始频繁输钱，并且越输越多，在最多的时候，一晚上就输了一万多，输光之后就开始借钱接着赌，希望能在赌桌上捞回来。让小东没想到的是，借来的钱都变成了高利贷，而那些牌桌上的朋友，也全是出千高手。他输掉的不仅仅是钱财，更多的是青春与希望。他的未来在何方？如图 3-6 所示。

互动讨论

1．作为青少年的小东逐渐迷上了赌博，什么是赌博？它的成因在哪？

2．校园赌博有哪些形式？

3．你知道赌博上瘾者有什么样的赌博心理吗？

4．赌博对青少年有哪些危害？

知识加油站

从狭义上讲，赌博就是用钱或物作注，以某种方式来比输赢的一种不正当的娱乐活动。而强迫性赌博行为，是指在个人生活中占统治地位并且频繁发生的赌博行为，该行为会对家庭、单位、社会都造成一定程度的损害，属于一种人格障碍，具有强迫性赌博行为的人赌劲十足，根本没有办法控制其行为，甚至到了无法自拔的地步，最终导致赌博行为持续终生。

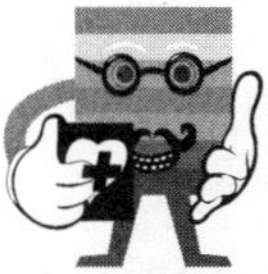

专家引路

1.青少年容易迷恋赌博的原因有两方面：

(1)自身因素：生活于校园的青少年年龄尚小，还没能形成正确、稳定的世界观、价值观和人生观，还不能凭一己之力辨别是非对错，对赌博这样的行为识别能力差，只看到它“娱乐大家”的功能，在懵懂无知的状态下，很容易上瘾，而沉迷之后就更难看清赌博本身的危害；此外，青少年性格尚未完全定型，其自控能力较差，即便发觉赌博对自身的不良影响，或下定决心要戒掉赌博的习惯，他们还是容易无意中被同伴诱惑，反复陷于其中不能自控，戒赌也就显得尤其困难。

(2)外部因素：现如今，社会上各种形式的赌博大肆盛行，从城市到农村都非常普遍，很难有一个没有赌博的环境供青少年成长，一些家长的赌博行为更是对青少年的成长产生至关重要的影响，研究发现，生活在父母亲具有赌博行为的家庭的孩子更容易染上赌瘾。

2.校园赌博的形式多种多样：从几个人参与的扑克牌、麻将，到可集体参加的骰子、赌球；从校园内的学生游戏，到校园外的赌博机、高利贷。有报道指出，有的商家在校外引诱学生，尤其是小学生进行以金钱为诱饵的抽奖、刮彩票……这些都属于校园赌博行为，作为学生都不应该参与到此类活动中。

3.青少年沉迷于赌博不能自拔的原因：

(1)好奇心：这通常是青少年开始赌博的最初动机。

(2)寻求刺激：赌博对有些学生来说，不仅仅是物质刺激，更是精神刺激，对参赌者具有不可抗拒的吸引力。

(3)逃避和消遣的需要：有些学生因缺乏高尚的情趣，不能合理利用空闲时间，为了消遣时光便慢慢热衷于赌博活动。

(4)竞争心：青少年之间争强好胜，是赌博存在于校园的又一动机。

(5)贪欲与冒险心理：由于赌博行为与金钱具有密切关系，很容易让人产生再来一次的冒险心理，或下一次一定会赢的侥幸心理，抱着投机的心理，赢了想要更多，输了想扳回来，这样就形成了恶性循环，无法自控。

(6)贪图不劳而获：赌博具有营利性，好赌之人通常认为赌博可以带来不劳而获的财富，因而也就使人有了跃跃欲试的冒险心理。

4. 青少年赌博的危害：浪费时间，使其学习能力下降；同时休息时间锐减，导致其精神萎靡，身体状况恶化；此外，还容易养成好吃懒做、贪图享受的习惯，不利于青少年树立正确的世界观、价值观、人生观；最后还易诱发青少年违规乱纪甚至犯罪。

5. 让青少年远离赌博，事关孩子和祖国的未来。预防青少年赌博发生，明显优于事后补救。这需要从社会、学校、家庭、个人四方面努力：

(1)政府部门和社会大众应该加强对赌博的监管，减少其对青少年的“耳濡目染”，让孩子有一个健康的学习和生活环境，尤其应加强校园周边的法制管理，通过案件举例、法律文件宣传等方式保护祖国的未来。

(2)学校应加强宣传教育工作，要根据不同阶段学生的心理特点进行有针对性的教育，充分利用广播、校刊、宣传栏、演讲比赛、专题讲座等形式宣传赌博的危害性，消除学生中存在的一些错误而又模糊的认识，提高中学生对赌博行为的抵抗力，强调健康的文体娱乐，以此来丰富学生的课余生活。

(3)营造良好的家庭环境，积极开展家庭禁赌活动，父母亲要以身作则，远离赌博。

(4)学生个人也要注意培养健康的爱好，对那些已经染上赌瘾的孩子，学校与家庭需要制订具体的方案，对其进行有针对性的细致教育，声明赌博的害处并鼓励其参加富有情趣且有益身心的活动(如打球、下棋等)，同时，还要充分调动班级的力量，让学生意识到自身的价值、感受到集体的温暖，从而重新找回对自我的肯定以及对未来的渴望。

我来体验

组织同学们举办一次别开生面的宣传活动，可以通过宣传展板、宣传资料、专题讲座、演讲比赛等丰富多彩的形式，向全校同学们宣传有关赌博的行为对青少年的危害；如果你身边的朋友染上了赌博，可以帮助他尽快认识到赌博的危害并帮助他远离赌博。

小贴士

《中华人民共和国刑法》第 303 条：以营利为目的，聚众赌博或者以赌博为业的，处 3 年以下有期徒刑、拘役或者管制，并处罚金。开设赌场的，处 3 年以下有期徒刑，拘役或者管制，并处罚金。情节严重的，处 3 年以上、10 年以下有期徒刑，并处罚金（这是针对成人赌博的相关法律规定，由此可见赌博的危害性及对社会产生的不良影响）。

青春之花的凋谢——校园恋爱纠纷的应对策略

走进应急现场

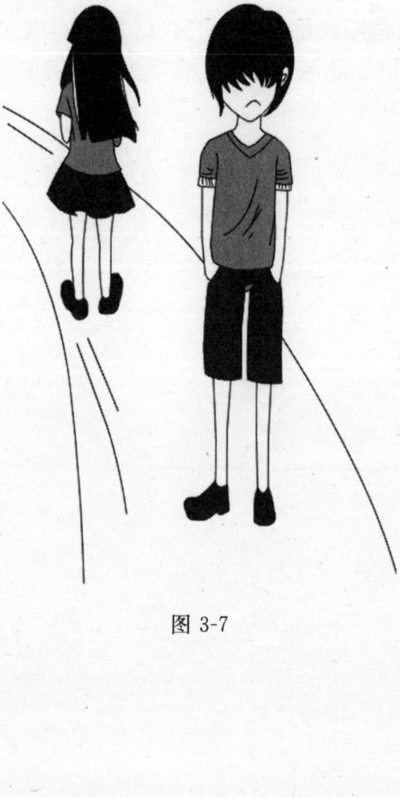

图 3-7

小岩和小坤是某高中的同班同学，小岩在班里品学兼优、活泼开朗、表现突出，同时担任班长职务，负责协助老师共同管理班级。小坤则是学校出了名的“大哥大”，与很多社会青年都有交往，如果看谁不顺眼就喜欢用“武力”解决问题，在班里成绩也不好。有一段时间他总是找小岩帮忙，每天上学、放学都一起，同时利用自己的“威望”帮助小岩维持班级纪律，慢慢地两人开始交往。可随后小岩发现小坤有很多不良习惯，并且，如果不听他的话，他就揪小岩的双手，还经常用语言威胁她。后来，小岩提出了分手，这让小坤觉得很失面子，就气冲冲地将汽油浇在小岩身上并点燃，导致小岩全身多处烧伤。小坤也因自己的行为构成犯罪而受到了法律的制裁。如图 3-7 所示。

互动讨论

1. 为什么有些学生从中学就开始谈恋爱了？
2. 发生校园恋爱纠纷到底是什么原因？
3. 当发生“校园恋爱纠纷”时，我们应该如何恰当地处理？
4. 青少年应当树立怎样的恋爱观？

知识加油站

恋爱，是指男女双方互相倾慕，内心对异性形成的最真挚的感情，并且渴望对方能成为自己的伴侣，是一种最稳定、最强烈、最专一的感情。青少年开始恋爱后经常表现为：关注自己的发型和穿着、常照镜子、在异性面前变得腼腆、欣赏并友好地对待异性等。青少年恋爱不同于成人，如其通常表现为朦胧性、变异性、矛盾性、差异性。正因为青少年恋爱有上述特点，所以恋爱双方的感情容易发生变化，也因此更容易发生恋爱纠纷，严重的甚至会造成难以想象的后果。

专家引路

1. 为什么有些学生从中学就开始谈恋爱了？

(1)青少年时期是机体成长过程中的第二个生长高峰期，其生理和心理都日趋成熟，很容易对异性充满好奇和爱慕之情，希望能得到异性的青睐、接受。

(2)目前青少年的学习压力较大，常远离父母在学校生活和学习，与父母的沟通逐渐减少，身边缺少倾诉的对象，同时，接触异性的机会也越来越多，他们渐渐发现自己能够从异性那里寻找到感情寄托，这样他们就不知不觉地开始恋爱了。

(3)有些校园恋爱仅仅是一种从众心理，因为在校园集体生活中，看看周围出双入对、窃窃私语的情侣，再看看形单影只的自己，内心难免感觉失落和孤单，于是，为了避免自己在同学朋友中"掉队"，开始寻找身边适合的人选，体验恋爱带给自己的满足感。

(4)还有的同学恋爱只是为了寻找恋爱带来的刺激感和新鲜感，甚至偷食禁果，发生性关系，把恋爱看成游戏。

(5)但也有的情侣在恋爱后发现他们的爱好、性格、奋斗目标等都比较相投，学习生活中能够互相勉励，相互帮助，共同进取，形成一种促进作用。

2. 为什么青少年的恋爱容易出现"恋爱纠纷"呢？

(1)多数青少年的恋爱是不成熟和情绪化的选择，他们没能充分地了解自己和自己的恋爱需求，盲目地靠感觉来选择恋爱对象。

(2)青少年的恋爱往往来得早，去得快，新鲜感过了，就会闹分手、感情转移，有些不能承受被"甩"的打击，非要问清分手的理由，如果不能得到满意的答复，就容易出现仇视、报复的心理，导致双方甚至多方恋爱纠纷。

(3)青少年恋爱往往一波三折，常常因为一些小事情，发生争吵、打闹、报复等，说话做事容易情绪化，当心中的怨气无法排解时，出现恶言中伤、威胁，甚至出现暴力行为，甚至伤害对方的生命。

3.“恋爱纠纷”应当怎样解决呢？

（1）在提出中断恋爱关系时，措辞要委婉，但态度一定要坚决、果断，不能使用攻击性语言；在面对失恋时，不能因为心里的积怨，而采取过激的报复行为，应该通过多参加集体活动、听音乐、逛街、认真学习等方式来转移注意力。

（2）当双方恋爱关系出现“裂痕”时，首先要客观分析原因出在哪里，其次要多从自身找原因，同时要换位思考，以此来拉近彼此的距离，防止裂痕变宽。

（3）直接面对问题不回避。俗语有言，世上没有打不开的心结，要有勇气直接面对任何事，不刻意回避，否则，不但不能让问题随时间淡化，反而会增强双方的心理怨恨，进而导致过激行为的发生。

（4）如果两个人不能妥善解决恋爱纠纷，则可以向父母或老师寻求帮助。如果仍然不能协调解决，可以采取法律手段，通过司法机构等相关部门协助解决，尽可能将问题的危害性降到最低。

4.怎样树立正确的恋爱观？

（1）正确认识恋爱：恋爱像一只幸福的小船，它载着快乐的人儿驶向幸福的彼岸，但恋爱并不是人生的全部，学生应以学业为重，不宜过早开始恋爱。爱不仅是责任，更是担当，是承诺。

（2）做好恋爱的心理准备：面对表白、示爱，决定接受或拒绝时，应当及时答复对方，不能优柔寡断，在拒绝的时候，也应当坚决、果断，同时也应当注意语言表达方式，不能过于直接和尖锐，应当尊重对方。

（3）端正恋爱动机：恋爱前，应当充分了解自己，知道自己真正需要的是什么，因为恋爱动机直接影响恋爱的最终结果。不能因为寂寞无聊或单纯的从众心理，将恋爱看做是游戏。

（4）正确对待恋爱挫折：英国哲学家培根说过这样一句话：“超越自然奇迹的事，多是在对逆境的征服中出现的。”失恋的时候，可以把自己的注意力转移到其他方面，如听音乐、参加文体活动、练书法、绘画等等，既陶冶了情操，又消除了烦恼。同时，也要学会适当地宣泄情绪，从而摆脱压力，比如找一两个亲近、理解自己的人，把不好的情绪宣泄出来，以此来消除因恋爱挫折带来的精神压力；必要时也可求助于心理咨询师。

我来体验

假如你是班里的班长，请以“校园恋爱的利与弊”为话题组织一次辩论会；如果你的朋友遇到了恋爱纠纷，将你所知道的解决方案介绍给他并帮助他解决问题。

小贴士

上海市社科院青少年研究所在 2003 年的调查中显示，市重点中学约有 10%的学生有“谈恋爱”行为，在一般中学及职业技术类学校中，这个数字甚至高达 50%。目前中学生恋爱现象越来越突出，由此引发的纠纷也越来越多，将直接威胁学生的生命安全及校园安全，因此加强恋爱教育和心理疏导显得尤为重要，这需要学校、家庭及社会各界的共同努力，来为学生营造一个健康安全的校园。

我的青春我做主——校园性骚扰的应急避险方法

走进应急现场

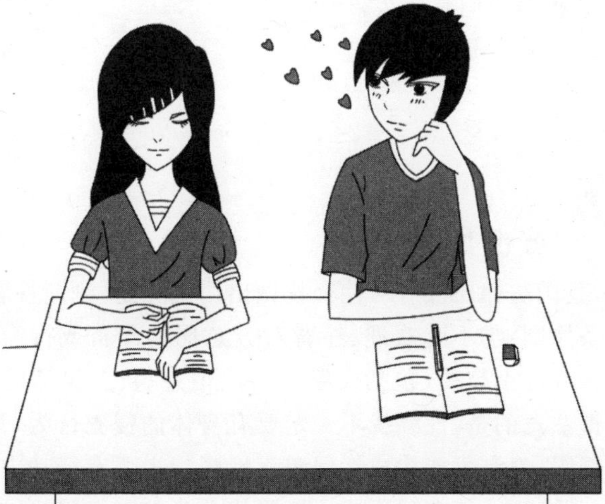

图 3-8

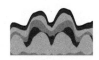

小丽是一个活泼开朗的女生，平时总嘻嘻哈哈的她，最近却显得忧心忡忡，上课也总走神。原来半个月前英语老师叫她放学后留下来，说要请她帮忙统计同学们的分数。作为科代表，这本是分内之事，可英语老师却趁办公室没有其他人的时候，叫小丽坐到他的大腿上，小丽很害怕，哆哆嗦嗦地拒绝了他，不料却被英语老师一把抓进怀里，老师的举动吓坏了小丽，她坚决地推开他，冲出了办公室。最近她也经常收到英语老师发过来的充满挑逗意味的短信，如“今天你穿的白色裙子真漂亮”、“你真漂亮，从见到你的第一眼我就喜欢你了”等等，这些事对小丽的冲击太大，以致她每天都害怕上英语课，更害怕靠近老师的办公室，总是想尽一切办法来躲避英语老师，上课时更是不敢抬头……如图 3-8 所示。

互动讨论

1. 日常生活中的你遭遇到过类似的情形吗？
2. 什么是性骚扰，如何识别性骚扰？
3. 性骚扰对我们有什么影响？
4. 如何应对性骚扰？

知识加油站

目前，我国法律还没有对性骚扰做出明确界定，判断性骚扰主要有以下几条原则：①不受欢迎、违背对方意愿的语言或行为；②含有一些性意味或性别歧视（包括文字、图片、信息、黄色笑话等）的行为方式。值得注意的是，性骚扰不一定要有身体的侵犯行为，只要受害者感觉不舒服，都有可能构成性侵犯。性骚扰主要有行动方式、口头方式、设立环境方式等多种形式。性骚扰分为校园性骚扰、职场性骚扰、公共场所性骚扰三类。顾名思义，校园性骚扰就是指事件双方都是学校职工、学生或发生在校园的性骚扰。校园性骚扰并不是只有女生会碰到，男生也同样可能遭遇性骚扰。另外，性骚扰并不只限于两性之间，有些受害者则是被同性恋者骚扰。

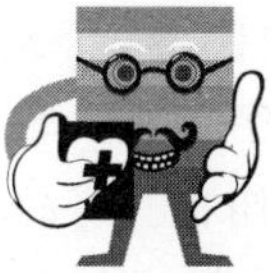

专家引路

1.校园性骚扰有以下特点：

(1)外表漂亮，对异性充满吸引力者；(2)穿着暴露者；(3)说话没有分寸、语气带色彩者；(4)性格懦弱、习惯逆来顺受者；(5)地位居于对方之下者；(6)经济或权利基础较差者；(7)法律意识淡薄者。

2.校园性骚扰易发生的时间场合：

(1)炎热的夏季；(2)安静隐蔽的地方，如小树林等；(3)清晨、黄昏周围人少的时候；(4)一个人单独行走的时候；(5)拥挤的场所，如公交车上；(6)单身一人前往男性宿舍的时候。

3.校园中随处可见的性骚扰：

(1)食堂打饭时旁边伸出的咸猪手；(2)学校老师热情的抚摸；(3)校园路上遭遇的露阴癖者；(4)异性说的黄色笑话；(5)教室里被异性掀裙子；(6)异性充满挑逗的电话或短信；(7)校园里的死缠烂打乃至疯狂跟踪；(8)收集的异性内衣、内裤；(9)厕所角落里的肆意偷窥等。

4.性骚扰的严重危害：

(1)身体方面：性骚扰有明确的身体侵犯，如故意碰撞、触摸、亲吻异性的脸部、乳房、腿部、臀部等敏感部位，时间长了被害者会对自己的身体产生厌恶情绪。例如，一位发育较早的女同学因为自己胸部较丰满，经常遭到一些男同学的语言骚扰，该女同学为了掩盖自己身体的发育现象，走路时拼命弯腰，逐渐形成驼背的姿势。此外，被骚扰者大多会情绪高度紧张，从而导致其学习成绩下滑，工作能力下降，食欲不振，体重减轻，记忆力衰退，失眠等，最后出现免疫力下降，继而引发一系列身心疾病。被害者通常悲观失望，一些受害者即使已经摆脱了“性骚扰”的危害，但短时间仍难以恢复内心的平静，表现为出汗、心慌、哆嗦、头晕甚至昏迷等。

(2)心理方面：性骚扰让受害者感觉羞愧、耻辱，受害者因为害怕影响自己的学习、声誉及发展，大多都敢怒不敢言，抱着大事化小，小事化了的心态，最后不了了之。但因为受害者对经历骚扰的场景记忆深刻，对性骚扰产生恐惧、怀疑自己，进一步形成自我封闭等，许多受到性骚扰的女生最后都出现不同程度的“性骚扰恐惧症”，对受害者的心理发育以及人生态度等方面都产生了不同程度的伤害。有时这种伤害会给她们带来沉重的心理压力，引发个人人格的改变，诱发受害者产生狂躁、抑郁、强迫等其他心理病症，严重的甚至会导致抑郁症、精神分裂等。

(3)对校园及社会的严重危害：学校是学生成长并获取知识的天地，频繁的校园性骚扰事件不仅影响了同学间的情谊、师生关系，使人心涣散，团结不再，更破坏了学校的声誉，打破了校园一贯的安定、平静与团结。此外，性骚扰本身不仅是一种违法犯罪行为，它也是引起其他犯罪的导火索，如有些品德不良的人，为了达到对骚扰者的报复，利用各种手段教唆他人制造事端，引发矛盾和其他不良案件，严重者危害社会治安并造成不良的社会影响。

5.如何应对校园性骚扰：

这要从预防和治疗两方面着手。首先，应该在思想上筑起一道防线，建立防范意识，在提高识别能力的同时更要提高警惕。其次，要学会保护、珍惜自己的身体，女生(大多性骚扰都针对女生)不要穿着过于暴露，也不要在深夜独自外出，更要避免到偏僻阴暗的角落等；不要单独和自己并不熟悉的异性在一起；最重要的一点是，行为要端正、大方、得体，态度明朗，不做出富有挑逗性的语言和动作。最后，应该学点防身术，要懂得防身的技巧，比如掌握一点防身的功夫、随身携带一招制敌的药水等，在面对危险时能狠、准、快地击其要害部位，即便不能制服对方，也要尽可能制造逃离险境的机会。

一旦发现有异性对自己动手动脚、不怀好意时，首先要尽量保持头脑的冷静镇定，一旦肯定自己受到了骚扰，一定要严词拒绝、大胆反抗。通过大声喝止吸引周围人的注意，来阻止这种行为的发生，若对方没有停止骚扰行为，应当及时报告领导和老师，要学会依靠组织保护自己，同时不要忘记运用法律武器，必要时要马上报警。此外，可以将性骚扰发生的时间、地点和对方的语言、行为进行记录，以便将来向法庭提供；若有人发短信进行性骚扰，最好保存短信，必要时可以进行公证。值得注意的是，在性骚扰停止后，学校和家长应该注重加强对孩子的心理辅导,给予孩子安慰和疏导,鼓励孩子勇敢面对未来。在必要时可以寻求专业心理咨询师的帮助,或者可以向自己信任的人倾诉,以此来减轻心理压力,从而避免造成心理阴影。

如果你发现身边的同学、朋友遭遇了性骚扰,请挺身而出帮助其走出心理阴影!

我来体验

给你的同伴们讲述你所了解的其他有关校园性骚扰的事件;和你的同伴们交流或者模拟各自遇到过的性骚扰事件及应对方法;组织一次班会讨论如何有效地预防校园性骚扰的发生。

小贴士

调查显示,在我国有84%的女性都遭遇过不同形式的性骚扰,50%来自工作场所,其中14%来自同事,36%来自上级。数量庞大、正值花季妙龄的女学生群体,更是遭受了形形色色的性骚扰事件。

生命绝路，谁来救我——校园地震的逃生自救方法

走进应急现场

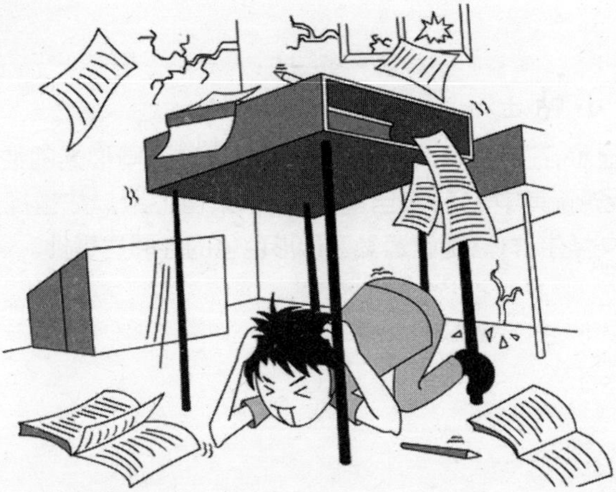

图 3-9

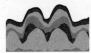

发生在 2008 年 5 月 12 日的汶川大地震，北川中学两栋教学楼轰然倒塌，其中一栋的一二楼完全坍塌，高二年级七个班的学生就这样被压在了下面。而在北川中学，上千名师生的鲜活生命也在那不足两百平方米的地方戛然而止。地震时，位于教学楼三楼的教室像疯了一样的左右乱晃，连续震动了两下之后就是一片漆黑。小婷说："我当时大脑一片空白，紧接着就和同学们一起被压在了瓦砾堆里。

我周围的几个同学还能够说话，其余的同学都没有反应”。在令人窒息和恐慌的狭小空间里被困了30多分钟后，他们终于听到有人在外边叫喊，原来是老师和几位高三的学生用手挖出一个很小的洞之后逃了出去。在这场大地震中，北川中学逝去的生命让我们反思：面对已经发生或可能发生的地震，我们可以做些什么？如图3-9所示。

互动讨论

1. 如何识别地震的先兆？
2. 如何做好地震前的防震自救准备？
3. 如果你是小婷，在发生地震的第一时间应该怎么办？
4. 在等待救援的时间中你能做的有哪些？
5. 假如你被坍塌的建筑压伤了，怎么办？

知识加油站

地震又称“地动”、“地振动”，是地壳快速释放能量过程中所造成的振动，期间会产生地震波的一种自然现象，大地震动是地震最直观、最普遍的表现。地震常常造成严重的人员伤亡，会引起水灾、火灾、有毒气体泄露、细菌及放射性物质扩散等，还可能引发滑坡、海啸、崩塌、地裂缝等次生灾害。

专家引路

1. 地震前有哪些先兆？

(1)地下水异常：

井水是个宝，前兆来得早；

无雨水质浑，天旱井水冒；

水位变化大，翻花冒气泡；

有的变颜色，有的变味道。

(2)动物异常：

震前动物有预兆，密切监视最重要；

骡马牛羊不进圈，鸭不下水狗狂叫；

老鼠搬家往外逃，鸽子惊飞不回巢；

冰天雪地蛇出洞，鱼儿惊惶水面跳。

2.一旦发现有地震的前兆，应做好防震准备，备好避灾的生活必需品：

(1)1～2天所需的饮用水及易存放、方便食用的食品；

(2)便携式收音机、口哨、手电筒、干电池、打火机、蜡烛、锤子等生存工具；

(3)一些可以防寒的衣物及毛巾、手纸等简易生活用品；

(4)外伤包扎用的药品和急救医药品；

(5)手机和充足电的电池；

(6)此外还要随身携带现金、银行卡、身份证和贵重物品。

上述这些东西应提前准备好，装在包里，放到一伸手就可以拿走的地方，以备地震发生之后紧急避难所用。

3.地震突然发生时要及时避险，震后迅速撤离。

破坏性地震从人感觉到振动开始，到建筑物被破坏，平均只有12秒。但采取紧急避险措施只要方法得当，脱险的可能性还是很大的。紧急避险的原则是：因地制宜，选择合适的避震地点，就近躲避，震后迅速撤离。

如果地震时在教室里，要根据老师的指导迅速抱头、闭眼、蹲在各自的课桌下。等地震停止后迅速有序地撤离到开阔的地方，绝对不要乱跑或跳楼；如果在户外，应该就近选择开阔地避震，趴下或蹲下，以免摔倒，不要乱跑，尽量避开人多的地方，也不要随便返回室内。

4.在等待救援的过程中，一定要保持镇静，及时自救。

在地震中，不少丧生者并不是因为房屋倒塌被砸伤或挤压致亡，而是由于其精神崩溃，失去了生存的希望，乱喊乱叫，在极端恐惧中

"扼杀"了自己。所以，一定要树立生存的信念，保护好自己，相信一定会有人来救自己。

(1)要保持呼吸通畅，最好用湿毛巾捂住口、鼻和头部，以免因灰尘呛闷而发生窒息；

(2)尽量活动四肢，清除脸上的灰土及压在身上的物件；

(3)尽量用周围可以挪动的物体支撑身体上方的重物，避免其进一步塌落，稳定和扩大生存空间，保持充足的空气，并设法脱离险境，朝有光亮、安全宽敞的地方移动；

(4)一时无法脱险的，需尽量保存体力，敲击附近能发出声响的物体，向外发出求救信号，同时延长生存时间，等待救援；

(5)几个人同时被压时，要相互鼓励、共同计划、团结合作，必要时展开脱险行动。

5. 如果被坍塌的建筑压伤了怎么办？

砸伤和挤压伤是地震中最常见的伤害。首先应该设法解除重压，外出血要首先止血，抬高受伤部位，保持创面的清洁，用干净的纱布包扎创面，作简单的固定后再进行运转，同时要大声呼救，如果创伤较大，应口服糖盐水，预防休克发生。

我来体验

了解有关四川汶川地震和青海玉树地震的更多信息，和你的同伴们讨论，关于校园地震时的逃生自救方法、演习校园地震发生时如何安全撤离；将你知道的关于地震的前兆介绍给你的朋友们；建议你的父母在家里准备一些地震时紧急避灾的生活备用品。

小贴士

地震烈度是距震中不同距离的地面及建筑物、构筑物遭受地震破坏的程度。我国将地震烈度分为 12 度，如图 3-10 所示。

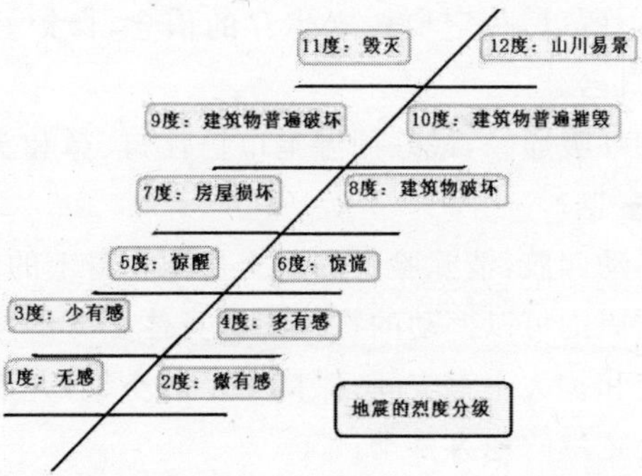

图 3-10

1 度:无感——仅仪器能记录到;

2 度:微有感——特别敏感的人在完全静止中有感;

3 度:少有感——室内少数人在静止中有感,悬挂物轻微摆动;

4 度:多有感——室内大多数人,室外少数人有感,悬挂物摆动,不稳器皿作响;

5 度:惊醒——室外多数人有感,家畜不宁,门窗作响,墙壁表面出现裂纹;

6 度:惊慌——人站立不稳,家畜外逃,器皿翻落,简陋棚舍损坏,陡坎滑坡;

7 度:房屋损坏——房屋轻微损坏,地表出现裂缝及喷沙冒水;

8 度:建筑物破坏——房屋多有损坏,路基塌方,地下管道破裂;

9 度:建筑物普遍破坏——房屋大多数破坏,少数倾倒,铁轨弯曲;

10 度:建筑物普遍摧毁——房屋倾倒,道路毁坏,山石大量崩塌,水面大浪扑岸;

11 度:毁灭——房屋大量倒塌,路基堤岸大段崩毁,地表产生很大变化;

12 度:山川易景——一切建筑物普遍毁坏,地形剧烈变化,动植物遭毁灭。

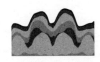

火灾来袭，你在干什么
——校园火灾的逃生自救方法

走进应急现场

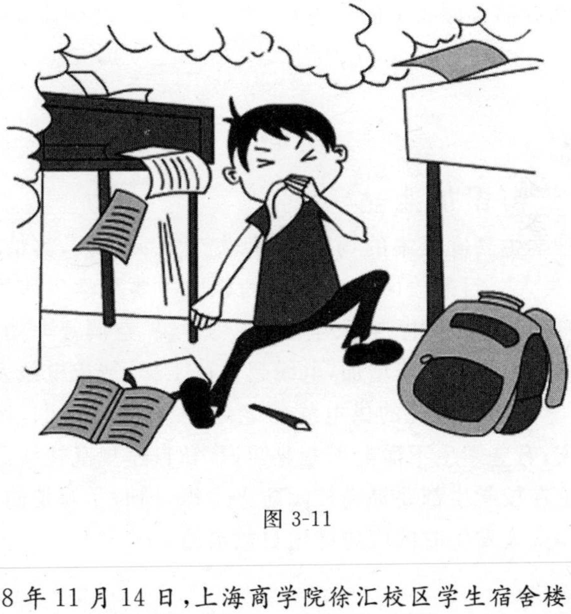

图 3-11

2008 年 11 月 14 日，上海商学院徐汇校区学生宿舍楼内，大家都在酣睡，突然听到管理员来敲门，“快出来！着火了！快下去！”同学们立刻从床上爬起来，拿着钱包、手机等跑下了楼。此时，602寝室的阳台上不断有滚滚黑烟冒出来，不一会儿，浓烟就变成了熊熊烈火，其中夹杂着“噼噼啪啪”的爆裂声。一名女生回忆道：当时寝室的4名女生都在阳台上不断呼救，但因为房内烟火过大，4名女生都从阳台跳下逃生。当120急救人员到达现场时，4人均已死亡。幸运的是，耐心等待消防官兵救援的601寝室的几个女生都被安全救出。如图3-11所示。

互动讨论

1. 如果发生校园火灾，你该怎么办？
2. 在等待救援的过程中你还应该做些什么？
3. 如何在火灾中进行自救？
4. 在火灾现场，如何选择正确的逃生方法？
5. 如何预防校园火灾的发生？

知识加油站

校园是学生高度聚集的场所，一旦发生火灾事故，其情节严重、影响大、损失大。目前校园火灾发生的原因主要是学生违规使用电饭煲、电炉、电取暖器、电热杯、电热毯、热得快、空调等大功率电器，这些电器的使用导致电流增加，电线超负荷工作，造成电线发热而引起火灾；还有些学生宿舍的供电线路老化，配电设施薄弱，客观上容易引起火灾；有些学生不懂电工专业知识，私自违规乱接线路后引起火灾。每位在校学生都要提高校园防火意识，同时学习消防知识，了解有关校园火灾发生时的应急逃生自救措施。

专家引路

1.在火灾发生时，被困人员要有良好的心理素质，要保持镇静，不惊慌，不盲目行动，因为火灾现场的烟雾会挡住人的视线，能见度非常低，甚至在长期居住的房间里都搞不清楚门和窗户的位置；争取打“119”火警电话或学校报警电话，讲清楚火灾发生的地址、燃烧对象、火势等情况，同时要将报警人的姓名、所使用的电话号码告诉消防人员，以便联系。

2.逃生时一定要选择自己熟悉的楼梯、通道、大门等，避免在不熟悉的环境中被困；电梯在火灾时随时会发生断电，或因热的作用使电梯变形而让人困于电梯内，因此，发生火灾逃生时不能选择电梯。

3.校园火灾发生时，首先要判断安全区和危险区，不能盲目地跟从人流，相互拥挤、乱冲乱窜；逃离时要朝明亮处或空旷的地方跑，尽量往楼层下面跑；如果逃生通道被烟火封阻，则应该背离烟火方向通过气窗、阳台、天台等往室外逃生；此外，也可以转移到其他比较安全的房间、阳台或窗边，然后耐心等待消防人员。

4.如果门窗、楼梯、通道均已被烟火封住，确实没有可能冲出去时，可浇冷水到头部、身上或用湿被单、湿毛巾将头部包好，用湿毯子、湿棉被将身体裹好后，再冲出危险区。

5.在火灾中，燃烧产生的大量有毒烟雾会把人熏倒，所以火灾现场应用湿毛巾捂住口鼻，身体尽量贴近地面前进或匍匐穿过危险区。

6.住在较低楼层的人可以用结实的绳索（若找不到绳索，可将被套、床单或结实的窗帘布等物撕成条拧绳）拴在牢固的窗框或床架上，然后沿绳缓慢爬下，千万不能直接跳楼，火灾时跳楼求生的风险很大，往往不是死就是伤，因此，跳楼逃生万万不可轻取。

7.如果自己被大火封锁在楼内，所有逃生之路都被切断，此时最好暂时退回房内，关闭靠近火区的门窗，通过向门窗上浇水来减缓火势的蔓延，同时不要忘记站在窗口呼喊、招手、打亮手电筒、抛掷物品等，以此来发出求救信号，获取消防队员的救援。

8. 学校要在日常生活中普及灭火器使用知识，检查并消除校园火灾隐患，定期举行火灾逃生演练，加强火灾逃生常识的教育，做到预防火灾的发生，或在火灾发生时最大可能的减少损失；学生在寝室内不使用大功率电器、不乱拉乱接电线等，要做到安全用电，降低火灾风险率。

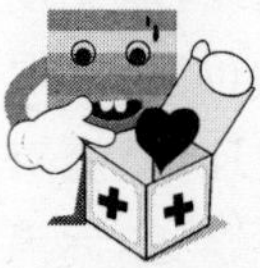

我来体验

和你的同伴们讨论，看看他们在上述故事中吸取到了哪些教训；倡议同学们不要使用违规违章电器，更不要自行乱接电路；和你的同学们讨论如何来预防校园火灾的发生；组织同学们举办一次有关“校园防火”的知识问答比赛。

小贴士

不同燃烧物发生火灾时应使用的灭火材料：

1. 固体物质，如木材、棉、毛、麻、纸张、煤等发生火灾时，可以选择水型灭火器、磷酸铵盐干粉灭火器、泡沫灭火器、卤代烷灭火器等。

2. 液体或可熔化的固体物质，如原油、煤油、柴油、甲醇、乙醇、沥青、石蜡等发生火灾时，可选择干粉灭火器、泡沫灭火器、二氧化碳灭火器等。

3. 气体，如煤气、天然气氢气、甲烷、乙烷、丙烷等发生火灾时，可选择干粉灭火器、二氧化碳灭火器、卤代烷灭火器等。

4. 金属，如钾、钠、镁、铝镁合金等发生火灾时，可选择专用干粉灭火器、粉状石墨灭火器，也可以用干砂或铸铁屑末代替。

5. 物体带电燃烧时，可选择二氧化碳灭火器、干粉灭火器、卤代烷灭火器等。

6. 烹饪器具内的烹饪物（如动植物油脂）发生火灾时，可选择干粉灭火器等。

谨防食物有毒——校园食物中毒的应急措施

走进急救现场

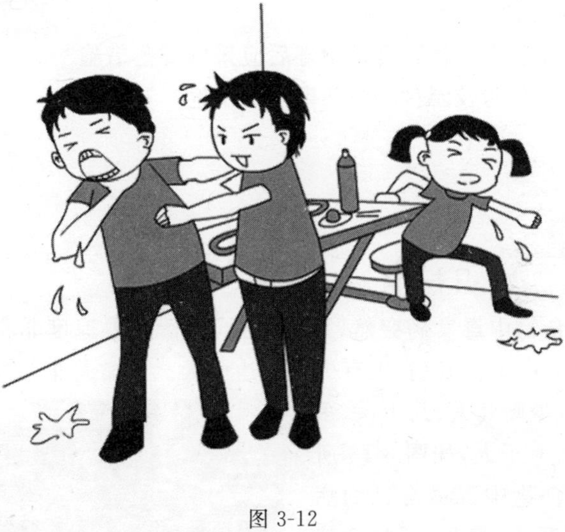

图 3-12

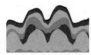

1999 年 5 月，某市一中学先后有 82 名学生因食用学校食堂用剩米饭加工的蛋炒饭，而出现腹痛、呕吐等中毒症状。经过调查发现，这起食物中毒事件是由于变质的剩米饭引起的细菌性食物中毒；同年 9 月，另一城市先后有 11 所小学的 800 多名学生陆续发生腹痛、

腹泻等食物中毒症状，调查后发现，该市一家餐饮服务公司在为各小学提供早餐的时候，使用了已经感染葡萄球菌的油煎鸡蛋，导致学生食用后中毒；在 2006 年的 9 月还发生了同样的案例，某市一小学的学生因食用凉拌猪肉引发食物中毒，这次食物中毒累及一百多名学生，调查显示，该校的食堂使用的猪肉受到污染是导致这次食物中毒事件的直接原因……这些案例说明校园食物中毒事件频繁发生，由于这类事件受累人数多、社会影响大，因而引起社会各界的高度重视。如图 3-12 所示。

互动讨论

1. 如何鉴别发生了食物中毒还是患了其他疾病？校园食物中毒有哪些特点？

2. 你知道发生校园食物中毒后应采取哪些措施？

3. 如何预防校园食物中毒事件的发生？

知识加油站

校园食物中毒发病突然，来势凶猛，病情发展速度非常快，数分钟至数小时内就会发病，也有少数长达一天。通常是集体发病，发病人数较多，少则几人、几十人，多达数百人、上千人，如图 3-13 所示。校园食物中毒最常见的症状是剧烈呕吐、腹泻，同时还伴有中上腹部的疼痛，有时也会因上吐下泻而出现脱水症状，如口干、皮肤弹性差、眼窝深陷、肢体冰凉、血压降低、脉搏细弱等，严重的甚至会出现休克。

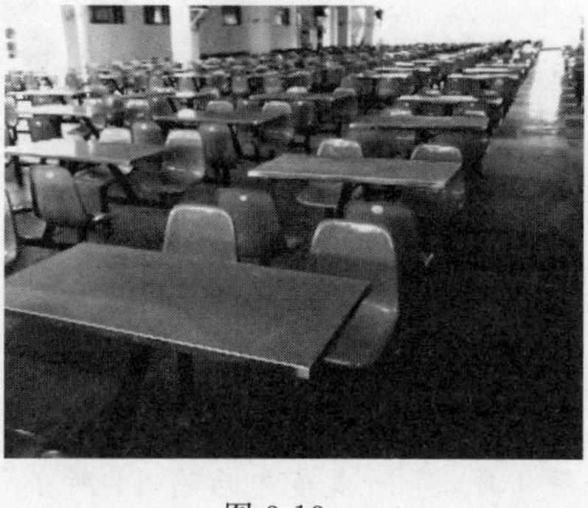

图 3-13

专家引路

1.如何快速识别校园食物中毒?

快速分辨校园食物中毒是及时采取紧急救援措施的关键和前提,由于典型的食物中毒症状——恶心、呕吐、腹痛、腹泻在普通人群中也很常见,所以要注意与可能引起类似症状的其他疾病相区别。

(1)校园食物中毒主要有以下特点:①发病突然,累及人数多;②发病需要的时间从数分钟到数十小时,多数食物中毒者进食后2~24小时内发病;③中毒症状表现类似,轻重程度各有不同;④没有传染性,停止进食有毒食品后,发病人数不再增加;⑤中毒者往往都食用了同一种有毒食品,未进食这类食品者则不会发病。

(2)中毒的典型症状:不论是化学性食物中毒,还是细菌性食物中毒,其主要症状都表现为剧烈呕吐、腹泻、中上腹疼痛等胃肠道反应。由于不同的中毒者体质有差异,因此病情的严重程度也不尽相同。

2.发生校园食物中毒应采取哪些应急措施?

(1)在发现校园食物中毒或可疑食物中毒时,应及时向学校领导、主管部门反映情况,详细报告自己了解的关于食物中毒的情况。

(2)立即通知同学们禁食可疑的有毒食品,防止中毒人数进一步增加。

(3)立即通知120前往救助,或者组织同学将中毒的同学送到附近医院进行救治。

(4)如果发现中毒者已经昏迷,应该将其下肢抬高,头偏向一侧,谨防中毒者误吸入呕吐物而发生窒息;对于症状较轻且清醒的中毒者,应协助中毒者用手指、筷子、鹅毛等刺激喉咙催吐;误服腐蚀性毒物如强酸、强碱后,不能催吐,应及时服用稠米汤、鸡蛋清、牛奶、豆浆等,保护胃黏膜不继续受到毒物的腐蚀。

(5)及时采集中毒者的相关样本,如呕吐物、尿液、粪便等,供有关部门检测。

(6)协助相关部门保护中毒现场,封存可能造成中毒的食物及原料。

(7)组织同学追回已销售的有毒食品或疑似有毒食品。

3.学校师生如何有效预防食物中毒事件的发生?

(1)选择新鲜安全的食品。学校食堂在购买原材料时要严格把关,注意观察食物的感官性状,如是否有腐烂变质的现象,同时要查看其生产日期、保质期、是否有厂名、厂址等标志,不买过期的食品和没有厂名厂址的产品,否则出现质量问题时无法追究责任。此外,还需要加强食堂工作人员的卫生观念,进一步完善食堂卫生管理制度。

(2)养成良好的卫生习惯,饭前便后要洗手。不良的卫生习惯可能把致病菌从人体带到食物上去。食品在食用前要进行彻底清洁,尤其在生吃蔬菜瓜果时要清洗干净。需要加热的食物也要加热彻底,如豆浆和菜豆含有皂甙等毒素,没有彻底加热会引发中毒。

(3)尽量不吃剩饭剩菜,如需食用,应将其彻底加热。剩饭剩菜、剩的甜点、牛奶等都是良好的细菌培养基地,不彻底加热可能引起细菌性食物中毒。不食用霉变的粮食、甘蔗、花生米等,因为其具有的霉菌毒素会引起中毒。

(4)不到没有获得卫生许可的小摊贩处购买食物,选择饮用符合卫生标准的饮用水,不喝生水或不洁净的水。

(5)提倡体育锻炼,增强机体免疫力,抵御细菌的侵袭。

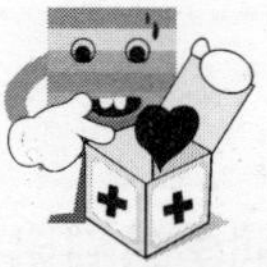

我来体验

当你面对好几个同学出现上吐、下泄、剧烈腹痛的症状时,你想到了什么?在班里组织一次讨论会,讨论如何预防校园食物中毒;提醒你的同学要注意饮食卫生,尽量不在卫生条件差的餐馆进食;将这些有关校园食物中毒的知识介绍给你的同伴们。

小贴士

1. 不可食用的有毒动物性食品：天然含有有毒成分的鱼类，如河豚等，在一定条件下可产生大量有毒成分的鲐鱼、麻痹性贝类等，以及动物的甲状腺及鱼胆等。

2. 不可食用的有毒植物性食品：天然含有有毒成分的植物或其加工制品，如大麻油、桐油、有毒蜂蜜等；加工过程中未能去除有毒成分的植物，如木薯、鲜黄花菜、苦杏仁、四季豆、白果等；另外，发芽的土豆也有毒，不可食用。

运动伤就在你身边——校园运动伤的处理和预防

走进急救现场

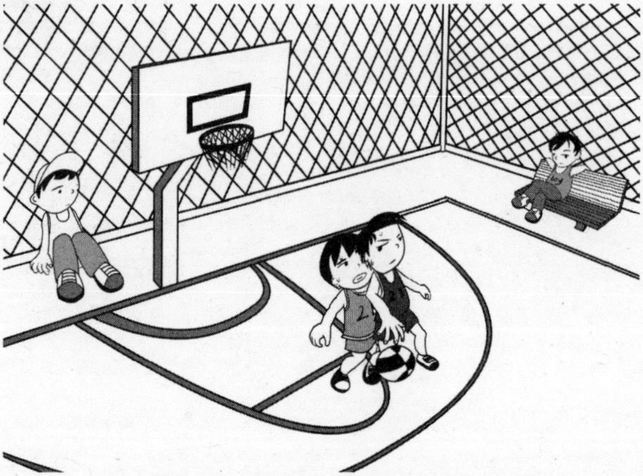

图 3-14

在某校初二年级体育课上，王小林将空心球掷出后，他想跑过去捡球，这时陈苗却将该球又掷了回来，恰好砸在王小林的头部。王小林当时就被球砸得头破血流，虽然经医院的全力抢救后脱离生命危险，但却留下了严重的后遗症。同样的校园运动伤的案例还有：2001年5月，某大学生抓住铁制球门架的横梁做引体向上运动时，门架突然失去重心，轰然倒下，横梁恰好砸中了该同学的颈部致其死亡；同年，温州某中学一名学生，在体育课上 100 米练习后猝死；2004 年 4 月，沈阳市某中学一名学生被突然翻倒的足球门砸死；2005 年 10 月 27 日，厦门某中学举办运动会，小纪参加跳远比赛时，在助跑阶段突然摔倒，连翻好几个跟头，造成右股骨骨折……如图 3-14 所示。

互动讨论

1. 能够导致校园运动伤的原因常有哪些？
2. 发生校园运动伤时，如何进行现场急救？
3. 如何有效地预防校园运动伤？

知识加油站

校园运动伤，即学生在学校进行体育运动的练习、比赛中受伤。随着我国全面素质教育的发展，体育教育事业也得到了蓬勃的发展，校园里参加体育锻炼和竞技比赛的人数也越来越多，同时学校开设的体育项目也更加丰富多彩，除了传统的田径、篮、足、排球外，也开设了武术、健美操、射击、滑轮、跆拳道、游泳等供学生选择的体育项目，但这些丰富多彩的校园体育运动项目都可能会带来运动伤。据教育部门的统计，近年来校园运动伤的发生率呈增加之势，故学生应该高度重视和预防校园运动伤，以避免和减少校园运动伤的发生，同时，学校也要重视对学生进行体育健康教育和运动伤的现场急救培训，培养学生健康运动的意识和增强学生发生运动伤时的应急处理能力，如图 3-15 所示。

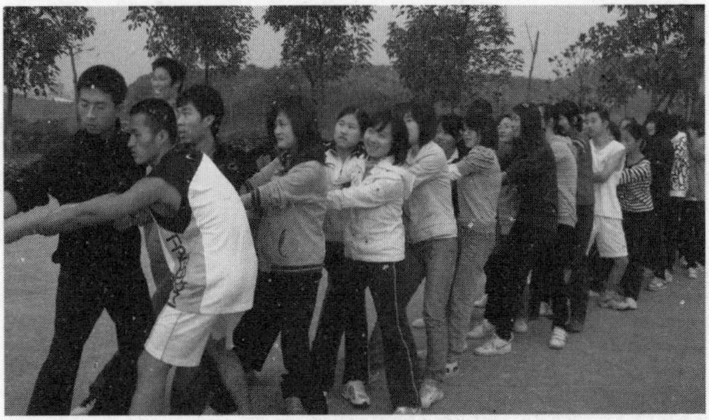

图 3-15

专家引路

(一)校园运动伤的原因

1. 运动场地:如篮球沥青场地过于光滑、过硬,足球场地人工草坪被严重磨损,网球场地护网已经严重破损,运动场地不平整、沙坑沙土过硬、单双杠、杠铃、木马等运动器械不牢固等,致使运动者受伤,如图 3-16 所示。

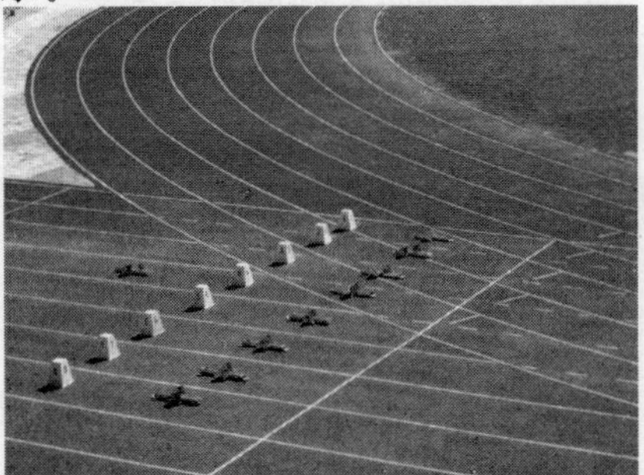

图 3-16

2.运动误伤:未能掌握某运动项目的原则和方法,进攻时速度过快或用力过大、防守者强力防御进攻、铲球时无意绊倒、传球过程中被球砸中,再者疲劳运动或超生理极限运动,也可增加运动误伤的发生率。

3.运动技能:通常见于未能掌握正确的运动技能,对各项体育锻炼项目技能不够熟悉,如弹跳步伐不协调、持球或运球动作错误、射门脚尖用力、长时间用某一种姿势运动、传球接球动作不协调等。

4.犯规伤人:有些运动员不知比赛规则或者无意犯规致使对方运动员受伤;也有的运动员为了阻止对方获胜,削弱对方的实力,无视运动规则横冲直撞,致使对方受伤。

5.恶意伤人:也有少数运动者为了取得比赛的胜利而不计后果,丧失体育道德,蓄意伤人。

6.无人监护;对于小学生、中学生进行体操、游泳、掷铅球、掷标枪等较大难度或者较危险的运动时,因为没有老师或者家长的监护,也容易受伤甚至有生命危险。

(二)校园运动伤的现场急救方法

1.判断伤情

校园运动伤有轻有重,严重的伤员有呼吸心跳骤停、窒息、大出血、开放性气胸、休克、骨折、脊柱损伤、内脏脱出等意外情况发生,需要立即抢救,此时需按照急救篇中介绍的方法进行急救。如果伤员情况稳定,可按照以下介绍的方法进行相应的处理。

2.一般处理

休息:运动伤发生的当时就应该停止运动,休息受伤的肢体,以免因继续运动加重伤情。

抬高:在受伤后,受伤的肢体可能会有淤血和肿胀的现象,此时应抬高伤肢,以利于肢体的血液回流,减轻淤血和肿胀。

冷敷:软组织受伤是最常见的校园运动伤之一,可在受伤最初的24小时内用冷毛巾、冰袋等冷敷伤处,以达到消肿、减轻疼痛的目的;24小时后可改用热敷,可促进淤血吸收和血液循环。

加压：可用绷带包扎伤处，包扎时用力均匀，松紧适宜，以不影响受伤肢体远端的血液供应为宜。

运动：受伤后的休息也并非是长久的休息，因为长时间不活动伤肢，则会造成肢体的关节僵硬、肌肉萎缩、骨质疏松和其他的并发症。所以，持久的休息对运动伤的恢复是不利的。可在不加重伤情的前提下活动伤肢，以促进肢体伤处的血供和代谢，起到修复组织的功能，同时也能促进关节功能的恢复。

3. 具体处理

擦伤：如擦伤部位较浅，只需涂碘伏消毒即可；如擦伤创面较脏或有渗血时，应用生理盐水冲洗伤处后用碘伏消毒，再用消毒纱布包扎。

挫伤：轻者无需特殊处理，经冷敷处理 24 小时后，伤口局部使用云南白药喷雾剂；较重的挫伤应到医院处理。

肌肉拉伤：一旦剧烈运动后肌肉疼痛明显，此时应立即停止运动，并在疼痛处敷上冰块或冷毛巾 30 分钟，以促使小血管收缩，减轻局部充血、水肿，切忌揉搓及热敷伤处。

扭伤：扭伤多发生在踝关节、膝关节、腕关节及腰部，不同部位的扭伤，其处理方法也不同：如为急性腰扭伤，可让伤员仰卧在床上，腰下垫一个枕头，先冷敷，后热敷；如为跟关节、膝关节、腕关节等扭伤时，将扭伤部位垫高，先冷敷，24 小时后再热敷。

关节脱位：一旦发生关节脱位，应劝说伤员立即停止活动，不可揉搓脱位的关节。如肩关节脱位，可把伤员的肘部弯成直角，再用三角巾将前臂和肘部托起，挂在颈上；如髋关节脱位，则应立即让伤员平躺在担架上速送医院。

骨折：施救者可以通过骨折断端互相摩擦发出骨擦音、骨擦感、骨的断端剧烈疼痛、肢体肿胀及皮下淤血、肢体功能丧失、畸形、骨折处压痛明显等来判断伤员是否存在骨折。对于判断或者怀疑存在骨折者，应按照急就篇中的方法施救。

（三）预防校园运动伤

1. 充分的准备：准备活动既要有一般性的准备活动，又要有专项的准备活动，要充分活动全身各处关节，拉开韧带，如慢跑、踏步快走、扭腰、活动手腕及足踝等。如果曾经有运动伤的经历，平时应加强对相对薄弱部位的训练，以免相同部位再次受伤，例如可以加强各种关节稳定性的力量练习，如图 3-17 所示。

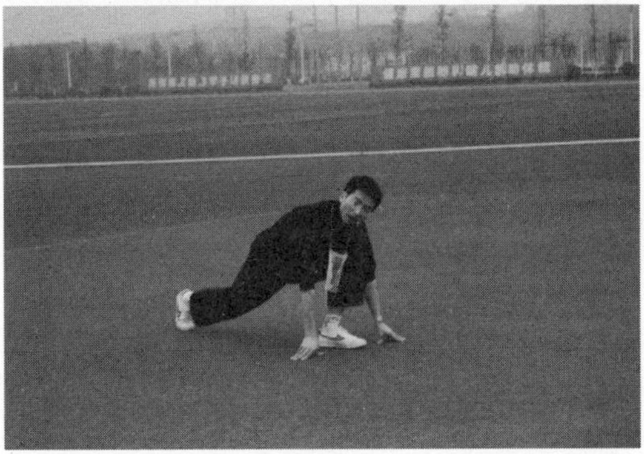

图 3-17

2. 合理的安排：要学会合理地安排自己的体力，科学地逐渐增加运动量，注意一组运动与另外一组运动的间隔期要放松；训练中要注意动静结合，上下肢要交替练习，以防止局部长时间用力，动作难度要得当，由容易逐渐过渡到难度较大的动作。

3. 健康的道德：加强对学生进行健康运动教育，培养学生健康运动的意识，逐步树立学生的现代体育观念，培养良好的体育道德，防止运动过程中动作粗野、避免恶意伤人等行为的发生。

4. 合理的管理：在进行运动前要充分了解运动场地是否平坦，不能过于光滑，过硬，沙坑是否松软，跑道上有无障碍物；检查室外体育器材，如单杠、双杆、爬杆等有没有质量问题；铅球、铁饼、标枪等不能随意摆放在操场上，以免在无人看管的情况下，学生因好玩致使人身伤害；不违章操练，要正确合理地使用器械。

5. 健康的保健：学生要定期进行体检，了解自己的身体健康状况，以便确定自己能否参加某项体育锻炼。如患心脏、肾脏病者不宜参加篮球、足球比赛和快跑等剧烈体育锻炼。也可根据自己的身体状况注意使用护膝、护腰、护腿、护手腕等护具。

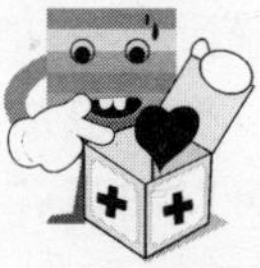

我来体验

和你的朋友们交流，看看他们有没有运动伤的经历，他们当时采取了哪些急救措施；组织同学开班会讨论如何来预防校园运动伤；动员你的同伴们积极报名参加各种体育项目加强班，掌握正确扎实的运动技能；和同学们制作海报，倡议大家健康安全地进行体育运动。

小贴士

导致校园运动伤的常见致伤因素：

1. 不恰当的运动着装。
2. 没有科学的运动卫生观念。
3. 运动员的运动体力不足。
4. 各关节柔韧性还不够。
5. 没有掌握正确的运动技能。
6. 没有掌握运动器械的使用方法。

野外篇

该篇着重介绍了户外尤其是野外险境下所需要的应急避险方法，如野外中暑、误食导致的中毒、毒蛇咬伤、蜈蚣咬伤、蜂蜇伤的现场急救方法，同时介绍了野外迷路，野外遇猛兽，身处沙漠、冰天雪地等险境时的应对方法。

夏季应对酷暑——野外中暑的自救互救

走进急救现场

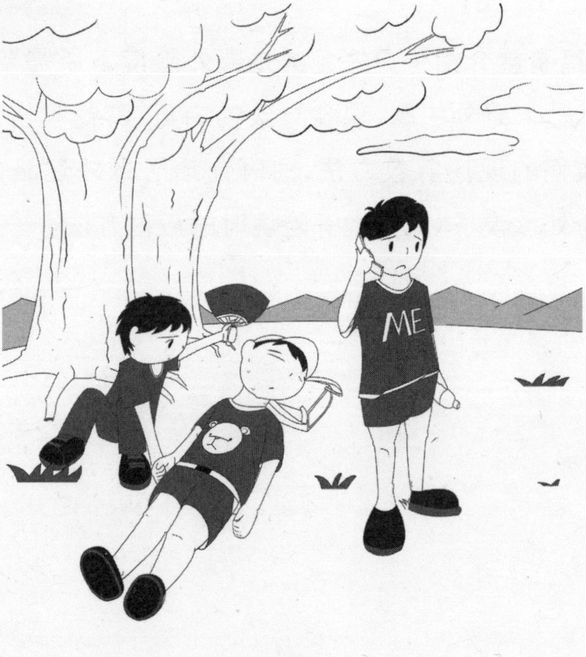

图 4-1

2011年8月，正值酷暑季节。一天，小明和几个同学相约去郊外爬山。爬到半山腰时，正是烈日当头，树枝上的知了似乎也难耐这样的酷热天气，一个劲儿地叫。小明已累得气喘吁吁、满头大汗，可这时的他已经将仅有的一瓶百事可乐喝得剩下不到一半了，口渴难耐的他毫不犹豫地将剩下的饮料喝完，休息片刻后他们继续向山顶爬去。可过了不久，小明便感觉自己的双眼开始模糊起来，头晕、恶心、手脚发软、耳朵嗡嗡直响……小伙伴们立即将他扶到附近的一棵大树树荫下躺着，并打电话给小明的爸爸妈妈，告诉他们小明在爬山的途中生病了。最后，小明的爸爸妈妈根据电话提供的线索，将小明送到附近的医院救治。医生告诉他们：小明是在高温天气爬山发生了中暑。经过相应的治疗后，小明已脱离了危险。如图4-1所示。

互动讨论

1. 野外中暑一般发生在哪些情况下？
2. 如果有人在野外发生了中暑，我们应该怎样进行现场急救？
3. 如果你想去沙漠远足，应该做好哪些预防中暑的准备？
4. 野外中暑和家庭中暑的现场急救方法有哪些不同之处？

知识加油站

在天气炎热的时候，如果长时间地待在野外，由于环境温度较高，空气湿热，很容易让身体汗液的蒸发受到限制，从而易导致中暑，如图4-2所示。在生活中，由于正常人体的产热和散热处于动态平衡，体温维持在37摄氏度左右。

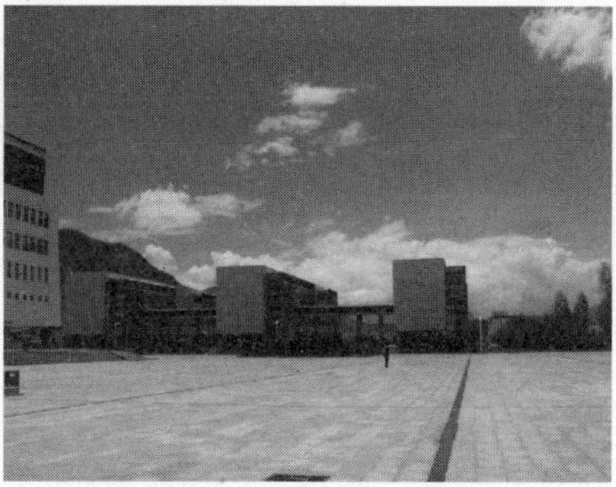

图4-2

当人在运动或者劳动时，机体的代谢加速，产热也相继增加，人体借助于皮肤血管扩张、血流加速、汗腺分泌增加以及呼吸加快等，将体内产生的热量送达体表，通过辐射、传导、对流及蒸发等方式散热，以保持体温在正常范围内。当气温超过皮肤温度(一般为 32～35 摄氏度)，或者空气中湿度过高，通风不良时，或者环境中有热辐射源(如电炉、明火)，人体内的热量难以散发，甚至还会从外界环境中吸收热量，造成体内热量的贮积，从而导致中暑。

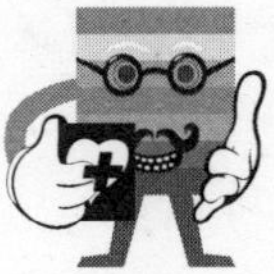

专家引路

(一)青少年夏季在野外游玩时，由于高温、活动及大量出汗等很容易发生中暑，如不及时采取自救互救措施，则很容易出现严重后果。那么，如果发现有人中暑，我们应该如何进行施救呢？

1. 如果炎热的夏季在野外感觉到头晕、心跳加快，或者自己感觉快要中暑的时候，需立即寻找一个可以遮光的阴凉干燥处，最好是找一棵树，如图 4-3 所示，如果没有树，也可以找一个能遮光的地方仰卧。同时，可以饮水或者服用自备的解暑药物等，待上述症状减轻。

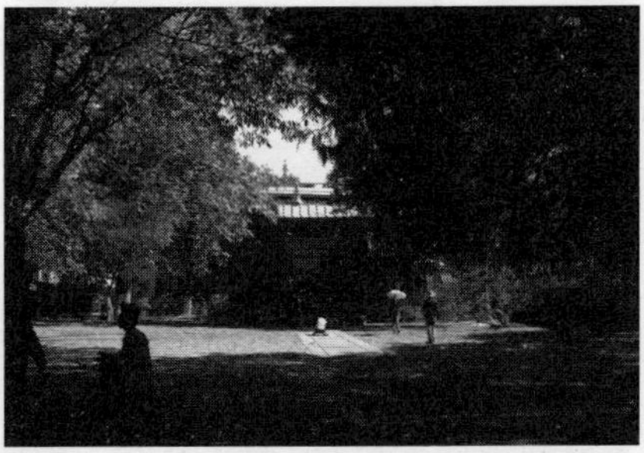

图 4-3

2. 如果在野外较为闷热的地方中暑，需要把身上的衣服脱下，这样有利于身体散热，然后找一些可以用来当扇子的植物叶子，或者使用脱下来的衣服扇风，辅助身体散热。

3. 为了帮助身体散热，也可以用自备的水，把衣服或者毛巾之类的东西浸湿敷在额头，然后用冷水擦拭腋窝以及腹股沟等处，这样可以帮助身体快速散热，将体温控制在 38 摄氏度以下。

4. 野外发生中暑，如果附近有水源的话，可以将中暑者的身体完全浸入到水里，这样可以帮助病人身体快速降温，尤其适用于体温过高或者中暑症状较为严重者。

5. 如果在野外中暑症状比较严重，昏迷、长时间呕吐或者抽筋等，应该找一处平坦的阴凉处，把中暑者的身体侧卧，头部找衣物垫好。然后设法将中暑者送往附近的医院，或者打 120 急救电话请求救援，以免发生生命危险。

(二)炎热的夏季野外旅行时，中暑的情况常有发生。如何预防中暑就显得尤为重要，下面介绍几种预防中暑的常用办法：

1. 随身携带遮阳工具

夏日炎炎，出门时一定要戴太阳镜、遮阳帽，撑遮阳伞，有条件的还可以抹些防晒霜，这些措施都能起到一定的避暑效果。

2. 水分充足

夏天身体出汗过多时，人体处于相对缺水的状态，所以要增加饮水量，在补充水的基础上，还应适当补充一些钠和钾。严重缺钠会引起低血压甚至休克，缺钾会使人感到倦怠疲乏，食盐中含有钠元素，豆制品和香蕉含钾都较丰富。同时，也可以用茶代替水，因为茶略苦性寒，具有解毒、消暑、去火等功能，但饮茶应以清淡适中为宜。千万记住，不要等到口渴了才喝水，因为口渴表示身体已经缺水了。

3. 降低运动强度和减少运动时间

天气炎热，如果过量运动的话，会导致过度疲劳，体力不支，这样很容易中暑。所以，在野外要注意运动强度，保证充足的休息。

4. 随身必备防暑药品

长时间在户外者，随身携带遮阳工具以预防中暑，防暑药品是不可缺少的，如十滴水、人丹、清凉油等。

5. 尽量避免高温时段外出

上午10点到下午16点是夏季太阳最大的时间，这个时段发生中暑的可能性大，约为平时的十倍，所以应尽量避免这些时段外出。

6. 睡眠充足

夏天日长夜短，气温高，人体新陈代谢旺盛，容易感到疲劳。充足的睡眠，可使大脑和身体各系统都得到放松，既利于工作和学习，也是预防中暑的措施之一。最佳就寝时间是22时至23时，最佳起床时间是5时30分至6时30分。夏季合理地安排休息时间，每天保证8小时的睡眠以保持充分的体能，可有效达到防暑的目的。

7. 少吃多餐且清淡

炎热的夏季应少吃高蛋白、高脂肪的食物，因为它们产生的代谢热量特别多，如牛奶，肉，鸡蛋，豆类等含蛋白质较高。同时，要吃得清淡，要多吃含水分较多的瓜果。

8. 选择透气且易散热的衣服

炎炎夏日尽量要穿透气性好、浅色且散热性较好的棉质或真丝面料的衣服，并且衣服要宽松。若需要外出时，不要打赤膊，烈日下长时间作业者最好穿长袖衬衫。

9. 避免做剧烈运动

因为剧烈运动，身体将会产生大量的热量，人体内部温度上升。所以，炎热的夏季尽量不要进行剧烈运动，如拳击，赛车，长跑，打球等。

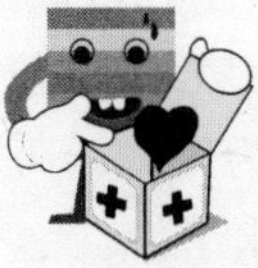

我来体验

你还知道哪些野外中暑的事件，将这些故事讲给你的同伴们；和你的同伴们交流，看看他们有没有中暑的经历，他们当时采取了哪些措施；如果你想去沙漠游玩，为了避免野外中暑，看看你还需要做哪些准备；将这些野外中暑的急救方法和预防野外中暑的方法，介绍给你的家人和朋友。

小贴士

烈日炎炎照大地，各位朋友多注意；
轻度中暑有前兆，以下症状要铭记；
昏沉无力出大汗，心慌厌食低烧期；
突汗血容量不足，倒地晕厥衰竭疾；
汗后畅饮盐欠缺，痉挛现于青壮季；
暴晒头痛要呕吐，重者昏迷日射急；
干燥无汗神恍惚，暑高热症致迷离；
中暑患者移阴凉，仰卧散热降温处；
解暑饮药劝跟进，求助医院别失误。

野菜不能随便采吃——野外食物中毒

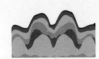

走进急救现场

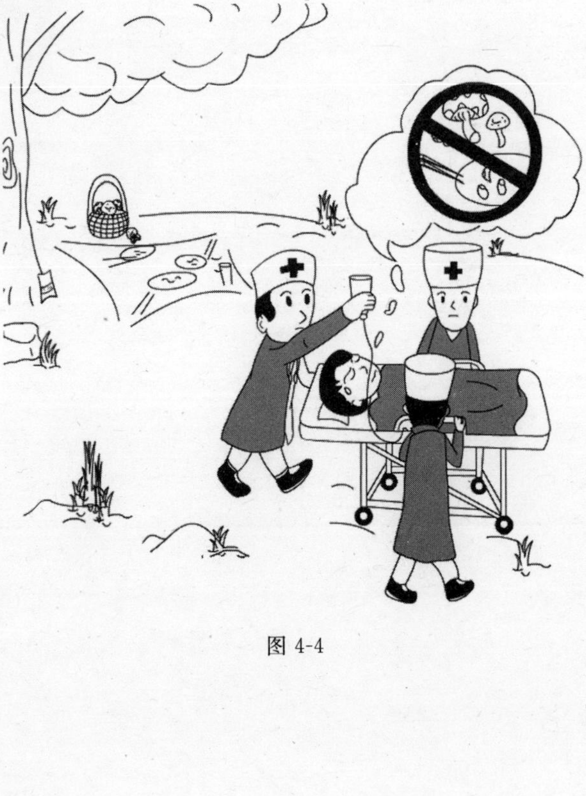

图 4-4

清明节假期，小金一家到野外去郊游，他们边挖野菜，边欣赏大自然的美丽风光，后来他们进行野餐，不料吃过饭后，他们三人先后出现头晕、呕吐、腹痛、腹泻等症状。幸好小金平时学过野外急救的相关知识，连忙指导父母采取喝淡盐水并压舌催吐等一系列的措施，同时拨打了 120 急救电话。最后一家人被送到了医院，经过医生的治疗终于有惊无险，转危为安。最后医生告诉小金他们，原来他们一家是因为吃了野外采摘的有毒野菜，才导致这次食物中毒。如图 4-4 所示。

互动讨论

1. 什么是食物中毒，食物中毒又有哪些表现？
2. 如果在野外突然遇到食物中毒的情况应该如何处理？
3. 我们应该如何预防野外食物中毒呢？

知识加油站

在野外活动时，饮水、饮食的不洁净是引起野外食物中毒的主要原因，尤其是在山地丛林中寻找食物时要十分小心，因为有些食物有毒甚至无法食用。食物中毒轻者会出现恶心、腹痛、呕吐、腹泻等症状，严重的可能会引起人体脏器损害，甚至导致死亡。而在野外活动中，由于特殊环境的影响，经常遇到在野外找寻食物的情况，所以旅行者应该清楚选择安全的食物，以及发生野外食物中毒时的急救方法。

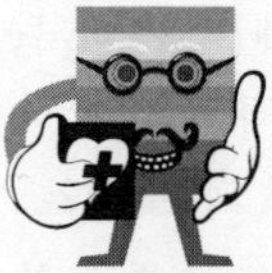

专家引路

(一)在野外,如果有人发生食物中毒,千万不要惊慌失措,冷静分析发病的原因,针对引起中毒的食物以及服用的时间长短,采取如下措施:

1.如果能够知道是哪种食物引起中毒的,或者不知道病人是哪种食物中毒,但有相关食物留下时,应该将食物保管好,待急救人员到场后立即送往医院或相关单位进行鉴定。明确毒物种类,并根据相关毒物采取有针对性的抢救措施。

2.判断中毒程度,并根据程度采取相应的抢救方案:中毒较重时,立即拨打120或大声呼救,并尽快送至医院进行相关抢救;如果程度较轻,可先于现场初步处理后,并根据结果决定是否送医院。

3.若中毒者出现皮肤弹性差,脸色发青等脱水明显表现,四肢皮肤温度低,疲乏无力,面色苍白,大汗,意识模糊,抽搐,脉搏虚弱时,应立即送医院救治,否则将有生命危险。一般来说,进食后,短时间内即出现症状,往往是重症中毒。出现抽搐或者痉挛时,立即将病人移至周围无危险物品的地方,取来筷子,用手帕缠好,塞入病人口中,以防止咬破舌头。

4.若食用有毒食物的时间在1～2小时之内,可采用催吐的方法。在野外条件有限的情况下,可采用筷子、手指或鹅毛等刺激咽喉,引发呕吐。有条件的情况下,可取食盐20克加水或矿泉水200毫升溶化一次喝下,如果不吐,可多喝几次,迅速促进呕吐。

(二)在野外长时间生存,需要寻找安全的食物,如果你能够在大自然中找到安全的食物,那么在野外的生活就会如鱼得水。我们可以尝试以下方法来寻找食物:

1.尝试植物:一次只尝试一种植物,如果感觉不适立刻催吐。也可将植物切下来闻一下,如果发现有苦杏仁味,或者桃树皮气味,可能有毒。如果没有特殊气味的感觉,可以用唇、舌触及一下或者咀嚼一小块,如有不适立即停止;如无不适,吞咽一小块并等待数小时,如果仍然没有不良反应,则可认定该植物安全。

2.采集植物:使用洁净的空袋子、空篮子,采集淡绿色的幼枝、球根、块茎等。不要采集有乳白色、乳状汁液的植物,不要采集亮红色植物,不要采集枯黄的叶子,不要采集成熟的羊齿类植物等。

3.确认植物:荒漠地区的仙人掌、刺梨;极地地区的云杉、北极柳、地衣;海岸地区的藻类或紫菜等,可以食用。某些真菌植物、沙漠植物、热带植物、海滨植物、海藻植物等均可以食用。

4.所有动物都可能成为潜在的食物来源。有些动物(如昆虫)在捕捉时几乎不需要什么技巧,但多数动物必须通过布置陷阱或狩猎才能得到。因此,应该掌握一些有关动物特征和生活习性、捕捉方法等方面的知识,但是不要滥杀无辜。

掌握规律:多数哺乳动物在早晚活动,白天只有凶兽猛禽奔走,大型草食性动物整天觅食,小型动物频繁进食、活动,人们可以设置陷阱捕捉猎物。

动物踪迹:清晨,留心观察地面上动物踪迹,动物(比如兔子)活动半径不大,如果发现足迹,表明它们就在附近;有些动物会在灌木丛中打开通道,通道大小表明它们的体型大小。

啃食信号:例如,鹿类动物在夏季啃过的树皮成长条形,在冬季啃过的树皮有垂直牙痕或疤痕;兔类动物啃过的树皮,其边痕较为光滑;羊类啃食树皮,留下歪斜的牙痕;啮齿类动物啃咬痕迹多位于树茎底部,在地面上一堆空果壳附近,可能有啮齿类动物的地洞。

我来体验

现在你为抢救野外食物中毒者准备好了吗？你能回答食物中毒的类型吗？你能回答如何预防食物中毒么？你能够在野外寻找到安全的水源和安全的食物吗？在沙漠里、在海上、在丛林中，你该怎么样去寻找安全的食物？

小贴士

不能饮用的水源：

1. 雪水，在雪山上一定得先把雪化掉，有条件就烧，没条件就放在怀里捂捂再喝，直接吃雪会使体温降低，还会导致肠胃功能紊乱。

2. 死水，死水是指周围没有生命，如草、动物、树木等，水边没有生命的水是不能喝的，这通常意味着水里含有有毒物质。

3. 有异味的水，森林里尽管总有些树叶草根的腐味，但受污染的水的气味与植物的腐烂气味还是有区别的。

4. 有异常颜色的水和浑浊的水。

野外遭蛇咬险些丧命——毒蛇咬伤自救互救

走进急救现场

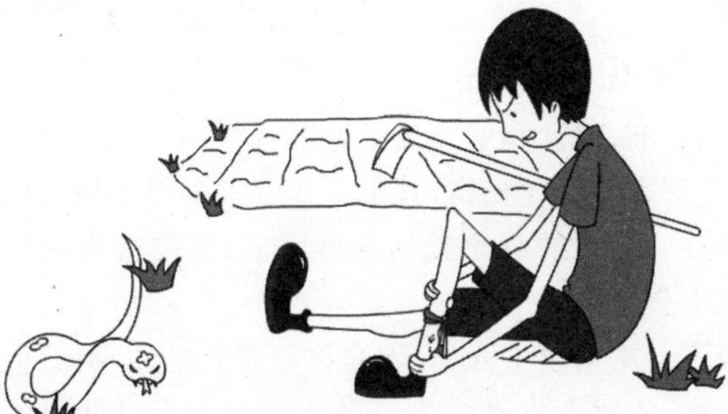

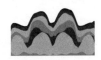

图 4-5

2011 年 8 月，浙江省的吴某正在田间劳作，忽然感到脚踝一阵剧痛，扭头一看，一条花斑蛇从身边快速逃走了，十几秒钟过去了，他觉得被咬处开始剧烈痛起来，并且开始流血。吴某赶紧用绳子将自己的小腿肚绑了起来，并用力将毒血挤出。与此同时，他联系了家人。过了十几分钟，小腿肿了起来。家人赶到后将他送往当地的医院。据其家人回忆，“刚赶到时，吴某的整个小腿已全部变成了黑红色，肿胀严重，伤口处还流着黑血，他痛得缩成一团，同时出现了胸闷、头晕症状”。医院经过全力的抢救，病人才得以脱离生命危险。事后据医生介绍，吴某应该是被一种毒蛇所伤，若再拖延几个小时，或者吴某伤后不立即采取自救措施的话，可能会有生命危险。如图 4-5 所示。

互动讨论

1. 你认为吴某当时采取的急救措施正确吗？
2. 如何通过牙印来简单判断有毒蛇与无毒蛇？
3. 如果有人被蛇咬伤，我们应该如何施救？
4. 生活中我们应如何预防蛇咬伤？

知识加油站

在南美、非洲、澳洲和亚洲热带地区有很多毒蛇，仅在印度，每年就有大约 25 万人被毒蛇咬伤，其中 4.6 万人因得不到及时有效的救治而不幸牺牲。惨痛的经验教训告诉我们，掌握被毒蛇咬伤后的自救互救技能十分重要。

蛇一般不会主动攻击人类，除非你触碰到蛇的身体，使蛇自发出现自卫的动作，才对人发动攻击。外出旅游时有可能因触犯某些蛇的领地，而遭到某些蛇的袭击，如眼镜王蛇、响尾蛇和一些蝮蛇类或产卵的蟒蛇。

生活中被蛇咬伤的报道很多，尤其在农村被蛇咬伤的事例更多，有些伤者处理得很及时得当，没有引起严重的后果，但是也有因为处理不及时或者处理措施不得当，导致了严重的后果，甚至导致死亡。

毒蛇的唇腭、毒腺和毒牙相通，蛇咬人时，蛇毒经毒牙进入皮肤伤口内，引起局部症状或者全身中毒症状，可以致人死亡。毒蛇的毒液中，含有破坏毛细血管、溶血的毒素和延髓麻痹的神经毒素。毒蛇咬伤皮肤后，咬伤处可出现淤斑，局部常有红肿及持续性疼痛，严重者出现麻木感，同时伴有全身中毒症状，如嗜睡、发热、出汗、四肢酸痛、恶心、呕吐、胸闷气急，甚至出现瞳孔散大、呼吸困难、血压下降、脉搏细弱等症状。

由于毒蛇的种类不同，毒液所含成分各异，所以毒蛇咬伤后的临床表现也不尽相同。神经毒性：以侵犯神经系统为主，局部反应较少，会出现脉搏细弱、流汗、恶心、呕吐、视觉模糊、昏迷等全身症状。血液毒：侵犯血液系统为主，局部反应快而强烈，一般在被咬后半个小时内，局部开始出现剧痛、肿胀、发黑、出血等现象。时间较久之后，还可能出现水泡、脓包，全身会有皮下出血、血尿、咯血、流鼻血、发烧等症状。混合毒：同时兼具上述两种症状。

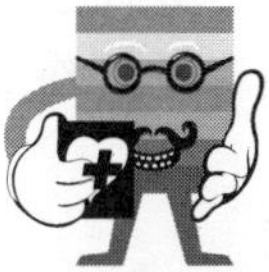

专家引路

我们怎么样识别蛇的种类和有无毒性，对我们的野外生活非常重要，万一在野外不幸遭蛇咬伤，我们应该怎样自救呢？

(一)区别有毒蛇和无毒蛇

那么怎样识别有毒蛇和无毒蛇呢？一般人单凭头部是否呈三角形或者尾巴是否粗短，或者颜色是否鲜艳来区分，这是不够全面的。虽然毒蛇头部呈明显的三角形，但也有的毒蛇，头部并不呈三角形，如无毒蛇中的伪蝮蛇，头部倒是呈三角形的。很多色泽鲜艳的蛇，如玉斑锦蛇、火赤链蛇等并非是毒蛇，而蝮蛇的色泽如泥土或似狗屎样，很不引人注目，但却有很强的毒性。我们可根据以下几点来区别有毒蛇和无毒蛇：

1. 毒腺有毒的蛇具有毒腺，无毒蛇则不具有毒腺。毒蛇的毒腺是由唾液腺演化而来，毒腺位于头部的两侧、眼的后方，可分泌出毒液。当毒蛇咬物时，包绕着毒腺的肌肉收缩，毒液即经过毒液管和毒牙的管或沟，注入被咬者的体内而发生中毒。

2. 毒液管输送毒液的管道，连接毒腺与毒牙，只有毒蛇才有毒液管。

3.毒牙,毒蛇有长并且大的毒牙,位于上颌骨无毒牙的前方或后方。

(二)在野外赶路或游玩时,如果不慎被毒蛇咬伤,需要我们果断的采取决策快速地辨别是否是被毒蛇咬伤。沉着、细心的面对,无论是被蛇咬伤还是发现被蛇咬伤的病人,应按下列步骤进行急救:

1.首先,应参照如下要点识别是否为毒蛇咬伤:毒蛇咬伤通常见一个、两个或三个比较大而深的牙痕,而无毒蛇通常见四排细小的牙痕,多数情况下伤口可能模糊不清,如果不能分辨是否被毒蛇咬伤,都应按有毒蛇咬伤进行处理,如图 4-6 所示。

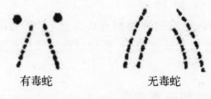

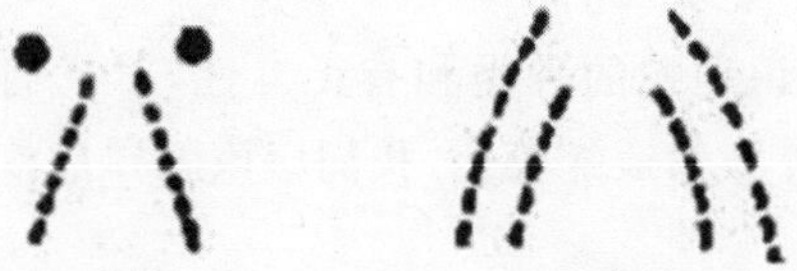

图 4-6

2.如果受伤者单独在野外时,不要惊惶,切忌奔跑和剧烈运动,放低伤口部位,并保持局部的相对稳定,从而减慢蛇毒的吸收,同时,尽早拨打急救电话并向他人呼救。

3.早期结扎:用绳子、布带、鞋带、稻草等,在伤口靠近心脏的上端5～10厘米处作环形结扎,力度应适当,不要太紧也不要太松。结扎要迅速,在咬伤后 2～5 分钟内完成,此后每隔 15 分钟放松 1～2 分钟,以避免肢体因缺血而导致坏死。到邻近的医院行伤口处理和注射抗毒血清后方可去掉结扎。

4.冲洗伤口:最好用双氧水(过氧化氢)或 0.1%高锰酸钾溶液冲洗伤口,破坏毒液,亦可用肥皂水、冷开水、纯净水、盐水或清洁生水代替,禁止在伤口处涂抹酒精。

5.排毒:用口吮吸毒液时,必须保证没有口腔黏膜溃疡、龋齿等口腔疾病，最好隔几层纱布或者衣物。用嘴吸毒并不是一个好方法，因为吮吸的人也可能因此而中毒。

6. 抗蛇毒血清治疗：被毒蛇咬伤后，在简单处理局部伤口后，应该及时到附近的医院注射抗蛇毒血清，这些血清含有特异性抗体，具有中和相应蛇毒的作用。

我来体验

生活中有没有听说被蛇咬伤的事例？他们当时是否采取了正确的急救措施？如果在野外发现了蛇，我们该如何处理？怎么样才能避开蛇的侵犯？要是被蛇咬伤，我们第一时间该采取哪些措施？

小贴士

预防被蛇咬伤的方法：

1. 进入有蛇区应穿厚靴，并且用厚帆布绑腿。

2. 夜行应持手电筒照明，并持竹竿在前方拨草将蛇赶走。

3. 野外露营时，应将附近的长草、泥洞、石穴清除，以防止蛇类躲藏。

4. 平时应熟悉毒蛇咬伤的急救方法。

“百足虫”显神威——蜈蚣咬伤自救互救

走进急救现场

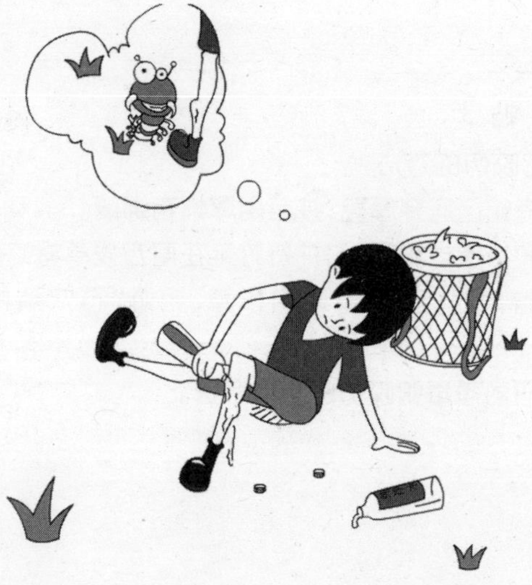

图 4-7

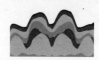

家在农村的小王，一天上山去割草，突然从草丛中窜出一条蜈蚣，在小王的脚上咬了一口，被咬的地方马上肿胀起来。由于极度紧张，小王发了疯似地往家里奔跑，当他跑到家里的时候，他脚上的皮肤已经开始发黑。小王的家长赶忙把他送到附近的医院救治，经过医生积极地抢救，虽然小王的性命保住了，但是小王从此失去了一条腿。医生遗憾地告诉他们：如果当时小王不奔跑而是镇定地在受伤现场采取急救措施的话，这起悲剧或许不会发生。如图 4-7 所示。

互动讨论

1. 小王被蜈蚣咬伤之后极度紧张，然后急忙奔跑回家求救的做法对吗？

2. 如果你在野外遭蜈蚣咬伤，你会采取哪些措施进行自救？

知识加油站

蜈蚣又称“百足虫”，广泛分布在我国丘陵地带和多沙土地区，白天多潜伏在砖石缝隙、墙脚边和成堆的树叶、杂草、腐木阴暗的角落里，夜间出来活动寻食，如图 4-8 所示。当人被它咬伤后，其毒汁通过它的爪尖端注入人体而中毒。全身可表现出头痛、发热、恶心、抽搐甚至昏迷等症状。蜈蚣越大，症状越重，儿童或者年老体弱者被咬伤，严重者可危及生命。发现被蜈蚣咬伤后，应立即用弱碱性液体，如肥皂水、淡氨水洗涤伤口。也可将蛇药片用水调成糊状，敷于伤口

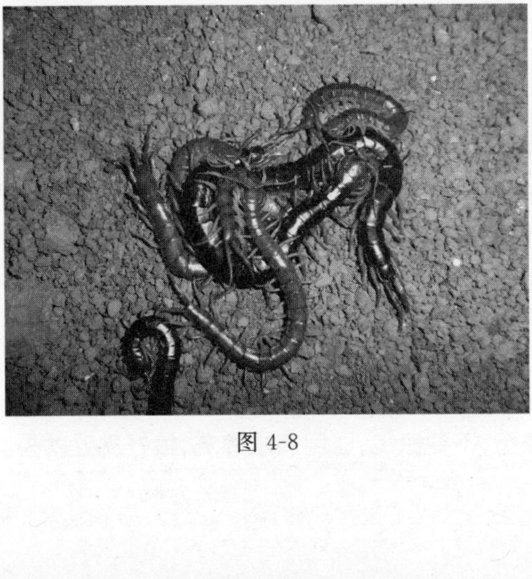

图 4-8

周围。对于症状严重者，可内服蛇药片并立即送往医院治疗。

蜈蚣第一对足称为“毒螯”，呈钳钩样，锐利，有毒腺开口，被蜈蚣咬伤后，其毒腺分泌出大量毒液，顺腭牙的毒腺口注入被咬者皮下而致中毒。蜈蚣毒有似蜂毒的有毒成分，如组胺类物质及溶血蛋白，并含蚁酸，毒液呈酸性，兼有神经毒、溶血、致过敏等作用。

专家引路

农村的墙角、瓦砾堆等处，因环境适宜、食物丰富，故存在较多蜈蚣，夜晚常爬入屋内，甚至爬到人的身上，另因蜈蚣身体细长，当人在野外长时间停留时，可能会遭遇出来活动的蜈蚣从衣缝、领口等处爬入身体，造成咬伤中毒。

如不慎被蜈蚣咬伤，因其毒液呈酸性，可以用清水或肥皂水彻底清洗创面，有条件时可用3%氨水或用5%～10%碳酸氢钠溶液冲洗。痛得厉害的患者可以用水、冰敷局部；也可用六神丸，或用中药芋头、鲜桑叶、鲜扁豆适量捣烂外敷。如果伤者伤势较重，应及时拨打120急救电话，或者将伤者送往附近的医院救治，以免延误治疗造成严重的后果。

我来体验

你有没有遇到过被毒蜈蚣咬伤的经历？当时被蜈蚣咬了之后，你的处理措施是怎么样的呢？上网查找有哪些方法可以用来预防在野外时被蜈蚣蜇伤。

小贴士

被蜈蚣咬伤，不要惊慌，可用清水清洗，最好就近就医。

蜜蜂总动员——蜂蜇伤自救互救

走进急救现场

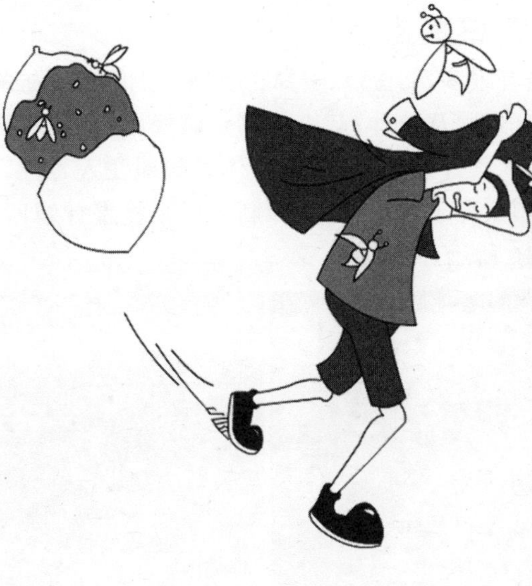

图 4-9

张某在田间劳动时不慎被群蜂蜇伤，导致全身多处被蜂蜇后的包块，发红、肿胀比较明显，之后他感觉到头痛、全身瘙痒。立即到当地医院诊治，住院 1 小时后头痛、全身瘙痒加重，并出现胸部疼痛、呕吐、尿量减少，进而他出现了严重的肾功能衰竭，在医疗人员予以全力抢救后，张某才得以脱离生命危险。之后经过 2 个月的治疗，他的病情才得到完全康复。如图 4-9 所示。

互动讨论

1. 人在哪些情况下易遭到群蜂的攻击？
2. 人被蜂蜇伤后可能会有哪些严重的后果？
3. 被蜂蜇伤后我们应该在现场采取哪些急救措施？

知识加油站

蜂的种类有很多，如蜜蜂、黄蜂、大黄蜂、土蜂等。雄蜂是不伤人的，因为它没有毒腺及螯针；刺人的都是雌蜂（工蜂），雌蜂的腹部末端有毒腺相连的螯针，当螯针刺入人体时随即注入毒液。蜜蜂蜇人时，常将其毒刺遗弃于伤处，而黄蜂刺人后则将螯针缩回，还可继续伤人，如图 4-10 所示。

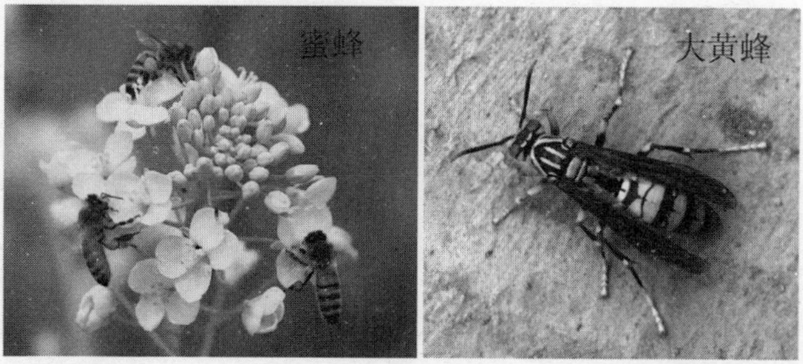

图 4-10

蜂一般将巢建在茂密的灌木丛或矮树丛中，也有高挂在大树或岩壁上的。触动灌木丛和矮树丛中的蜂巢容易招致蜂群攻击。蜂在保护他们的家时是很坚决而团结的，所以，这时最明智的做法是保护好身体裸露在外的部分，特别是头脸与颈部，原地蹲下，如来得及就抱头逃窜。

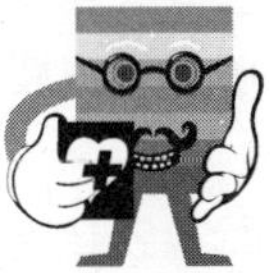

专家引路

1. 如果在野外需要接近蜂群，最好穿戴浅色光滑的衣物，因为蜂类的视觉系统对深色物体在浅色背景下的移动非常敏感。如果误惹了蜂群而招致攻击，最好的办法是用衣物保护好自己的头颈，反向逃跑或原地趴下。千万不要试图反击，否则只会招致更多的攻击。蜜蜂扎你的时候要屏住呼吸，这很重要，因为蜜蜂是根据气味来判断方向的。紧要关头屏住呼吸很有用处。

2. 如果已经被蜂蜇伤，应该仔细检查伤处，若皮内留有毒刺，应先设法将它拔除。

3. 若被蜜蜂蜇伤，因蜜蜂毒液是酸性的，故可选用肥皂水或3%氨水、5%碳酸氢钠液、食盐水等洗敷伤口，用冷水浸透毛巾敷在伤处，减轻肿痛。

4. 如果被蜂群攻击，被蜇伤者出现身体大面积肿胀、恶心、乏力、发热、休克、昏迷、抽搐、心脏和呼吸肌麻痹等严重的中毒症状时，应该立即拨打120急救电话请求救援，否则伤者随时会有生命危险。

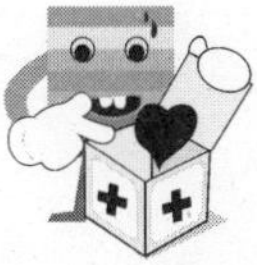

我来体验

你有没有在野外遇到蜂群攻击的经历，和你的同伴们交流看看他们有没有被蜂蜇伤的经历；组织同学们讨论在日常生活中我们应该如何预防被蜂蜇伤；看看你的伙伴们还知道哪些蜂蜇伤的现场急救方法；将这些蜂蜇伤的现场急救和预防蜂蜇伤的方法介绍给你的家人和朋友。

小贴士

在野外山间行走时预防蜂蜇伤的方法：

1. 野外登山郊游时，尽量避免行走于没人走过的草丛，这些区域可能是毒蜂筑巢之所。山岩及树枝上也要留心观察，有些蜜蜂栖息于树枝上，此外，垃圾堆或者花圃区也是蜜蜂经常出没的地方。

2. 阴雨天蜂类多在巢内不外出，巢内拥挤容易被激怒，而导致蜂类蜇人，所以在山区行走时要特别小心，特别要注意防范蜜蜂袭击。

3. 登山时最好穿着表面光滑及浅色的衣帽，最好少穿深色、毛织品以及表面粗糙的衣帽。裤子要是能够扎到靴子里最好。

4. 发现蜂类从身边过时，最好不动，保持镇静，观察现场环境（切勿硬闯而是绕路而行）或让它自行飞去。

小小刺伤不容忽视——被脏东西扎伤的急救方法

走进急救现场

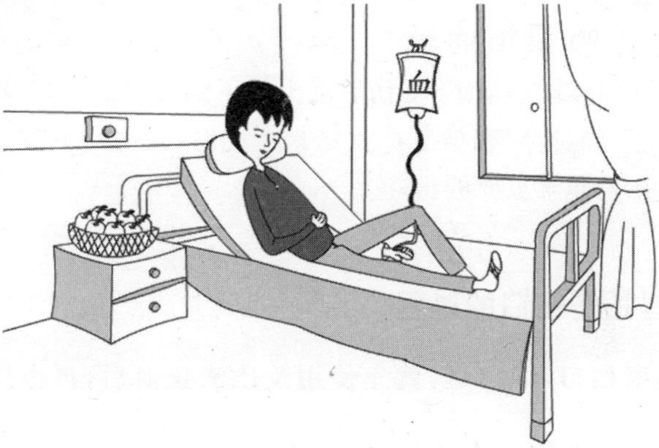

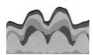

图 4-11

三年级的小学生琳琳在家附近的树林里玩，无意间在草地里发现了一个蘑菇，于是她就在树根下继续寻找其他的蘑菇。在采蘑菇的过程中，她的脚被土坑里一根生锈的钉子扎破，伤口有 1 厘米深，当时没有流血。回家后，琳琳既未告诉妈妈，也没有上医院治疗，几天过后琳琳开始发烧，于是爸爸妈妈，发现后立即将她送往医院。但是医生告诉爸爸妈妈琳琳目前病情危重，可能是受伤后没有恰当地处理伤口，所以得了败血症。最后，经过医生的积极抢救和治疗，琳琳才得以脱离生命危险。如图 4-11 所示。

互动讨论

琳琳因为自己的疏忽，由于一个小小的扎伤没有得到正确的处理，导致了非常严重的后果，如果她能够及时得当地处理伤口，可能就不会出现这样严重的后果。如果你在野外被这样的脏东西扎伤应该怎么办呢？

知识加油站

在野外的极端环境下，受伤后因为得不到及时的处理及包扎，一个小伤口也可能造成感染等严重结果。此时，及时得到安全有效的处理及包扎是非常重要的。

(一)处理扎伤伤口的过程

1. 观察伤口，如出血，就先使用按压法止血后，再作进一步的处理。

2. 到附近的村庄或者人家告知他们自己受伤的情况，请求得到他们的帮助。使用别人提供的肥皂水对伤口及周围皮肤进行清洗，应用碘伏或者酒精等消毒药水对伤口外围皮肤进行消毒。清洁时，尽量避免让消毒液进入伤口，擦拭时，需由伤口边缘向外擦拭。

3. 用小镊子夹出伤口周围的碎石沙粒或各种杂物，同时探查扎伤的伤口里面是否还存在沙子，或者赃物之类的东西需要清除。

4. 使用大量清水冲洗伤口，冲走受伤部位赃物，冲洗用水的洁净度以达到可饮用为标准。

5. 使用医用棉签，从伤口表面由内向外轻轻擦拭伤口，进一步清理伤口的异物。再次冲洗伤口，需要再次确认伤口内无异物，如果有的话，需要彻底清除。

6. 在处理伤口的过程中，不宜直接使用酒精、双氧水（过氧化氢）、高浓度的碘酊等冲洗伤口，因为这些溶液在消毒的同时会杀灭身体正常的细胞，造成伤口愈合时间延长，从而引起伤口感染。

7. 自行处理伤口后，应该尽快到附近的医院注射破伤风抗毒素。较为复杂的伤口经过简单的处理后，也需到医院做进一步检查治疗，以免延误病情或者引发严重的感染。

我来体验

和你的朋友们讨论，在野外被树枝或者其他的东西划破皮肤时，会有哪些危险；在野外旅行时应该采取哪些措施来预防受伤；组织同学们学习简单的处理伤口的方法。

小贴士

破伤风系由破伤风杆菌的感染所致。破伤风杆菌属革兰阳性产芽孢性厌氧菌，广泛地散布于泥土中，粪便中亦含有该菌。单纯破伤风杆菌芽孢侵入伤口并不足以引起本病，必须要有其他细菌，或有异物如木头、玻璃等的碎片同时存在。破伤风杆菌仅孳长在厌氧伤口内，并不散播到别处，但该菌产生外毒素可致使神经系统中毒。当毒素作用于脑干和脊髓后，由于主动肌和拮抗肌二者均收缩，因而产生特异性的肌肉强直痉挛。

“驴友”的教训——野外迷路自救

走进应急现场

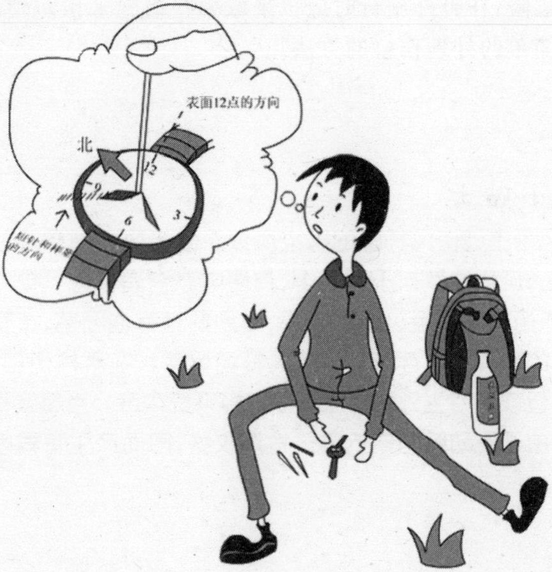

图 4-12

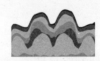

2010 年 12 月 11 日，资深“驴友”盼盼带领着其他 17 名“驴友”，行走在一条被称为“穿越野黄山线”的越野探险路线。所谓“野黄

山”，指的是黄山景区尚未开发的部分，这些地方没有门票与围栏的限制，当然也没有指示牌、手机信号和你所能想到的一切救助设施。他们没有想到的是，在之后的两天里，他们遭遇了迷路、寒冷等状况。经过连夜搜救，搜救人员终于找到了这些迷路的学生，但在搜救的过程中，有一个民警不幸为此而牺牲。如图 4-12 所示。

互动讨论

1. 你曾有过野外迷路的经历吗？
2. 如果野外迷路，我们应该采取哪些措施？
3. 如何在野外旅行时避免再迷路？

知识加油站

每年都有不少的野外探险者、猎人、渔民或其他旅游者，被困在没有标记的森林小路，或偏远的运输道上，他们变得茫然失措，他们迷路了。

通常，人们迷路是因为不能将自己所处的位置，同一些确知的因素，包括自然的或其他的东西联系在一起，用作向导。同时，还因为缺乏观察力和较系统的离开与返回预定基地（如小径、道路、河流、高压线、溪水或湖泊等）的野游知识。出游时只是把一个特殊点（如帐篷、猎人小屋、小屋、小船、汽车等）记在心上，这些往往是造成人们有时会迷路的部分原因。

如果发现自己正处于一个陌生的地域，并且难以找到返回营地的道路，此时不要说自己迷了路，至少现在不是，也许就是一刹那的迷惑。如怀疑自己迷了路，需要立即停下来估计一下情况，盲目地前进处境会更糟。不要惊慌，放松一下，做做深呼吸，仔细回忆一下经过地理特征，以追寻自己曾经走过的路线。

当刚发现自己难以确定自己的方位时，一般情况下并未走多远，不会找不到路。麻烦的是大多数迷路者会继续盲目前进，在森林中乱窜乱钻，使自己的处境更加糟糕，一些迷路者甚至完全走出了搜寻的范围。

在野外活动，正确地判定所在位置和方向，必须掌握定位和测向方法。野外判定方向和位置的方法有许多，这里介绍几种常见的方法：

1. 利用罗盘(指北针)

把罗盘或指北针水平放置，使气泡居中，此时磁针静止后，其标有“N”的黑一端所指的便是北方。除了测出正北方向外，罗盘或指北针还可以测出某一目标的具体方位，方法是打开罗盘将照准器对准目标，或将刻度盘上的零刻度对准目标，使目标、零刻度和磁中点在同一直线上，罗盘水平静止后，N 端所指的刻度便是测量点至目标的方位，如磁针 N 端指向 36°。则目标在测量位置的北偏东 36°。

2. 利用手表和太阳

在晴朗的白昼，根据日出、日落就可以很方便地知道东方和西方，也就可判断方向，但只能是大致的估计，较准确的测定有下列几种方法：

(1)手表测向“时数折半对太阳，12 指的是北方”，一般在上午 9 时至下午 4 时之间，可以很快地辨别出方向，用时间的一半所指的方向对向太阳，12 时刻度就是北方，如下午 14:40 的时间，其一半为 7:20，把时针对向太阳，那么 12 指的就是北方。

(2)日影测向为晴天，在地上竖立一木棍，木棍的影子随太阳位置的变化而移动，这些影子在中午最短，其末端的连线是一条直线，该直线的垂直线为南北方向。在一张 50×50 厘米的绘图纸上绘制一系列同心圆，同心圆的半径以 1 厘米递增，钉在平板上并水平固定好，将一根 12～15 厘米长的细钢针或针状物垂直插在圆心上。当太阳位置变化时，影子的端点总会与同心圆相交，标绘出这些点，然后把同一个圆上的两点直线相连，把这些直线的中点与圆心相连，这条连线就是南北方向线，圆弧顶的方向为北方。

3. 夜间星体

(1)北极星：北极星位于正北天空，其出露高度角相当于当地纬度，据此可以很快找到北极星。通常根据北斗七星(大熊星座)或W星(仙后星座)确定。北斗星为七颗较亮的星，形状像一把勺子，将勺头两颗β向α连线并延伸约5倍处便是北极星。

(2)南十字星：在北纬23°30′以南地区，夜间有时可见南十字星，由四颗较亮的星组成，形同“十”字，在其右下方，由γ向α两星连线长度的四倍半处(无星)为正南方向。

4 地物和植物特征

有时野外的一些地物和植物的生长特征是良好的方向标志，增加这方面的知识可以帮助你快速地辨别方向。

地物特征：

房屋：一般门向南开，我国北方尤其如此。

庙宇：通常也是向南开门，尤其是庙宇群中的主体建筑。

植物生长特征：

一般阴坡，即北侧山坡，低矮的蕨类和藤本植物比阳面更加发育。

单个植物的向阳面枝叶较茂盛，向北的阴地树干则可能生长苔藓。

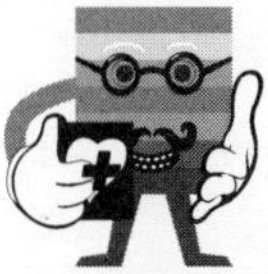

专家引路

野外迷路在生活中经常遇到，了解常见的野外迷路急救方法非常有必要，正确地判定所在位置和方向，必须掌握定位和测向方法。

方法一：可以找到一棵树桩观察，年轮宽面是南方；

方法二：可以找一棵树，其南侧的枝叶茂盛而北侧的则稀疏；

方法三：观察蚂蚁的洞穴，洞口大都是朝南的；

方法四：在岩石众多的地方，你也可以找一块醒目的岩石来观察，岩石上布满青苔的一面是北侧，干燥光秃的一面为南侧；

方法五：还可以利用手表来辨识方向：你所处的时间除以2，再把所得的商数对准太阳，表盘上12所指的方向就是北方。

(一)风雨中迷路自救

如有维生袋(能容纳整个人的防水塑料袋),或其他维生装备,可留在原地等待雨过天晴,如没有维生袋装备,切不可留在原地,应迅速离开。

如带着地图,查看有没有危险地带。例如,密集的等高线表示陡峭的山崖,应该绕道而行。

溪涧流向显示下山的路线,但不要贴近溪涧而行,因为山上流水侵蚀河道的力量很强,河岸都非常陡峭。所以,应该循水声沿溪流下山。

下山时留意有没有农舍或其他可避风雨的地方,小径附近通常都可找到藏身之所。

别走近长着浅绿、穗状草丛的洼地,那里很可能是沼泽。

(二)黑夜迷路自救

如有月光,可看到四周环境,应该设法走向公路或农舍。

如果身处漆黑的山中,看不清四周环境,不要继续行走,应该找个藏身之处,例如,墙垣或岩石背风的一面。

如果带有维生袋,应该钻进里面。几个人挤成一团能保温暖,这样,即使没有维生袋也能熬过寒夜。

(三)雪地迷路自救

雪反射的白光与天空的颜色一样时,地形变得模糊不清;地平线、高度、深度和阴影完全隐去。爬山运动员和探险家称这种现象为“乳白天空”。此时,最好停下来,等待乳白天空消失。如等待时有暴风雨来临,应挖空雪堆做个坑,或扩大树根部分的雪坑,然后躲进去。

如有维生袋,在背后垫上树叶枯草,以隔开冰冷地面,然后躲进去。

尽量多穿几层衣服，若最外层衣服有纽扣或拉链，先扣好、拉上，然后套在身上。

在衣服内交叉双臂，手掌夹于腋下，以保温暖。

如必须继续前进，可利用地图和指南针寻找方向。一边走一边向前扔雪球，留意雪球落在什么地方和怎样滚动，以探测斜坡的斜向。如果雪球一去无踪，前面就可能是悬崖。

（四）雾中迷路自救

拿出地图，并转至与指南针同向，然后决定向哪个方向走。

循指南针所指，朝自己要走的方向望去，选定一个容易辨认的目标，例如岩石、乔木、蕨叶等。向目标走过去，再循指南针寻找前面的另一个目标。

连续使用这个方法，直至脱离雾锁。

如果没有地图或指南针，应该留在原地，等待雾霭消散。

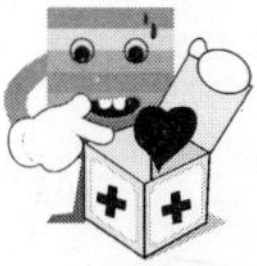

我来体验

你还知道哪些野外迷路的故事，将这些故事讲给你的同伴们，并相互交流你们的心得；你还知道哪些野外求生自救的知识，将这些知识与你的同伴们分享；组织同学们一起学习野外求生自救的相关知识，以提高自己的综合能力；将我们教给你的这些方法介绍给你的朋友和家人。

小贴士

除非选择了固定的目标作为向导，否则，人们是很容易迷路的，因为弯曲的道路、茂密的森林、遥远的距离会遮住目的地。为此，你须记住以下避免迷路的方法：

你必须随时随地观察周围的地形,以确定方向。在你离开自己的帐篷、汽车、独木桥、小船等物之前,要仔细观察周围地形,尽可能远地目测一下这一地区,确定左右各种固定的目标向导,如山峰、绝壁、寺庙、大树等。

出发前要对你营地周围那些突出的目标有个清楚的记忆,以便在你返回时,能用这些目标做向导。

当你离开一条道路,一条小溪,一条小径,一条河流,一座山峰或一座寺庙时,要记住是从哪一边离开的,把这些作为基本路线。

记住来时与返回时你经过了多少溪流,旅途经过了多少山峰,多少岔道。将自己走过的路画一个线路图。

“征服”沙漠——沙漠遇险的求生技能

走进应急现场

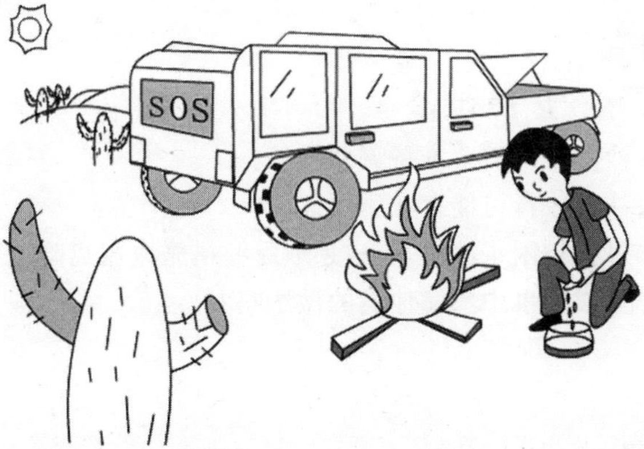

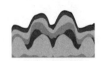

图 4-13

1959 年，美国人维瑞尔与妻子罗娜和六个孩子去沙漠远足，他们远离人们经常往来的道路，铤而走险插到一条小路上行驶。去之前没有交代他们的去向，后来汽车无路可走，维瑞尔在拐弯时因撞到一块带有棱角的石头，而碰坏了水箱，水开始向外流溢。又行驶了 16 千米后，水箱的水就开始沸腾了。这一家人既无饮用水又无食品，仅有水箱里残存的一点混有防冻剂的冷却水，这点水被他们一人一口就喝完了。头脑清醒的罗娜采取了一系列措施：让孩子们在汽车的阴影下休息；与丈夫将两条毯子裁成条状，组成“SOS”字样；卸下倒车镜，准备借用阳光的反射，向空中的飞机发出求救信号；将备用的轮胎浸透了油，以便随时点燃作为求救的信号；将四个轮胎罩放在地上，准备采集清晨的露水；白天，把丈夫和孩子们的嘴唇及皮肤上的水疱都涂上口红；发现沙漠表层下几厘米处较阴凉，便将孩子们的身体埋在沙子里，还将他们脸部用东西盖上，然后将自己也埋在沙里；折断近处的一棵小树，剥去树皮吸树液；中午气温过高，孩子们脸上的皮都破了，夫妻俩就收集小便，用破布抹在孩子们的脸上借以降温；让孩子们吃一盒无毒的淀粉糨糊；找不到水时，就将仙人掌切开在火上烤，吸水滴借以解渴。三天以后，救援队发现了他们的求救信号，他们终于得救了！如图 4-13 所示。

互动讨论

1. 去沙漠旅行需要准备哪些物品？
2. 去沙漠旅行可能存在哪些危险？
3. 如果你被困于沙漠，应该采取哪些措施以脱离险境？
4. 你赞成故事中罗娜他们的做法吗？

知识加油站

沙漠是指地面完全被沙所覆盖、植物非常稀少、泥土很稀薄、雨水稀少、空气干燥的荒芜地区。地球陆地的三分之一是沙漠，因为水很少，一般以为沙漠荒凉无生命，有“荒沙”之称。

人要想在沙漠中生存下来，取决于三个相互依赖的因素：周围的温度、人的活动量及饮水的储存量。在阳光直接照射下，即使不进行体力活动，人所消耗的水也要比在阴影下多三倍。如果人们将水的消耗降低到最低的限度，生存下来的可能性便随之增加了。专家们有一句警语："不要与沙漠对着干，而要去适应它。"

干热的风使人体的水分蒸发加快，因而可使脱水加重；精神受到刺激或焦虑不安，也会使人在脱水中很快死亡。出汗是人体消耗水的主要原因。出汗取决于人体受外界的热和自身产热的多少。在同样的人体条件下，受热越少，出汗越少，消耗水也越少；在同一气温下，人体产热越少，出汗越少，失水也越少。

因此，在沙漠里遇险，最重要的是避免失水，如图 4-14 所示。

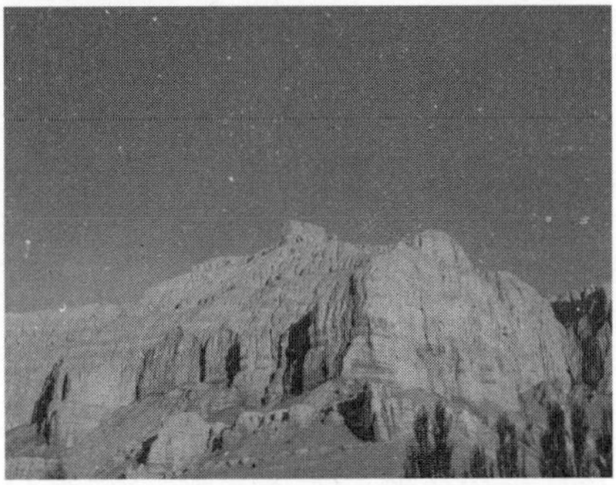

图 4-14

专家引路

在沙漠中遇险之后的具体处理办法如下：

1. 遮阴

科学研究结果表明，人直接坐在沙子上，遮阴者每小时出汗量为 320 克，可以节约 100～200 克，在阳光下则出汗量大，失水就多。阴影处的气温可比阳光直射处低 7～9 摄氏度。

遮阴最好的方法是停在自然阴影处。如岩石的突出部，干河岸的遮阴处。

沙漠中如能找到岩洞遮阴更为理想。洞穴中的气温一年中变化不大，夏季洞穴中比洞口低 9 摄氏度，较深的洞里夏季气温一般在 20 摄氏度左右。夏季洞内湿度可达 56％。

如果是飞机迫降或汽车抛锚，千万不要撇下飞机或汽车徒步离开，躲在飞机机翼下或汽车底下才是上策。这样一方面可遮阴，另一方面飞机、汽车目标大，易于空中救援飞机发现。

可用飞机降落伞、汽车帆布等遮阴布搭一凉棚，可先挖一沙坑，设法将遮阴布支撑在沙坑上面，用双层布隔热效果更好。

如果是徒步沙漠遇险，无法遮开太阳照射，那么人体所采用的姿势是很重要的。坐姿比卧姿每小时可节约汗液150克。因此，应尽量减少受太阳照射的面积。

2. 穿着

穿着衣服、戴着帽子，既可隔断外界的热空气，也可防止热辐射。穿上衣服，大约可减少失水20%。如果穿上衣服静坐在阴凉处，出汗量可减少3/4。

衣服的颜色最好为白或浅色，白衣服可以反射50%的太阳辐射。衣服的质地应宽松轻便，这样利于通风，比较理想的衣服材料是既能使汗液从皮肤上蒸发降温，又能提供最大的隔热效果，以防外界热传导和辐射。衣服的式样也是重要的，在沙漠里不应穿短袖衬衣和短裤，要尽量让衣服包裹全身。

头部切忌暴晒，除了戴帽子外，可在帽子下面放一块头巾，或临时制作一块头巾，从颈背垂下来，头巾必须完全遮盖颈背和头部。

3. 减少体力活动

体力活动使代谢产热增高，需要用更多的汗液来散发这部分热量，使水的需要量明显增加。饮水需要量的差别在很大程度上取决于体力活动。一个人活动量最大时，需水量约比活动量最小时多4升，为一般需要量的2倍；而夜间最凉爽时，所需水量比白天炎热时少1/3。因此，减少活动量是节水的一种方法。

必要的工作应放在夜间或阴天时做，避免重体力劳动。行走应选择在清晨或傍晚，中午则在阴凉处休息。

一般情况下，沙漠遇险者应就地等待营救。只有下列情况才可步行：

(1)确有把握走到附近的居民区或其他安全的地方。

(2)肯定不会有人来营救，坐以待毙，不如死里求生。

4. 节约用水

在沙漠里防止脱水的最重要措施是携带足够的水源，但遇险者事先并没有此准备。因此，对于随身携带的水，必须注意节约使用，避免浪费。

有人提出，为了节约饮水，在遇险头一天里不应该喝水。这是不科学的，应当立即喝水，因为头一天精神压力较大、体力消耗最多，往往会加速脱水。其实，早喝还是晚喝，其饮水的需要量是一样的，因为体内缺少的水迟早要得到补偿。

在夜晚或在阴凉的地方，成人需要的饮水量，比炎热的白天要少约1/3。最好在清晨或黄昏时才喝水，在最热时应尽量少喝些，在炎热时喝水，可能导致身体大量排汗和盐分流失。

饮水时，可先含在口内一段时间，然后再咽干，这样可以湿润干燥的口腔黏膜，缓和口渴的感觉。

我来体验

要进入沙漠地区旅行，首先要做的工作就是要尽量多地了解有关的信息，包括路途、有特点的地形地貌、气候变化特点、动植物等，特别重要的一点是了解有关水源的信息：在你的旅途中哪里有绿洲，哪里有水井与水坑，哪里有季节性河流且什么季节有水。一定要根据这些信息，事先做好详细的行动计划。

大多数沙漠地带曾经都是一片沃土。能够在那里生存下来的动物都学会了如何适应新的环境。与它们一样，求生者必须学会利用任何能使自己免受烈日毒晒的遮阴地，尽可能减少体内水分的流失，限制日常活动。同时，也应该从穿越沙漠的旅行者那里不断学习他们的生存经验。

小贴士

沙漠求生六原则：

1. 喝足水、带足水、学会找水的各种方法。

2. 要“夜行晓宿”，千万不可在烈日下行动。

3. 动身前一定要通告自己的前进路线、动身与抵达的日期。

4. 前进过程中留下记号,以便救援人员来寻找。

5. 学会寻找食物。

6. 学会发出求救信号。

雪地求生——冰天雪地遇险的求生技能

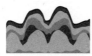

走进应急现场

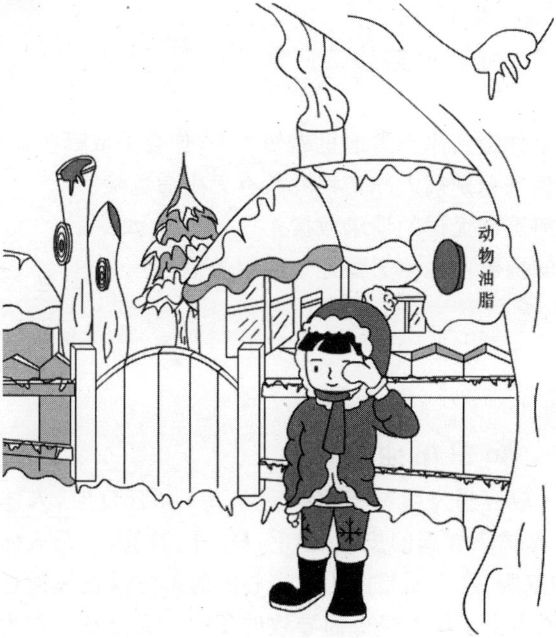

图 4-15

2009年3月31日，因为大雪封道，黑龙江省嫩江县一个13岁的男孩盛某决定结伴从学校走回家，那是一段20多千米的山路，盛某从中午一直走到晚上9点，终因饥寒交迫，倒在了离家只有3千米的地方。此外，美国旧金山35岁男子詹姆斯·金和家人度假途中，因汽车迷路在风雪交加的山区被困9天，在受困第7天，为了营救妻子和2个女儿，他独自冒着大雪走了近10千米，结果没有找到帮手，却冻死在冰天雪地当中。去年在波兰，因该国遭遇突如其来的严寒天气，全国大部分地区气温骤降至零下20摄氏度，造成8人被冻死等等新闻报道的例子数不胜数，一个个令人心痛的案例说明我们要掌握在冰天雪地里求生自救的技能。如图4-15所示。

互动讨论

1. 如果你是当时陪盛某回家的朋友，你当时应该采取哪些措施？

2. 如果你遇到冰天雪地里冻伤的人，你会采取哪些措施？
3. 如何来识别病人冻伤程度及有无生命危险？
4. 如何准确无误的请求救援？
5. 你知道哪些在冰天雪地里的求救信号？

知识加油站

冻伤一般容易发生在气温降到零下1摄氏度时，人体容易冻伤的部位：一是体表裸露的皮肤，如手、鼻、耳、脸等；二是人体远离心脏的地方，如双脚，这主要是因为远离心脏的地方受血液循环的影响最小。而冻死指由于体温降低而导致的死亡。无论在日常生活中还是在冰天雪地里，每个人都应该了解有关预防冻伤的方法以及冻伤后的一般急救方法。

专家引路

(一)我国的东北、华北、西北地区,气温低,雪期长,温差大,通称为“寒区”。在寒区遇险,寒冷与冰冻会威胁遇险者的生命,如图 4-16 所示。如果你被困在冰天雪地中,你需要掌握以下自救避险的基本知识:

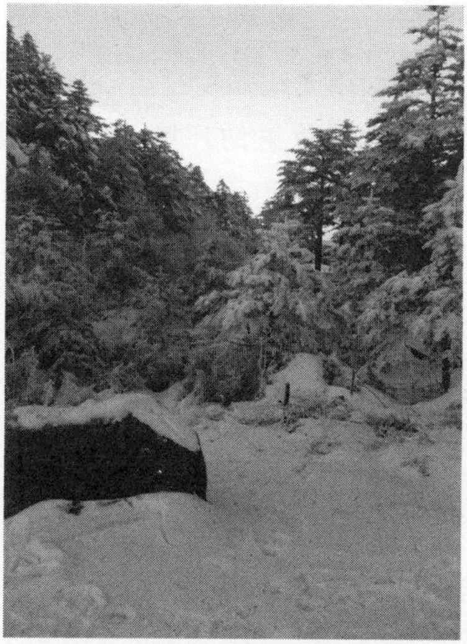

图 4-16

1. 建造御寒雪屋

首先要学会建造防风御寒的雪屋。最简单可行的办法是在地上摊上大片的树枝,然后往上铺雪并压实,最后在树枝外层放上一层兽皮或帆布,雪铺好压实,1 小时后拆去树枝,雪屋即告落成。一般来说,一旦遇上了风暴而暂时又得不到营救,就应立即搭成这种简单的避险所。在雪屋内适当烤火取暖是可以的,但必须防止一氧化碳中毒。

2.防止冻伤

在严寒地带，还要特别注意防止冻伤，要保持四肢的干燥，涂上油脂，比如动物的脂肪，这是最有效的办法。千万不可用雪、酒精、煤油或汽油，擦冻伤了的肢体，按摩同样有害。

3.饮水和食物

切忌用雪来止渴，因为雪水中缺少矿物质，吃得越多越渴，即使是烧开了来喝，也会引起腹胀或腹泻。解决饥饿可行的办法就是捕捉动物，尤其是冬眠的动物，捕捉较为容易。

(二)雪地里会“失明”——雪盲

当人眼长时间处于太阳光线强度过高，过于集中，并经过地面冰雪反射或经过云层中的冰晶反射的环境下，会造成视力暂时消失的情况。

症状：起初是在瞪大眼睛时，眼睛感觉相当敏感，接着便是止不住地眨眼，伴有斜视，之后视线里会显出粉红色，并逐渐加深，有磨痛感。

应对措施：到黑暗的地方，蒙住双眼，把冰湿布置于额前，防止高温加剧疼痛。

(三)学会雪地里求救

在雪地里遇到危险时，处理好自己最基本的生存需求后，要积极的向他人寻求帮助，求救的方法有很多，在不同的情况下也各不相同，即使在同样的环境下也有不一样的方式，总之，要利用身边一切可以利用的东西去吸引别人的注意力。

如果你携带了无线电工具，那赶紧发送求助信号。营救人员会向你了解你处的地点。要详细告知营救人员，你所处的方位、风向及身边环境及建筑等特点，这些都会对救援有很大帮助。

当你无法通过无线电取得联系时，你应该先寻找木头点火——

三堆火堆是国际间共同认可的遇险求救信号。白天可燃烟，在火上放些青草等产生浓烟。

记住这个符号——“SOS”，这个是全世界通用的求救信号，利用身边的石块、树木甚至衣物等一切可利用的物体，摆放出“SOS”符号。要注意，把字体摆放在空旷的地面上，也要尽可能地大而明显。

我来体验

将你知道的有关冰天雪地遇险的故事，讲述给你的家人和朋友，并相互交流，看看你们从中吸取了哪些教训；假设你在冰天雪地遇险，你会采取哪些措施来脱离险境，和你的同伴们交流相互学习；将这些处理冻伤的方法介绍给你的朋友；和你的朋友们讨论还有哪些办法可以用来发送求救信号。

小贴士

预防冻伤的“三不”与“三勤”：

1.“三不”：

一不：不穿潮湿，过紧的鞋袜；

二不：不长时间的静止不动；

三不：不在无准备情况下单独登山。

2.“三勤”：

一勤：勤活动手脚；

二勤：勤搓颜面；

三勤：勤用热水烫脚。

寻蚂蚁易寻水源——野外寻找水源的技巧

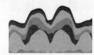

走进应急现场

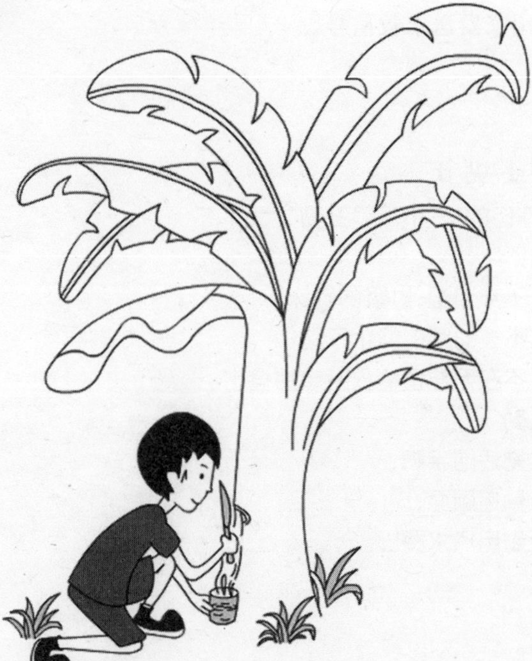

图 4-17

春秋战国时期，齐国远征孤竹国，在冬季得胜，班师回朝。但此时，河溪都已经干枯了，人马饥渴难耐。一个大臣向齐王建议说："听说蚂蚁夏天居山之北，冬天居山之南。蚁穴附近肯定有水，可派遣士兵去山的南面，寻蚁穴挖掘，必能找到水。"齐王听从了他的建议，果然找到了水，从而使全军得救。

互动讨论

1. 你有过在野外寻找水源的经历吗？
2. 如果你在野外，能够通过哪些办法找到安全的水源？
3. 如果你在野外，处于缺水的状态下，你能辨别出哪些水源是安全的？
4. 你知道哪些植物可以用于解渴吗？
5. 你知道野外得到的水该怎么净化吗？

知识加油站

在野外活动中，寻找安全的水源是极为重要的，有了安全可靠的水源，那么生活就有了最重要的保障。掌握如何在野外寻找水源的知识，再加上敏锐细致的观察力，在野外就不会为水的问题所困扰。首先，水是往低外流，所以在山谷低地，一般较易找到水源。在干枯的河床而有绿色植物旺盛生长的地方，应该可以发现水源。在高山上寻找水源，则应该沿着岩石裂缝去找。同时，动植物能为你寻找水源提供一些有用的导向作用。比如上面所说的故事，其中原因何在？因为有浅层地下水的地方，泥土潮湿，蚂蚁、蜗牛、螃蟹之类的动物，喜欢在此做窝居住；冬天，青蛙、蛇类喜欢找这样的地方冬眠；夏天，蚊子喜欢在潮湿的地方聚成柱状盘旋。当干渴的人们发现这一类迹象时，就意味着马上有水喝了。

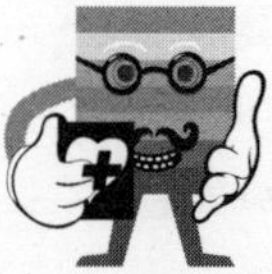

专家引路

(一)生命离不开水,没有食物,正常人可以活三周,但没有水,三天都活不了,所以,在野外生活寻找水源非常重要,那么,我们怎么样在野外寻找水源呢?

1.听

凭借灵敏的听觉器官,多注意山脚、山涧、断崖、盆地、谷底等,是否有山溪或瀑布的流水声,有无蛙声和水鸟的叫声等。如果能听到这些声音,说明你已经离有水源的地方不远了,并可证明这里的水源是流动的活水,可以直接饮用。

2.嗅

利用鼻子尽可能地嗅到潮湿气味,或因刮风带过来的泥土腥味及水草的味道。然后沿气味的方向寻找水源。当然这要有一定的经验积累。

3.看

凭着丰富的经验和知识,去观察动物、植物、气象、气候及地理环境等,也可以找到水源。

4.根据气候及地面干湿情况寻找水源

如在炎热的夏季,地面总是非常潮湿,在这样的气候条件下,地面久晒,而不干不热的地方地下水位较高;在秋季,地表有水汽上升,凌晨常出现像纱似的薄雾,晚上露水较重,且地面潮湿,说明地下水位高,水量充足;在寒冷的冬季,地表面的隙缝处有白霜时,地下水位也比较高;春季解冻早的地方和冬季封冻晚的地方,以及降雪后融化快的地方,地下水位均高。

5.根据地形地势判断地下水位的高低,如山脚下往往会有地下水,低洼处雨水集中处,以及水库的下游等,地下水位均高。另外,在干河床的下面，河道的转弯处外侧的最低处，往下挖掘几米左右就能有水。但泥浆较多，需净化处理后，方可饮用，如图 4-18 所示。

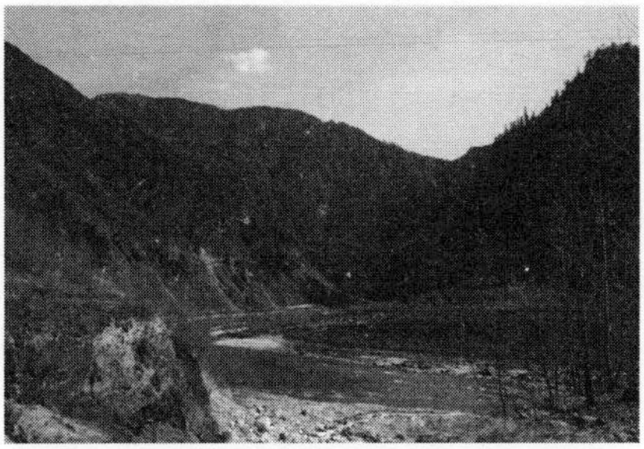

图 4-18

6. 根据植物生长情况寻找水源

生长着香蒲、沙柳、马莲、金针、木芥的地方，水位比较高且水质较好；生长着灰菜、蓬蒿、沙里旺的地方也有地下水，但水质不好，有苦味或涩味，或带铁锈；初春时，其他树枝还没发芽时，独有一处树枝已发芽，此处有地下水；入秋时，同一地方其他树枝已经枯黄，而独有一处树叶不黄，此处有地下水；另外，还如三角叶杨、梧桐、柳树、盐香柏，这些植物只长在有水的地方，在它们下面定能挖出地下水来。

7. 根据天气变化寻找水源

天空出现彩虹的地方，肯定有雨水；在乌黑、带有雷电的积雨云下面，定有雨水或冰雹；在总有浓雾的山谷里定有水源；靠收集露水也可缓解燃眉之急。

8. 根据动物、昆虫的活动情况寻找水源，夏天蚊虫聚集，且飞成圆柱形状的地方一定有水；有青蛙、大蚂蚁、蜗牛居住的地方也有水；另外，燕子飞过的路线和衔泥筑巢的地方，都是有水源和地下水位较高的地方。再有，鹌鹑傍晚时向水飞，清晨时背水飞；斑鸠群早晚飞向水源，这些也是判断水源的依据。

9. 直接从植物中取水

在南方的丛林中，到处都有野芭蕉，也叫仙人蕉。这种植物的芯含水量很大，只要用刀将其从底部迅速砍断，就会有干净的液体从茎中滴出，野芭蕉的嫩心也可食用，在断粮的情况下，可以充饥。如果能找到野葛藤、葡萄藤、猕猴桃藤、五味子藤等藤本植物，也可从中获取饮用水。另外，在春天树木要发芽之时，还可从烨例、山榆树等乔木的树干及枝条中获取饮用水。注意：千万不要饮用那些带有乳浊液的藤或灌、乔木的汁液，它们通常会有毒。

上述取水方法在野外缺水时是有效的。然而，单纯地依靠上述方法去寻找水源却不是长久之计，且很复杂很辛苦。只限于少数人员（3～7人）和短时间（3～5天），不适合人员众多或时间过长。就安全而言，希望朋友们最好不要行进远离水源一两天的路程，也不要单枪匹马独闯丛林。

（二）当你在极度疲惫干渴之际找到了水源，最好不要立即狂饮，应该就当时的环境条件，对水源进行必要的净化和消毒处理，以避免因饮水而中毒或染上疾病。此外，在野外寻找安全的水源，还需要注意以下几个方面：

1. 从植物中获取的汁液，不要保存超过24小时，因为之后它会开始发酵，饮用会很危险。

2. 登山时，应该充分地研究地图，以了解山中水源的状况。通常沼泽或山谷中，没有铺设道路或人工设施的地方，其附近的水源比较干净。假如发现河流中凸出水面的沙土上，附着锈状物或油污时，或者有异味发出的话，就不适合饮用了。

3. 无论多么充沛的水源，其上游如果有小屋，或者水源附近曾经作为营地的话，那么水源可能被污染过，所以千万不要直接饮用。

4. 任何情况下都应留有至少一壶饮用水，这可是危险情况下救命的水，因为长途旅行出现断水的境况是很危险的。

5. 无论你用上述任何一种方法寻觅水源，都应该要把握“在这个地方找不到水源时，不作过多停留，赶紧到他处寻找”的原则。

我来体验

和你的同伴们一起报名参加野外生存训练夏令营；和你的同伴们讨论，看看他们还知道哪些野外寻找水源的方法；向有远足旅行经验的人们请教有关野外寻找安全水源的知识。

小贴士

一般洁净的水是无色、透明的、干净的水，是没有任何味道的。如果水源上游离矿山很近，这里的水很可能已被污染，如果水中没有任何生物生存的迹象，或者在水源周围有动物的尸体，那么，这样的水十之八九有着致命的毒性，是绝对不能饮用的。

鸟类学家命丧虎口——野外防范猛兽袭击

走进急救现场

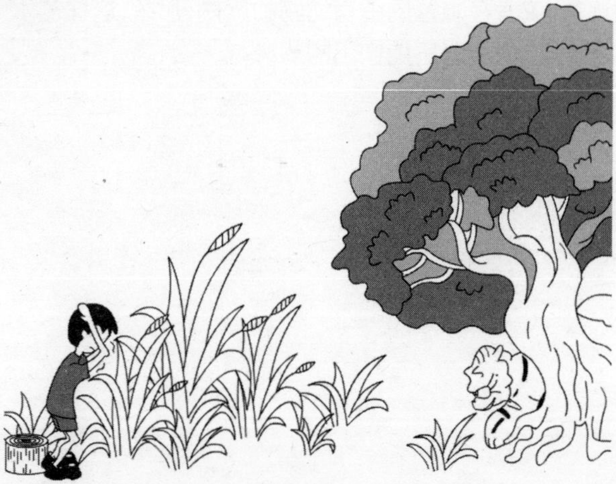

图 4-19

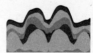

英国一位鸟类学家去印度，寻找一种 20 年都没有见到的鸟类，在丛林中不幸遇到老虎，当时这位教授距离老虎大概有 30 米，有着求生经验的教授当即就原地站立，一动不动，和老虎保持着警戒距离。时间一分一秒过去了，教授和老虎僵持对峙着，眼看老虎就要转

身放弃这个“猎物”了。正在这时，意想不到的情况发生了，教授突然听到一种鸟叫，就是他苦苦追寻20年不得的那种鸟，出于职业本能教授回了一下头，而就在这一瞬间，老虎发现眼前的“动物”根本没有攻击能力，于是突然发狂猛扑过来咬断了教授的喉管。如图4-19所示。

互动讨论

1. 鸟类学家为什么会在老虎准备放弃时命丧虎口呢？
2. 如果你遇到猛兽，你应该怎么做？
3. 遭遇猛兽袭击时，怎样的动作能使我们的伤害降到最低？
4. 你知道哪些避免遭遇猛兽袭击的方法？

知识加油站

野兽固然凶猛，但它们本性还是惧怕人类的。就拿其中最凶猛的老虎来说，老虎的天性是胆小、多疑、谨慎，只要不是特别饥饿，它们一般是不会轻易攻击人类的，如果老虎发动攻击，那只有一个原因：就是人类进入它的“地盘”，超过了它的警戒距离，使它认为可能要受到伤害。所以，当我们进入野生动物园或在野外时，只要掌握三条基本原则，危险就有可能化解。这三条原则是：进入野生动物园后遵守园内规定；遇到紧急情况不要惊慌；注意与动物保持距离。

那我们如何科学的接触动物，避免不必要的伤害呢？

1. 乘坐游览车进入猛兽区，务必关闭车窗，不得向动物投掷石块、物品。

2. 猛兽和善于攀爬的动物豢养区，外围栏设置有高压电网，游客在外围参观时，不要翻越护栏，并保持安全距离，站在人行参观步道护栏外，同时不得隔网用各种方式，包括金属体、潮湿的棍棒等刺激动物，如图4-20所示。

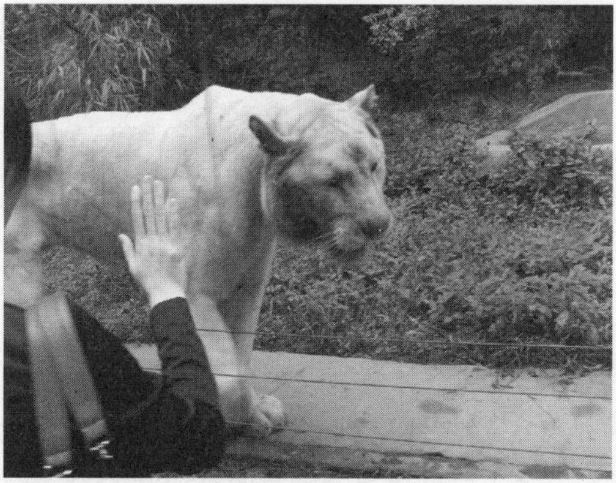

图 4-20

3. 即使是温驯动物，也不能刺激和恐吓，不能在动物后面触摸它，以免被踢伤。

4. 严禁用带有包装的食物投喂动物。

专家引路

突遇猛兽该怎么办？

1. 如果站在面前的猛兽一动不动地盯着你看，说明你已处于警戒距离。此时正确的做法是一动不动地站立，不能弯腰低头，更不能逃走，只需与它静静地对峙。假如你跑动，猛兽将增强制服你的信心，也会扑上来。假如你低头或蹲下，猛兽会觉得你像它平时捕食的猎物，会猛地扑上来。

2. 与野兽处于警戒距离之外时，千万不能慌张，要慢慢后退，切不可把身体薄弱部位，如背部暴露给猛兽，可一边观察它的反应，一边不动声色地后撤，扩大你与猛兽的距离，增加保险系数。

3. 假如与猛兽迎面相遇，两者间的距离小于临界距离，此时你能做的是双臂抱头，护住喉管，尽量减少猛兽对你的身体伤害，并大声呼救。

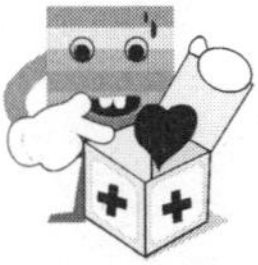

我来体验

和你的同伴们一起观看《动物世界》，了解各种野生动物的危险性；将你知道的有关野外遇到猛兽袭击的事件，讲述给你的同伴，让他们从中吸取教训；和你的同伴们去野生动物园参观时，一定要劝告同伴们遵守动物园的相关规定。

小贴士

每种野生动物都有它们天然的栖息环境，保证着它们的生息繁衍，如果这种栖息环境遭到破坏，动物的自然存续就面临危机，即使没有人捕食，也难以生存。保护野生动物，归根结底还是要保护它们的栖息地。人们保护野生动物的意识在逐渐提高，且不说那些蓄意破坏野生动物资源的人，就是想保护动物的人认识也有待提高，比如人工投喂野生动物、人为建设野生动物园，都会影响野生动物的生态功能，这都是以人为中心的保护观念，保护野生动物，就应该让它们自由地生活在天然栖息地中。